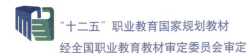
"十二五"职业教育国家规划教材
经全国职业教育教材审定委员会审定

国家卫生和计划生育委员
全国卫生职业教育教材建设指导委员会"十二五"规划教材
全国高职高专院校教材

供护理、助产专业用

营养与膳食

第3版

主　编　季兰芳
副主编　林　杰　欧阳蔚
编　者（按姓氏笔画排序）
　　　　王万荣（安徽医学高等专科学校）
　　　　卢惠萍（金华职业技术学院医学院）
　　　　冯晓昕（唐山职业技术学院）
　　　　刘国良（漯河医学高等专科学校）
　　　　杨　芳（山东聊城职业技术学院护理学院）
　　　　张　远（山东医学高等专科学校）
　　　　张片红（浙江大学医学院附属第二医院）
　　　　林　杰（黑龙江护理高等专科学校）
　　　　欧阳蔚（九江学院护理学院）
　　　　季兰芳（金华职业技术学院医学院）
　　　　金如燕（金华市中心医院）
　　　　郑玉荣（延边大学护理学院）
　　　　袁爱娣（宁波卫生职业技术学院）

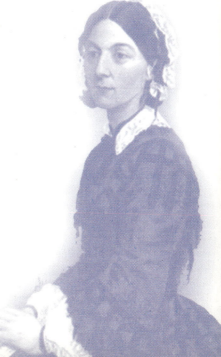

人民卫生出版社

图书在版编目（CIP）数据

营养与膳食/季兰芳主编 . —3 版 . —北京：人民卫生出版社，2014

ISBN 978-7-117-18450-2

Ⅰ.①营…　Ⅱ.①季…　Ⅲ.①营养学 – 高等职业教育 – 教材②膳食 – 食物营养 – 高等职业教育 – 教材　Ⅳ.①R151

中国版本图书馆 CIP 数据核字（2013）第 296712 号

人卫社官网　www.pmph.com	出版物查询，在线购书
人卫医学网　www.ipmph.com	医学考试辅导，医学数据库服务，医学教育资源，大众健康资讯

营 养 与 膳 食

第 3 版

主　　编：季兰芳

出版发行：人民卫生出版社（中继线 010-59780011）

地　　址：北京市朝阳区潘家园南里 19 号

邮　　编：100021

E - mail：pmph @ pmph.com

购书热线：010-59787592　010-59787584　010-65264830

印　　刷：北京人卫印刷厂

经　　销：新华书店

开　　本：850×1168　1/16　　印张：12　　插页：8

字　　数：322 千字

版　　次：2000 年 10 月第 1 版　　2014 年 1 月第 3 版
　　　　　2018 年 12 月第 3 版第 7 次印刷（总第 49 次印刷）

标准书号：ISBN 978-7-117-18450-2/R·18451

定　　价：36.00 元

打击盗版举报电话：010-59787491　E-mail：WQ @ pmph.com

（凡属印装质量问题请与本社市场营销中心联系退换）

修订说明

第一轮全国高职高专护理专业卫生部规划教材出版于1999年，是由全国护理学教材评审委员会和卫生部教材办公室规划并组织编写的"面向21世纪课程教材"。2006年第二轮教材出版，共23种，均为卫生部"十一五"规划教材；其中8种为普通高等教育"十一五"国家级规划教材，《基础护理学》为国家精品教材。本套教材是我国第一套高职高专护理专业教材，部分教材的读者已超过百万人，为我国护理专业发展和高职高专护理人才培养作出了卓越的贡献！

为了贯彻全国教育工作会议、《国家中长期教育改革和发展规划纲要（2010—2020年）》、《教育部关于"十二五"职业教育教材建设的若干意见》等重要会议及文件精神，在全国医学教育综合改革系列精神指引下，在护理学成为一级学科快速发展的前提下，全国卫生职业教育护理类专业教材评审委员会于2012年开始全国调研，2013年团结全国25个省市自治区99所院校的专家规划并共同编写完成第三轮教材。

第三轮教材的目标是"服务临床，立体建设，打造具有国内引领、国际领先意义的精品高职高专护理类专业教材"。本套教材的编写指导思想为：①坚持国家级规划教材的正确出版方向。②坚持遵循科学规律，编写精品教材。③坚持职业教育的特性和特色。④坚持护理学专业特色和发展需求，实现"五个对接"：与服务对象对接，体现以人为本、以病人为中心的整体护理理念；与岗位需求对接，贯彻"早临床、多临床、反复临床"，强化技能实训；与学科发展对接，更新旧的理念、理论、知识；与社会需求对接，渗透人文素质教育；与执业考试对接，帮助学生通过执业考试，实现双证合一。⑤坚持发挥教材评审委员会的顶层设计、宏观规划、评审把关的作用。⑥坚持科学地整合课程，构建科学的教材体系。⑦坚持"三基五性三特定"。⑧坚持人民卫生出版社"九三一"质量控制体系。⑨坚持"五湖四海"的精神，建设创新型编写团队。⑩坚持教学互长，教材学材互动，推动师资培养。

本套教材的特点为：

1. **教材体系创新**　全套教材包括主教材、配套教材、网络增值服务平台、题库4个部分。主教材包括2个专业，即护理、助产；5个模块，即职业基础模块、职业技能模块、人文社科模块、能力拓展模块、临床实践模块；38种教材，其中修订23种，新编15种。以上教材均为国家卫生和计划生育委员会"十二五"规划教材，其中24种被确定为"十二五"职业教育国家规划教材立项选题。

2. **教材内容创新**　本套教材设置了学习目标、导入情景/案例、知识拓展、课堂讨论、思考与练习等栏目，以适应项目学习、案例学习等不同教学方法和学习需求；注重吸收护理行业发展的新知识、新技术、新方法；丰富和创新实践教学内容和方法。

3. **教材呈现形式创新**　本套教材根据高职高专护理类专业教育的特点和需求，除传统的纸质教材外，创新性地开发了网络增值服务平台，使教材更加生活化、情景化、动态化、形象化。除主教材外，开发了配合实践教学、护士执业考试的配套教材，实现了教材建设的立体化。

4. **教材编写团队创新**　教材编写团队新增联络评审委员、临床一线护理专家，以保证教材有效的统筹规划，凸显权威性、实用性、先进性。

全套教材将于2014年1月出版，供全国高职高专院校使用。

教材目录

说明:
- 职业基础模块:分为传统和改革2个子模块,护理、助产专业任选其一。
- 职业技能模块:分为临床分科、生命周期、助产3个子模块,护理专业在前两个子模块中任选其一,助产专业选用第三个子模块。
- 人文社科模块:护理、助产专业共用。
- 能力拓展模块:护理、助产专业共用。
- 临床实践模块:分为护理、助产2个子模块,供两个专业分别使用。

序号	教材名称	版次	主编	所供专业	模块	配套教材	评审委员
1	人体形态与结构	1	牟兆新 夏广军	护理、助产	职业基础模块 I	√	路喜存
2	生物化学	1	何旭辉	护理、助产	职业基础模块 I	√	黄 刚
3	生理学	1	彭 波	护理、助产	职业基础模块 I	√	赵汉英
4	病原生物与免疫学※	3	刘荣臻 曹元应	护理、助产	职业基础模块 I	√	陈命家
5	病理学与病理生理学※	3	陈命家 丁运良	护理、助产	职业基础模块 I	√	吕俊峰
6	正常人体结构※	3	高洪泉	护理、助产	职业基础模块 II	√	巫向前
7	正常人体功能※	3	白 波	护理、助产	职业基础模块 II	√	巫向前
8	疾病学基础※	1	胡 野	护理、助产	职业基础模块 II	√	杨 红
9	护用药理学※	3	陈树君 秦红兵	护理、助产	职业基础模块 I、II共用	√	姚 宏
10	护理学导论※	3	李晓松	护理、助产	职业基础模块 I、II共用		刘登蕉
11	健康评估※	3	刘成玉	护理、助产	职业基础模块 I、II共用	√	云 琳
12	基础护理学※	3	周春美 张连辉	护理、助产	职业技能模块 I、II、III共用	√	姜安丽
13	内科护理学※	3	李 丹 冯丽华	护理、助产	职业技能模块 I、III共用	√	尤黎明
14	外科护理学※	3	熊云新 叶国英	护理、助产	职业技能模块 I、III共用	√	李乐之 党世民
15	儿科护理学※	3	张玉兰	护理、助产	职业技能模块 I、III共用	√	涂明华
16	妇产科护理学	3	夏海鸥	护理	职业技能模块 I	√	程瑞峰

4

序号	教材名称	版次	主编	所供专业	模块	配套教材	评审委员
17	眼耳鼻咽喉口腔科护理学[※]	3	陈燕燕	护理、助产	职业技能模块Ⅰ、Ⅲ共用	√	姜丽萍
18	母婴护理学	2	简雅娟	护理	职业技能模块Ⅱ	√	夏海鸥
19	儿童护理学	2	臧伟红	护理	职业技能模块Ⅱ	√	梅国建
20	成人护理学[※]	2	张振香 蔡小红	护理	职业技能模块Ⅱ	√	云 琳
21	老年护理学[※]	3	孙建萍	护理、助产	职业技能模块Ⅰ、Ⅱ、Ⅲ共用	√	尚少梅
22	中医护理学[※]	3	温茂兴	护理、助产	职业技能模块Ⅰ、Ⅱ、Ⅲ共用	√	熊云新
23	营养与膳食[※]	3	季兰芳	护理、助产	职业技能模块Ⅰ、Ⅱ、Ⅲ共用		李晓松
24	社区护理学	3	姜丽萍	护理、助产	职业技能模块Ⅰ、Ⅱ、Ⅲ共用	√	尚少梅
25	康复护理学基础	1	张玲芝	护理、助产	职业技能模块Ⅰ、Ⅱ、Ⅲ共用		李春燕
26	精神科护理学[※]	3	雷 慧	护理、助产	职业技能模块Ⅰ、Ⅱ、Ⅲ共用	√	李 莘
27	急危重症护理学[※]	3	王惠珍	护理、助产	职业技能模块Ⅰ、Ⅱ、Ⅲ共用		李春燕
28	妇科护理学[※]	1	程瑞峰	助产	职业技能模块Ⅲ	√	夏海鸥
29	助产学	1	魏碧蓉	助产	职业技能模块Ⅲ	√	程瑞峰
30	优生优育与母婴保健	1	宋小青	助产	职业技能模块Ⅲ		夏海鸥
31	护理心理学基础[※]	2	李丽华	护理、助产	人文社科模块		秦敬民
32	护理伦理与法律法规[※]	1	秦敬民	护理、助产	人文社科模块		王 瑾
33	护理礼仪与人际沟通[※]	1	秦东华	护理、助产	人文社科模块		秦敬民
34	护理管理学基础	1	郑翠红	护理、助产	能力拓展模块		李 莘
35	护理研究基础	1	曹枫林	护理、助产	能力拓展模块		尚少梅
36	传染病护理[※]	1	张小来	护理、助产	职业技能模块Ⅱ	√	尤黎明
37	护理综合实训	1	张美琴 邢爱红	护理、助产	临床实践模块Ⅰ、Ⅱ共用		巫向前
38	助产综合实训	1	金庆跃	助产	临床实践模块Ⅱ		夏海鸥

注:凡标"※"者已被立项为"十二五"职业教育国家规划教材。

全国卫生职业教育护理类专业教材评审委员会名单

顾　　问

　　郭燕红　李秀华　尤黎明　姜安丽　涂明华

主 任 委 员

　　巫向前　熊云新

副主任委员

　　金中杰　夏海鸥

委　　员（按姓氏拼音字母排序）

　　陈命家　程瑞峰　党世民　黄　刚　姜丽萍
　　李　苹　李春燕　李乐之　李晓松　刘登蕉
　　路喜存　吕俊峰　梅国建　秦敬民　尚少梅
　　王　瑾　杨　红　杨　军　姚　宏　云　琳
　　赵汉英

主编简介

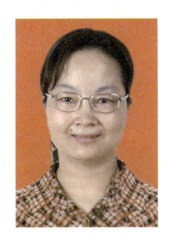

　　季兰芳,教授、公共营养高级技师、副主任护师。国家示范性高职院校、浙江省高职高专专业带头人。具有临床护理工作经历 3 年,从事教学工作28年,主要承担营养与膳食、临床营养、基础护理等教学工作。主编《营养与膳食》《临床营养护理》《临床营养测评与膳食指导》《临床护理情景模拟演练》教材 4 部,获国家级规划教材及省重点教材各 1 部。作为第一主要成员参与国家自然科学基金研究 1 项,主持完成地厅级课题 5 项,获省市级教科研优秀成果奖 2 项;发表论文 30 余篇,获省市级自然科学学术奖及自然科学优秀论文奖 6 篇。

　　兼任《中华护理教育》杂志审稿专家,全国医学高职高专教育研究会护理教育分会、全国医护专业高职教学研究会常务委员,浙江省公共营养师专业委员会委员及公共营养师高级考评员,浙江省医学会肠外肠内营养分会委员。

写给同学们的话——

　　好学以明智,健康而致远。希望同学们通过本课程的学习,建立健康的生活方式,合理膳食,科学运动,增强体质,服务于民。

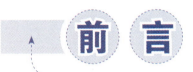

前言

合理膳食、适量运动、戒烟限烟、心理平衡是世界卫生组织公布的四大健康基石。全民健康,健康教育先行,营养教育作为健康教育的一个分支和重要组成部分已成为传播营养知识、树立健康生活方式、增强人民体质、提高生命质量、促进疾病康复的有力手段。近年来,《营养与膳食》已被越来越多的院校列为护理类专业学生的必修课程,护士在营养健康教育方面起到了生力军的作用。

本教材内容的设置以实际工作过程为需求,兼顾全国职业资格公共营养师考证对知识、技能和态度的要求来构建相关知识体系,重于培养职业能力。全书设有营养与膳食概述、营养调查与评价、膳食结构与平衡膳食、特定人群营养与膳食、营养缺乏性疾病膳食防治、住院病人营养风险筛查与营养支持、常见病膳食营养防治、膳食营养与肿瘤防治八大知识内容及人体测量与评价、医院见习临床营养支持、糖尿病病人的食谱编制三大实践指导项目。采用学习目标、情景导入、知识描述(穿插知识链接、走进历史、课堂讨论等特色栏目)、思考与练习这一编写体例,为广大师生创设了"教、学、做、评"于一体的教学环境。书后附有各类健康人群能量和营养素的推荐摄入量表、常用食物营养成分表及思考与练习参考答案,便于学生的自学与应用。

本教材适用于高职高专院校护理、助产等专业学生的营养教育;也可作为国家职业资格公共营养师培训考证的参考教材;教材以日常生活或临床情景为导入、深入浅出,也适合于医务人员继续教育及广大公民营养知识普及时选用。编者渴望广大读者通过本书的学习能提高自身的营养知识水平,建立正确的饮食行为,掌握合理膳食的方法,为自己垒起健康的基石。更希望能提高医务人员的营养健康教育能力,提升医院的医疗、护理质量及服务水平。

我们组建了多学科联动、行业精英加盟的编写团队。13位编者中,有8位教授、5位"双师型"教师,2位资深的营养及护理专家,护理、营养、预防医学等多学科合作,充分汲取了各自领域的优势,为开发贴近护理工作实际的工学结合的教材奠定了坚实的基础。

为了丰富教学内容的呈现方式,加强数字化建设,在人卫医学网教育频道中的"网络增值服务"版块设有与本教材相呼应的多种形式的网络教学资源,包括制作精良的教学课件、人体营养测评、临床营养支持等操作视频、丰富多彩的食物、食谱图片以及扩展阅读、案例分析等内容,真正实现了资源共享,为广大师生的教学提供了极大的便利。在网络增值服务资源制作过程中,编者们付出了艰辛的劳动,并得到了网易杭州研发中心吴净斌、高雨婷,金华市中心医院谢兰珍、王学英,金华职业技术学院医学院吴琳、张焱,黑龙江护理高等专科学校刘木子、孙联伟的参与和支持,在此,一并致以衷心的感谢!

由于本书编写时间仓促,难免存有不足之处,敬请各位读者不吝赐正!我们将不断完善,力求完美。谨致谢意!

季兰芳

2013年11月

目 录

第一章 营养与膳食概述

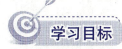
学习目标

1. 掌握膳食营养素的种类、人体对营养素的需求、参考摄入量及其食物来源。
2. 熟悉人体能量的消耗方式、摄入量标准及其食物来源。
3. 了解医院常见膳食种类及其实际应用。
4. 能面向公众提供基本公共营养指导。

民以食为天。人类生存需要不断从外界环境中摄取食物,获得必需的营养素和能量。合理营养能增进健康、预防疾病、促进康复。营养失衡会导致机体抵抗力下降和生长发育障碍、处于亚健康或疾病状态。当前部分城镇居民动物性食物消费过多、体力活动不足、能量过剩,导致肥胖、高血压、糖尿病、血脂异常等患病率快速增长;而在贫困山区或某些农村,营养不足甚至营养缺乏的问题仍然比较突出。无论是面向居民提供营养咨询,还是面向病人实施营养干预或健康管理,都需要正确认识营养与健康的关系,熟悉膳食营养素参考摄入量、食物来源及其应用。

第一节 膳食营养相关概念

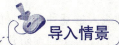
导入情景

素食是一种不食肉、家禽、海鲜等动物产品的饮食方式,有时也戒食奶制品和蜂蜜。现代社会素食者越来越多,素食人群也趋年轻化,他们主要以谷类、蔬菜、水果、豆类为食。

请思考:
1. 你是否赞同素食? 请说明理由。
2. 素食的利弊与误区有哪些?

膳食是指日常吃的饭菜,由一系列食物组成。没有不好的食物,只有不合理的膳食。膳食营养有别于食物的色、香、味、形等感官特性,虽然看不见、摸不着、闻不到,但对机体健康产生重要影响。

一、营养与营养素

(一)营养

营养是指机体通过摄取食物,经过消化、吸收和代谢,利用食物中对身体有益的物质作为构建组织器官、满足生理功能和体力活动需要的生物学过程。

（二）营养素

营养素是指食物中能向机体提供能量、机体构成成分、组织修复和生理调节功能的化学成分。现代营养学将营养素分为六大类：**蛋白质、脂类、碳水化合物（含膳食纤维）、维生素、矿物质和水**。蛋白质、脂类、碳水化合物因为机体需要量多，在膳食中所占的比重大，被称作"宏量营养素"；矿物质和维生素因需要量较少，在膳食中所占比重小，被称作"微量营养素"。碳水化合物、脂肪和蛋白质在体内代谢可释放能量，故三者统称为"**产能营养素**"或能源物质。各种不同类型的营养素以不同的存在形式组成成千上万种食物，使人们在获得营养素的同时也能享受美味佳肴。

二、膳食营养素参考摄入量

膳食营养素参考摄入量（dietary reference intakes，DRIs）是营养学科的基础，是营养工作的核心，是营养改善行动的指南，是研发各种营养食品的标准。

（一）DRIs 主要内容

DRIs 是在我国传统使用的每日膳食中营养素供给量（RDAs）基础上发展起来的一组**每日平均膳食营养素摄入量**的参考值。DRIs 在实践中不断修订与完善。目前 DRIs 主要包括**平均需要量、推荐摄入量、适宜摄入量和可耐受最高摄入量**四项内容。

1. 平均需要量（estimated average requirement，EAR）　是根据个体需要量的研究资料制订的，是根据某些指标判断可以满足某一特定性别、年龄及生理状况群体中的 50% 个体需要量的摄入水平。这一摄入水平不能满足群体中另外 50% 个体对该营养素的需要。EAR 是制订推荐摄入量的基础。

2. 推荐摄入量（recommended nutrient intake，RNI）　相当于传统使用的 RDA，是可以满足某一特定**性别、年龄及生理状况群体**中绝大多数（97%~98%）个体需要量的摄入水平。长期摄入 RNI 水平可满足身体对该营养素的需要，保持健康和维持组织中有适当的储备。RNI 的主要用途是作为个体每日摄入该营养素的目标值。RNI 是以 EAR 为基础制订的。如果已知 EAR 的标准差，则 RNI 定为 EAR 加两个标准差，即 **RNI=EAR+2SD**（SD 为标准差）。

3. 适宜摄入量（adequate intake，AI）　是通过观察或实验获得的**健康人群**某种营养素的摄入量。AI 的主要用途是作为个体营养素摄入量的目标。制订 AI 时不仅考虑到预防营养素缺乏的需要，而且也纳入了减少某些疾病风险的概念。根据营养"适宜"的某些指标制定的 AI 值一般都超过 EAR，也有可能超过 RNI。

4. 可耐受最高摄入量（tolerable upper intake level，UL）　是平均**每日摄入营养素的最高限量**。这个数量对一般人群中几乎所有个体都不至于引起不利于健康的作用。当摄入量超过 UL 而进一步增加时，损害健康的危险性随之增大。UL 并不是一个建议的摄入水平。"可耐受"指这一剂量在生物学上大体是可以耐受的，但不表示可能是有益的，健康个体摄入量超过 RNI 或 AI 是没有明确的益处的。

（二）DRIs 应用

中国营养学会于 2000 年编写出版了《中国居民膳食营养素参考摄入量（DRIs）》，该标准不是一种应用于患有急性或慢性病人的营养治疗标准，也不是为以往患过营养缺乏病的人设计的营养补充标准，而是应用于健康人的膳食营养标准。

人体长期摄入某种营养素不足就有发生该营养素缺乏症的危险。当一个人群的平均摄入量达到 EAR 水平时，人群中有半数个体的需要量可以得到满足；当摄入量达到 RNI 水平时，几乎所有个体都没有发生缺乏症的危险；RNI-UL 间为安全摄入范围；摄入量超过 UL 水平再继续增加，则产生不良反应的可能性就随之增加。

笔记

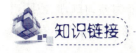

我国将发布新版《中国居民膳食营养素参考摄入量(DRIs)》

2013年5月第十一次全国营养科学大会暨国际膳食营养素参考摄入量(DRIs)研讨会后,我国将发布新版《中国居民膳食营养素参考摄入量(DRIs)》,预计纳入的营养素将有:能量、蛋白质、脂类、碳水化合物、14种维生素、25种矿物质,使用的人群包括孕妇、乳母、婴幼儿、儿童青少年、成年人和老年人。另外还有以植物化学物为主的其他膳食成分21种。最新版本的膳食营养素参考摄入量将更适合中国人。

应用DRIs可对个体和群体营养素摄入量进行评价,详见表1-1。

表1-1 应用DRIs评价个体和群体营养素摄入量

DRIs	用于个体	用于群体
EAR	用以检查日常摄入量不足的几率	用以估测群体中摄入不足个体所占的比例
RNI	日常摄入量达到或超过此水平则摄入不足的几率很低	不用于评价群体的摄入量
AI	日常摄入量达到或超过此水平则摄入不足的几率很低	平均摄入量达到或超过此水平表明该人群摄入不足的几率很低
UL	日常摄入量超过此水平可能面临健康风险	用以估测人群中面临过量摄入健康风险的人所占的比例

三、常用膳食种类

课堂讨论

某社区全科团队入户时巧遇一家四口人就餐,主人诉烦恼于不知如何做饭配菜才能让一家人吃得饱又吃得好。该家庭有一位老人(牙齿不好)、一位妇女(处于哺乳期)和她的丈夫、一位1岁左右的小孩(即将断奶)。作为社区护理人员,你如何指导其家庭合理饮食?

从营养角度看,身体健康的正常人、亚健康者和患病者对膳食的需求存在较大差异。正常人的膳食主要为普食。而**医院膳食**面向各类人群,种类较多,一般可分为**常规膳食**、**特殊治疗膳食**、**诊断用试验膳食**和**代谢膳食**四类。以下重点介绍常规膳食和特殊治疗膳食。

(一)常规膳食

常规膳食又称基本膳食,系根据不同疾病的病理和生理需要,将各类食物用改变烹调方法或改变食物质地而配制的膳食,其营养素含量一般不变。医院中常用的**普食**、**软食**、**半流食**、**流食**、**清流食和冷流食**均为**常规膳食**。其他膳食多数都是在基本膳食的基础上衍化而来,如高蛋白普食、低盐半流食等。

1. 普食 与正常人平时所用膳食基本相同。医院中食用此种膳食的病人最多,一般占医院病人的50%或更多。凡体温正常、无消化道疾病、咀嚼功能正常、治疗上无特殊膳食要求、不需要任何膳食限制的病人均可接受普食。

2. 软食　质软,易于咀嚼,比普通饭易于消化。适用于牙齿咀嚼能力差、有口腔或肠道疾患、消化吸收能力稍弱、不能食用大块食物的病人,低热病人以及老年病人和 5 岁以下幼儿。

3. 半流食　是由比软饭更细软,呈半流质状食物组成的饮食,也是从流食至软食或普通饭的过渡膳食。适用于发热、手术后、吞咽咀嚼困难、消化道疾病病人,以及病人比较衰弱、胃纳欠佳者。

4. 流食　是由液体食物组成,不需咀嚼,易于吞咽。适用于发高热、消化道急性炎症、口腔、头部和胃肠道手术及其他大手术后,以及其他重症、全身衰弱的病人。

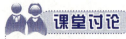 **课堂讨论**

　　小刘,女,25 岁,为了减肥,每天只喝牛奶、酸奶或者稀粥之类流食。请你分析该减肥方案的利弊,并提出建议。

(二)特殊治疗膳食

在常规膳食基础上采取调整膳食中营养成分或制备方法而设置的膳食。其种类较多。

1. 高热能高蛋白膳食　此类膳食的热能及蛋白质含量均高于正常人膳食标准。适用于营养不良、贫血、结核病、烧伤、伤寒、肝炎恢复期、手术前后以及孕妇、乳母等生理性蛋白质需要量增加者。

2. 低蛋白膳食　此种膳食蛋白质含量较正常膳食低,以减轻肝肾代谢负担。适用于急性肾炎、肾衰竭、肝性脑病、肝性脑病前期。

3. 限钠(盐)膳食　包括**低盐膳食、无盐膳食和低钠膳食**。针对不同病情调整膳食中钠的供给量。适用于高血压、心力衰竭、急性肾炎、慢性肾炎、肾衰竭、肝硬化腹水、妊娠高血压综合征以及各种原因所致的水钠潴留病人。

4. 高钾和低钾膳食　高钾膳食用于纠正服用利尿剂而引起的低钾血症;低钾膳食用于纠正因肾脏排钾功能障碍引起的高钾血症。

5. 调整膳食纤维的膳食　**低膳食纤维**(少渣膳食)是含极少量膳食纤维和结缔组织的易于消化的膳食,适用于各种急性肠炎、伤寒、痢疾、肠道肿瘤、消化道少量出血、食管静脉曲张等疾病。**高膳食纤维**(多渣膳食)适应证为无张力便秘、无并发症的憩室病等。

6. 限脂肪膳食　适用于急慢性胰腺炎、冠心病、高脂血症、胆囊炎、胆道疾患、肥胖症以及腹泻病人。

7. 其他膳食　如糖尿病膳食、贫血膳食等。

第二节　人体对能量的需求

生命活动最基本的特征是新陈代谢,即人体不断地通过物质代谢来构建、更新自身组织,通过能量代谢来驱动各种生命活动。人体能利用的能量主要来源于食物中碳水化合物、脂肪和蛋白质分子结构中蕴藏的化学能。

一、能量的单位及其相互换算

能量的单位多年来一直用卡(calorie,cal)或千卡(kilocalorie,kcal)表示。1cal 是 1g 水从 15℃上升到 16℃所吸收的热量。目前,国际上通用的能量单位是焦耳(Joule,J)。为了实用,营养学上常用千焦耳(kJ)或兆焦耳(MJ)作能量单位。其换算方法为:

　　1 千卡(kcal)=4.184 千焦耳(kJ)

1000 千卡（kcal）=4.184 兆焦耳（MJ）

1 千焦耳（kJ）=0.239 千卡（kcal）

1 兆焦耳（MJ）=239 千卡（kcal）

在实际应用中,使用千卡作为能量单位的情况已成传统。

二、人体能量的消耗

人体对能量的需要量取决于机体对能量的消耗量。**成年人的能量消耗**主要用于**基础代谢、体力活动和食物特殊动力作用**。对于孕妇、乳母、婴幼儿、儿童、青少年能量消耗还包括生长发育等特殊能量需要。

1. 基础代谢（basal metabolism,BM）　是指人体处于空腹、静卧、适宜的室温（20~25℃）及清醒状态下,测定的维持体温、心跳、呼吸等机体最**基本生命活动**所必需的能量消耗。单位时间内的基础代谢称为基础代谢率（basal metabolic rate,BMR）,一般以每小时每平方米体表面积所消耗的基础代谢能量为指标,表示单位为 $kJ(kcal)/(m^2 \cdot h)$。基础代谢占人体每日能量消耗的大部分,约占 60%~75%。

2. 体力活动　人体进行的各种体力活动所消耗的能量约占人体总能量消耗的 15%~35%。影响体力活动能量消耗的因素：①劳动强度越大,持续时间越长,能量消耗越多。②体重越重者能量消耗越多。③肌肉越发达者,能量活动越多。④与工作熟练程度有关。中国营养学会建议我国人群的劳动强度划分为轻、中、重三级（表 1-2）。

表 1-2　中国成人活动水平分级

劳动强度	职业工作时间分配	工作内容举例	PAL 男	PAL 女
轻	75% 时间坐或站立 25% 时间站着活动	办公室工作、修理电器钟表、售货员、酒店服务员、化学实验操作、讲课等	1.55	1.56
中	25% 时间坐或站立 75% 时间特殊职业活动	学生日常活动、机动车驾驶、电工安装、车床操作、金工切割	1.78	1.64
重	40% 时间坐或站立 60% 时间特殊职业活动	非机械化农业劳动、炼钢、舞蹈、体育活动、装卸、采矿等	2.10	1.82

注：PAL:physical activity level,即体力活动水平

3. 食物特殊动力作用（specific dynamic action,SDA）　又称为食物热效应（thermic effect of food,TEF）。人体在摄食过程中,由于要对食物中营养素进行消化、吸收、代谢转化等,需要**额外消耗能量**,同时引起体温升高和能量散发,这种因摄食而引起的能量额外消耗称食物热效应。食物热效应与食物成分、进食量和进食频率有关,通常含蛋白质丰富的食物最高,其次是富含碳水化合物的食物,最后才是富含脂肪食物。混合性食物其食物热效应占其总能量的 10%,吃得越多,能量消耗也越多,吃得快比吃得慢食物热效应高。

4. 生长发育等能量消耗　对于儿童、孕妇以及长期患病、引起机体高消耗后而处于正在康复期间的病人,其热能的消耗还要用于机体的生长发育。

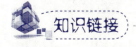

知识链接

能量的平衡

人体消耗的能量须从外界摄取食物才能得以补偿,使机体消耗的和摄取的能量趋

于相等，营养学上称为能量的平衡。能量的平衡并不是要求每个人每天的能量摄取都要做到平衡，而是要求成年人在 5~7 天内其消耗的与摄入的能量平均值趋于相等。能量平衡能使机体保持健康，并能胜任必要的工作、学习和劳动。由于饥饿或疾病等原因，可引起能量摄入不足，进而导致体力、环境适应能力和抗病能力下降以及工作效率低下。而过多的能量摄入，会导致肥胖症、原发性高血压、心脏病、糖尿病和某些癌症发病率明显上升。

三、能量摄入量标准

能量摄入和能量消耗保持平衡是制定能量需要量、供给量的理论依据。确定成人每日能量需要量的标准有两种方法。一种是直接从《中国居民膳食参考摄入量》中查表获得，对于体重正常的人群可采用此方法，简便快捷。中国成年人膳食能量推荐摄入量见表1-3，其估算方法为：能量需要量 =BMR×PAL。另一种是根据劳动强度、标准体重和每千克标准体重所需能量进行计算，该法既适用于体重正常者，又适用于超重、肥胖或者消瘦人群，可比较精确地计算出他们的能量需要量（表1-4）。

表 1-3　中国成年人膳食能量推荐摄入量

年龄（岁）	劳动强度	RNI/（kcal·d）	
		男	女
18~	轻	2400	2100
	中	2700	2300
	重	3200	2700
50~	轻	2300	1900
	中	2600	2000
	重	3100	2200
60~	轻	1900	1800
	中	2200	2000
70~	轻	1900	1800
	中	2100	1900
80~		1900	1700

表 1-4　不同体力劳动强度下每千克体重的能量需要量

劳动强度	所需能量［kcal/（kg·d）］*		
	消瘦	正常	超重
卧床	20~25	15~20	15
轻	35	30	20~25
中	40	35	30
重	45~50	40	35

* 每日能量需要量计算时使用标准体重而非实际体重计算

婴儿能量需求包括五部分：基础代谢占总能量的 50%~60%；生长发育占 25%~30%；

食物特殊动力作用 7%~8%;活动所需;排泄消耗。年龄越小能量需求量越大,1 岁以上 110kcal/(kg·d),每 3 岁减 10kcal/(kg·d),至 15 岁达到成人需要量。

四、能量的食物来源

人体需要的**能量**主要**来源**于食物中的**碳水化合物、脂肪和蛋白质**。上述三种营养素统称产能营养素。各产能营养素在体内氧化分解释放热能的数量,与体外燃烧产生的热量是不相同的。体内氧化实际产生能量分别为:

1g 碳水化合物:4kcal(16.81kJ)

1g 脂肪:9kcal(37.56kJ)

1g 蛋白质:4kcal(16.74kJ)

碳水化合物、脂肪和蛋白质在人体代谢中各自发挥特殊的生理功能,长期摄取单一食物会造成营养不平衡,影响健康。WHO 推荐**成人适宜膳食能量构成**是:来自碳水化合物的能量为总能量的 55%~65%,来自脂肪的能量为 20%~30%,来自蛋白质的能量为 10%~12%。

五、高能量膳食与低能量膳食的应用

(一)高能量膳食的应用

高能量膳食的适应证为消瘦、体重不足、慢性消耗性疾病(如肺结核、伤寒、肿瘤、甲状腺功能亢进等)及病后康复期病人。膳食调配时要求每天比正常能量需要量高出 300~700kcal (1250~2920kJ);尽可能增加主食及菜量;必须在能量供给充足的基础上增加蛋白质的供应量。因此,除正餐外,可加 2~3 次点心,如牛奶、藕粉、鸡蛋、甜点等含能量高的食物。

(二)低能量膳食的应用

低能量膳食的适应证为需减轻体重者、为了控制病情必须减轻机体代谢方面负担的病人。膳食调配时控制每日能量摄入量在 1500~1800kcal(6270~7520kJ);每日蛋白质供应最好大于 1g/kg;限制脂肪的摄入,尤其是动物性脂肪和胆固醇;适当减少膳食中钠的摄入。

第三节　人体对营养素的需求

目前已证实人类必需的营养素多达 40 多种,这些营养素必须通过食物摄入来满足人体的需要。每种天然食物中所含营养素的种类和数量各有不同。正确认识营养素的生理功能和机体对营养素的需要量是合理营养的基础。

一、蛋　白　质

蛋白质(protein)是一切生命的物质基础。正常成人体内蛋白质占体重的 16%~19%。人体内蛋白质始终处于不断分解和不断合成的动态平衡中,使组织蛋白不断更新和修复。人体每天约更新 3% 的蛋白质。

(一)生理功能

蛋白质的主要生理功能包括形成新组织;维持组织更新和修复;调节机体生理过程;**供给热能 4kcal(16.74kJ)/g**。长期蛋白质摄入不足,首先出现负氮平衡,组织蛋白被破坏。幼儿及青少年表现为生长发育迟缓、消瘦、体重过轻甚至智力发育障碍;成人则出现疲倦、体重减轻、贫血、血浆蛋白降低,并可出现营养性水肿;妇女可出现月经障碍,乳汁分泌减少等。蛋白质缺乏往往与能量缺乏同时出现,称为蛋白质 - 能量营养不良(protein-energy malnutrition,PEM)。

(二)必需氨基酸

蛋白质是由若干个氨基酸以肽键的形式连接而成,构成人体蛋白质的氨基酸有 20 种。

在这 20 种氨基酸中，有 **8 种氨基酸**人体不能合成或合成的速度比较慢，不能满足机体的需要，必须从食物中直接获得，称为**必需氨基酸**（essential amino acid，EAA）。它们分别是：**异亮氨酸、亮氨酸、赖氨酸、蛋氨酸、苯丙氨酸、苏氨酸、色氨酸和缬氨酸。婴儿为 9 种，多 1 种氨基酸即组氨酸**。

（三）氨基酸模式

氨基酸模式，是指某种蛋白质中各种必需氨基酸构成的比例（包括种类和含量）。食物中的蛋白质氨基酸模式与人体中蛋白质的氨基酸模式越接近，必需氨基酸被机体利用程度越高，食物的蛋白质营养价值也相对越高。**蛋类、奶类、肉类、鱼类**等动物性蛋白质及**大豆蛋白质**，因所含的必需氨基酸从组成和比例都比较符合人体需要，故将其统称为**优质蛋白质**。其中鸡蛋蛋白质与人体蛋白质氨基酸模式最接近，常用它作为参考蛋白质。

（四）蛋白质的互补作用

在各类膳食蛋白质中，按照人体需要及相对比值，其中相对不足的 EAA 称"限制氨基酸（limiting amino acid）"。将两种或两种以上的食物蛋白质混合食用，其中所含的氨基酸可以取长补短相互补充，从而提高蛋白质的营养价值，这种作用称为**蛋白质的互补作用**。谷类缺少赖氨酸，豆类缺少蛋氨酸，谷豆混合食用可互补。荤素搭配、粮豆肉同食、粗细粮搭配都可以提高食物蛋白质的利用率。因此，为了充分发挥蛋白质的互补作用，食物的种类应多样化，避免偏食。

（五）食物的蛋白质营养学评价

食物中蛋白质的营养价值取决于蛋白质含量、消化率、利用率和氨基酸评分。

1. 蛋白质含量　是食物蛋白质营养价值的基础。食物中蛋白质含量测定用微量凯式定氮法。计算方法为：**食物中的蛋白质含量＝食物被测定的含氮量×6.25**。常见食物中蛋白质含量，小麦粉（标准粉）11.2%，粳米（标一）7.7%，牛奶 3%，鸡蛋 13.3%，牛肉（肥瘦）19.9%，草鱼 16.6%。蔬菜水果类蛋白质含量较低。

2. 蛋白质消化率　是反映蛋白质被机体消化酶分解程度的指标。蛋白质消化率越高，被机体吸收利用的可能性越大，营养价值也越高。蛋白质消化率：蛋类 98%，奶类 97%~98%，肉类 92%~94%，大米 82%。食物蛋白质消化率的高低受同时存在的膳食纤维等因素影响。如将存在的纤维质去掉，或加工使之软化，可以提高植物蛋白质的消化率。例如，大豆整粒食用时，其消化率仅有 60%，而加工成豆腐后，消化率可提高到 90%以上。

3. 蛋白质利用率　生物学价值或**生物价**是反映食物蛋白质消化吸收后被机体利用程度的一项指标。蛋白质生物价：鸡蛋 94%，鱼 83%，牛肉 76%，大豆 64%，玉米 60%。**生物价越高，蛋白质营养价值越高。**蛋白质中必需氨基酸的种类及相互比值决定蛋白质生物价的高低，其种类齐全、相互比值适宜，则蛋白质在体内利用程度越高。通过食物搭配可充分发挥蛋白质的互补作用，提高生物价。

4. 氨基酸评分法　该方法是目前广为应用的一种食物蛋白质营养价值评价方法。基本过程是：首先将被测食物蛋白质中必需氨基酸与参考蛋白质中的必需氨基酸进行比较，比值低者为限制氨基酸，比值最低者为**第一限制氨基酸**。由于限制氨基酸的存在，使食物蛋白质的利用受到限制，被测食物的第一限制氨基酸与参考蛋白质中同种氨基酸的比值即为该种蛋白质的氨基酸评分。

（六）蛋白质的来源

蛋白质广泛存在于动植物性食物中。**动物性蛋白质**来源于**鱼、肉、蛋、乳**等食物，其中蛋白质含量：肉类 10%~20%；蛋类 12%~14%；奶类 1.5%~4%。**植物性蛋白质**主要来源于**谷物和豆类**等植物，其中蛋白质含量：粮谷类 6%~10%；大豆 36%~40%。其他如硬果类：花生、核桃、葵花籽、莲籽,含蛋白质 15%~25%。我国以谷类为主食,由于数量大,目前我国人民膳食中来自谷类蛋白质仍然占相当的比例。为改善膳食蛋白质质量,膳食中优质蛋白质应占膳食蛋白质总量的 30%~50%。

(七) 参考摄入量

中国营养学会建议蛋白质推荐摄入量(AI):成年男女轻体力活动分别为75g/d 和65g/d,中等体力活动分别为 80g/d 和 70g/d,重体力活动分别为 90g/d 和 80g/d;蛋白质供给能量占总能量的百分比,**成人占 10%~12%,儿童、青少年为 12%~14%**。

二、脂 类

脂类(lipids)是一大类具有重要生物学作用的化合物,溶于有机溶剂而不溶于水。脂类是人体需要的重要营养素之一,是脂肪和类脂的总称。脂肪即中性脂肪,由一分子甘油和三分子脂肪酸构成,故脂肪又称三酰甘油。类脂包括磷脂、糖脂、固醇类、脂蛋白等。正常人体内脂类含量约占体重的 14%~19%,肥胖者约为 32%,重度肥胖者可高达 60% 左右。

(一) 生理功能

脂类主要功能:①供给能量。每克脂肪在体内氧化可产生 9kcal(37.7kJ)的能量,是产热最高的营养素。②构成人体组织。③增加饱腹感,改善食物感官性状。④维持体温和保护内脏器官。⑤促进脂溶性维生素 A、维生素 D、维生素 E、维生素 K 的吸收。有些食物脂肪如鱼肝油、奶油含有丰富的维生素 A 和维生素 D。⑥供给必需脂肪酸。

(二) 脂肪酸的分类

脂肪酸是构成三酰甘油的基本单位,其种类有很多种。

1. 按脂肪酸饱和程度分类 若按脂肪酸饱和程度分类,分为饱和脂肪酸(SFA)和不饱和脂肪酸(USFA)。SFA 可显著升高血清总胆固醇和低密度脂蛋白的水平。USFA 又分为单不饱和脂肪酸(MUFA)和多不饱和脂肪酸(PUFA)。MUFA 可降低血胆固醇、三酰甘油、低密度脂蛋白胆固醇和升高高密度脂蛋白胆固醇水平;PUFA 可降低血清总胆固醇和低密度脂蛋白胆固醇水平,但不升高高密度脂蛋白胆固醇水平,过多摄入会产生脂质过氧化反应,促进化学致癌,n-3 系列有抑制免疫功能作用。

2. 根据是否必须由食物提供分类 分为必需脂肪酸和非必需脂肪酸。**必需脂肪酸**是指人体自身不能合成,必须由食物供应的多不饱和脂肪酸,共有**亚油酸和 α- 亚麻酸**2 种。亚油酸可转变生成 γ- 亚麻酸、花生四烯酸等 n-6 系列脂肪酸;α- 亚麻酸可转变生成二十碳五烯酸(EPA)、二十二碳六烯酸(DHA)等 n-3 系列脂肪酸。必需脂肪酸长期缺乏,可引起生长迟缓,伤口愈合慢,皮肤出现皮疹及肾、肝、神经和视觉功能障碍等多种疾病。

3. 按脂肪酸空间结构分类 分为顺式脂肪酸和**反式脂肪酸**。反式脂肪酸可以使血清总胆固醇、低密度脂蛋白胆固醇和极低密度脂蛋白胆固醇升高,而使高密度脂蛋白胆固醇降低,因此**增加心血管疾病的危险**。

(三) 食物来源

膳食脂类的主要来源是动物脂肪组织、肉类和油料植物种子或植物油(表 1-5)。动物性食品脂肪主要来自猪油、牛油、羊油、奶油、蛋类、畜肉类及其制品。植物油主要含多不饱和脂肪酸,如菜油、大豆油、麻油、花生油等植物油及坚果类食品。鱼类脂肪含量基本在 10% 以下,且不饱和脂肪酸含量较高;蛋类脂肪以单不饱和脂肪酸为多;豆类和坚果类是多不饱和脂肪酸的重要来源。胆固醇只存在于动物性食物中,其中:肥肉比瘦肉含量高,内脏比肥肉含量高,脑和蛋黄含量最高。一般鱼类的胆固醇和瘦肉相当。

表 1-5　脂类的主要食物来源

脂类		主要食物来源
饱和脂肪酸		动物脂肪(猪油、牛油、羊油)(40%~60%);黄油;棕榈油;椰子油(93%~94%)
单不饱和脂肪酸(油酸)		橄榄油、茶树油(80%);花生油、芝麻油(40%);动物脂肪(30%~50%)
多不饱和脂肪酸	亚油酸	普遍存在于植物油中,在葵花籽油、豆油和芝麻油、玉米胚油中较多
	亚麻酸	菜籽油、豆油、羊油、紫苏油
	EPA、DHA	鱼贝类
磷脂		蛋黄、肝脏、大豆、麦胚、花生
胆固醇		动物脑、肝、肾、肠等内脏和皮;蛋类;鱼子、蟹子;蛤贝类;肉类;奶类

　　有资料表明,成人每日膳食中有 50g 脂肪即能满足需要;每天烹调油摄入量不宜超过 25g 或 30g;亚油酸摄入量占总能量的 2.4%、α- 亚麻油酸占 0.5%~1% 时即可预防必需脂肪酸缺乏症。中国营养学会提出脂肪适宜摄入量(AI):脂肪供给能量占总能量的百分比,**儿童青少年 25%~30%,成人和老年人 20%~30%**;成人和老年人**胆固醇含量低于 300mg/d**。

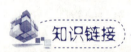 知识链接

因纽特人膳食结构分析

　　因纽特人是北极地区的土著民族,由于地理环境原因,他们主要从事陆地或海上狩猎,辅以捕鱼和驯鹿,多吃鱼类、海豹、海象、北极熊、鲸鱼等动物性食品,而且是生食。他们的膳食结构具有哪些营养特点?

三、碳水化合物

　　碳水化合物(carbohydrates)也称糖类、碳水化物,是由碳、氢、氧 3 种元素组成的一大类有机化合物。

(一)碳水化合物分类

　　按照单糖分子(DP)聚合度,可将碳水化合物分为 3 类:糖(1~2 个 DP)、寡糖(3~9 个 DP)和多糖(≥10 个 DP);糖又分为单糖、双糖和糖醇(表 1-6)。

表 1-6　碳水化合物分类

分类	组成	说明
糖	**单糖:葡萄糖、果糖和半乳糖**	不能再水解;葡萄糖是构成淀粉、糖原、纤维素等的最基本单位
	双糖:蔗糖、乳糖、麦芽糖和海藻糖	婴儿食物以奶为主,奶中的碳水化合物主要是乳糖
	糖醇:山梨醇、甘露醇、木糖醇和麦芽糖醇	木糖醇常作为甜味剂用于糖尿病人专用食品。麦芽糖醇作为甜味剂用于心血管、糖尿病人的专用食品,可预防龋齿
寡糖	麦芽糊精、棉籽糖、水苏糖和低聚果糖	棉籽糖和水苏糖存在于豆类中,体内不能被消化吸收但可被肠道细菌代谢产生气体,造成肠胀气,又称胀气因子
多糖	淀粉:直链淀粉、支链淀粉、糖原和变性淀粉	在酶的作用下可最终水解为单糖;直链淀粉和支链淀粉占膳食碳水化合物的绝大部分,以颗粒形式存在,是人类主要的供能物质;糖原由肝脏和肌肉合成与储存
	非淀粉多糖:纤维素、半纤维素、果胶、亲水胶质物	膳食纤维包括非淀粉多糖和另外一些不可消化的物质

 笔记

(二) 生理功能

碳水化合物的主要功能:①供给和储存能量。碳水化合物是人类能量的最经济和最重要的来源。每克碳水化合物在体内氧化可提供 16.7kJ(4kcal)能量。②构成人体组织。③节约蛋白质作用,即摄入足够量的碳水化合物则能预防体内蛋白质消耗,不需要动用蛋白质功能。④抗生酮和解毒作用。⑤增强肠道蠕动和消化功能。

(三) 食物来源

碳水化合物来源甚广,我国居民膳食中的碳水化合物主要来自**谷类**(如小麦、稻米、玉米、小米、高粱米),含量 70%~75%;干豆类(如绿豆、赤豆、豌豆、蚕豆),含量 50%~60%;**薯类**(如甜薯、马铃薯、芋头)含碳水化合物也较多,含量 20%~25%,这些食物主要含有淀粉。甘蔗和甜菜是蔗糖的主要来源,蔬菜和水果除含少量可利用的单糖、双糖外,还含有纤维素和果胶类。

(四) 参考摄入量

中国营养学会建议适宜摄入量(AI):碳水化合物所提供的能量应占总能量的 55%~65%,精制糖不超过总能量的 10%。

四、矿　物　质

人体组织中几乎含有自然界存在的各种元素。除了碳氢氧氮等主要以有机物的形式存在以外,其余各种元素无论数量多少、存在形式如何统称为矿物质。矿物质有 60 多种元素,其中含量大于体重 0.01% 的元素称为**常量元素**或宏量元素,如**钙、磷、钠、钾、氯、镁与硫**等;含量小于体重 0.01% 并有一定生理功能的元素为**微量元素**,其中必需微量元素有**铁、碘、锌、铜、硒、钴、钼及铬**,可能必需微量元素有锰、硅、硼、钒及镍。矿物质是构成机体组织如骨骼、牙齿等的重要材料,也是维持机体酸碱平衡和正常渗透压的必要条件,参与生理活性物质如血红蛋白、甲状腺素的合成。

(一) 钙

钙(calcium,Ca)是人体含量最多的无机元素,正常成人含钙总量为 1000~1200g,相当于体重的 1.5%~2.0%,其中 99% 集中在骨骼和牙齿中。

1. 生理功能　钙的主要生理功能是:构成骨骼和牙齿;维持神经与肌肉活动;促进体内某些酶活性等;还参与血凝过程、激素分泌、维持体液酸碱平衡及细胞内胶质稳定性。

2. 影响钙吸收的因素　促进机体钙吸收的因素有**维生素 D、蛋白质或氨基酸、乳糖、胃酸**和胆汁的分泌等;而**抑制钙吸收**的因素有**草酸、植酸、脂肪酸、食物纤维**、绝经期和老年等。

3. 缺乏症　钙的缺乏症有**佝偻病、骨质疏松症**和**骨质软化症**。

4. 食物来源　钙的良好食物来源是**奶与奶制品**,这也是婴幼儿理想的钙来源。**水产品**中小虾皮含钙特别多,其次是海带。**豆类及其制品**和**油料种子**和蔬菜含钙也不少。特别是黄豆及其制品,黑豆、赤小豆、各种瓜子、芝麻酱、海带、发菜等钙含量均丰富。

5. 参考摄入量　钙的适宜摄入量(AI):成人 800mg/d,**孕妇 800~1200mg/d,乳母 1200mg/d**。成人钙的可耐受最高摄入量(UL)为 2000mg/d。

(二) 钠

钠(natrium,Na)是人体不可缺少的常量元素,是细胞外液的主要阳离子。钠约占体重的 0.15%。氯化钠是人体获得钠的主要来源。正常情况下每日摄入的钠只有小部分为身体所需,大部分通过肾脏从尿排出。钠可从汗中排出。钠摄入量高时会减少肾小管对钙的重吸收从而增加钙的排泄,故高钠膳食增加骨中钙的丢失。

1. 生理功能　钠的主要生理功能是:调节体内水分与渗透压;维持酸碱平衡;增强神经肌肉的兴奋性;钠泵;维持血压正常。研究发现,膳食钠摄入与血压有关,为防止高血压,

WHO 建议每日钠的摄入量少于 2.3g,约相当于食盐 6g。

2. 缺乏或过多　当胃肠道消化液因腹泻或引流等原因丧失、大面积皮肤烧伤、大量出汗、体液积聚在间隔内、肾脏疾病、放腹水或胸水等情况下,可能会发生钠缺乏。钠摄入量过多,是导致高血压的重要因素,还可导致水肿、血清胆固醇升高等。

3. 食物来源　钠普遍存在于各种食物中,一般动物性食物钠含量高于植物性食物,但人体钠来源主要是食盐,其次是含盐的加工食物如酱油、腌制品、发酵豆制品或咸味膨胀食品等。

4. 适宜摄入量　中国居民膳食钠适宜摄入量(AI)不同年龄段标准不同,成人、孕妇和乳母为 2200mg/d。

(三) 钾

钾(kalium,K)为人体重要的阳离子之一,正常人血浆中钾的浓度为 3.5~5.3mmol/L,摄入人体的钾大部分由小肠吸收,吸收的钾通过钠泵将钾转入细胞内,使细胞内保持高浓度的钾。肾是维持钾平衡的主要调节器官,约 90% 摄入人体的钾由肾脏排出。

1. 生理功能　钾的主要生理功能是:维持糖、蛋白质的正常代谢,维持细胞内外正常的酸碱平衡、维持神经肌肉的应激性和正常功能,维持心肌的正常功能、降低血压。

2. 钾缺乏或过多　体内缺钾的常见原因是摄入量不足或损失过多。正常进食一般不易发生摄入不足,但由于疾病或其他原因长期禁食或少食,而静脉补液内少钾或无钾时,易发生钾不足。出现频繁呕吐、腹泻、胃肠引流、长期服用缓泻剂等可使钾损失。患肾小管功能障碍为主的肾脏疾病,以及从事高温作业或重体力劳动导致大量出汗,均可使体内钾大量流失。体内钾总量减少可引起钾缺乏症,可出现肌肉无力、瘫痪、心律失常、横纹肌裂解症及肾功能障碍等。当摄入过多或排出困难时,体内钾浓度增高,血钾浓度达到 5.5mmol/L,可出现高钾血症,神经肌肉表现为极度疲乏软弱、四肢无力、心率缓慢、心音减弱。

3. 食物来源　大部分食物都含有钾,但蔬菜和水果是钾最好的来源。每 100g 食物含量高于 800mg 以上的食物有紫菜、黄豆和冬菇等,谷类含钾 100~200mg,蔬菜和水果为 200~500mg,肉类为 150~300mg。

4. 适宜摄入量　中国营养学会提出的膳食钾适宜摄入量(AI)与年龄段有关,14 岁以上为 2000mg/d,孕妇与乳母为 2500mg/d。

(四) 碘

人体内含碘(iodine,I)20~50mg,相当于 0.5mg/kg,甲状腺组织内含碘最多。

1. 生理功能　碘的生理功能通过甲状腺激素完成,主要是促进和调节代谢及生长发育。

2. 碘缺乏或过多　机体因缺碘所导致系列障碍统称为**碘缺乏病**,在成人可引起**甲状腺肿**,在胎儿期和新生儿期可引起**克汀病**。较长时间高碘摄入可导致高碘甲状腺肿。碘过量通常发生于摄入含碘量高的食物及在治疗甲状腺肿等疾病中使用过量碘剂时。

3. 食物来源　机体所需碘主要来自食物,约占每日总摄入量的 80%~90%;其次来自饮水与食盐。海产品碘含量高于陆地食物,其中含碘丰富的海产品有:**海带、紫菜、鲜鱼、蛤干、干贝、虾、海参及海蜇**等。陆地食品中蛋、奶的碘含量较高,大于一般肉类,肉类大于淡水鱼,植物性食物含碘量最低,尤其是蔬菜和水果。

4. 推荐摄入量　中国营养学会建议碘的推荐摄入量(RNI):**成人为 150μg/d,孕妇和乳母为 200μg/d**;成人可耐受最高摄入量(UL)为 2000μg/d。

(五) 铁

铁(ferrum,Fe)是人体必需微量元素中含量最多的元素,总量为 4~5g。

1. 生理功能　铁的主要生理功能是:作为血红蛋白与肌红蛋白、细胞色素 A 及某些呼吸酶的成分,参与体内氧与二氧化碳的转运、交换和组织呼吸过程;铁与红细胞形成和成熟有关;铁还可促进胶原合成,参与许多重要功能。

2. 铁缺乏症　缺铁性贫血是常见的营养缺乏病,婴幼儿、孕妇及乳母更易发生。缺铁还可发生智力发育的损害及行为改变,损害儿童的认知能力,降低抗感染能力等。

3. 食物来源　膳食中铁的良好来源为动物性食品,如**肝脏、瘦肉、鸡蛋、动物全血、禽类、鱼类**等。但奶的含铁量较少,牛奶的含铁量更低,长期食用牛奶喂养的婴儿应及时补充含铁量丰富的食物。海带、芝麻的铁含量较高,豆类及红蘑、蛏子、蚌肉、油菜、芹菜、藕粉含铁量也较丰富。使用铁锅炒菜也是铁的一个很好来源。口服铁剂和输血可致铁摄入过多。

4. 参考摄入量　铁的适宜摄入量(AI):成人男性 15mg/d,女性 20mg/d;孕妇及乳母25~35mg/d;老年人 15mg/d;成人可耐受最高摄入量(UL)为 50mg/d。

(六) 锌

体内含锌(Zn)量为 2~2.5g,主要存在于肌肉、骨骼、皮肤。

1. 生理功能　锌是体内酶的重要成分或酶的激活剂,体内已知含锌酶有 200 多种。锌可促进生长发育与组织再生,促进食欲,促进维生素 A 代谢和生理作用,参与免疫功能。

2. 锌缺乏或过多　锌缺乏表现为生长迟缓、认知行为改变等症状。生长期儿童极容易出现锌缺乏,常有食欲缺乏、味觉迟钝甚至丧失、皮肤创伤不易愈合、易感染、第二性征发育障碍等症状。成人 1 次性摄入 2g 以上的锌可导致锌中毒,表现为上腹疼痛、腹泻、恶心、呕吐。

3. 食物来源　锌来源广泛,但动物性食物与植物性食物的锌含量与吸收率有很大差异。贝壳类海产品、红色肉类、动物内脏是锌极好来源,干果类、谷类胚芽和麦麸也富含锌。

4. 推荐摄入量　我国锌推荐摄入量(RNI):**成年男性 15.0mg/d,女性 11.5mg/d;孕妇(中后期)16.5mg/d,乳母 21.5mg/d。**

(七) 硒

硒(selenium,Se)在人体内总量为 14~20mg,广泛分布于所有组织和器官中,肝、胰、肾、心、脾、牙釉质及指甲中硒浓度较高,脂肪组织最低。

1. 生理功能　进入体内的硒绝大部分与蛋白质结合,称为硒蛋白,目前认为只有硒蛋白具有生物功能,如:构成谷胱甘肽过氧化物酶;增强免疫作用;保护心血管功能;促进生长;保护视觉器官;抗肿瘤作用;对有毒重金属的解毒作用。

2. 硒缺乏或过多　硒缺乏已被证实是发生**克山病**的重要病因,克山病是以多发性灶状心肌坏死为主要病变的地方性心肌病。缺硒还可引起大骨节病,主要发生于青少年,严重影响骨发育。硒摄入过多可致中毒,主要表现为毛发变干、变脆、易断裂及脱落,其他部位如眉毛、胡须及腋毛也有上述现象。并有指甲变形,肢端麻木,抽搐,甚至偏瘫,严重者可致死亡。

3. 食物来源　动物的肝肾、肉类和海产品都是硒的良好食物来源。但食物中的硒含量受当地水土中硒含量影响很大。

4. 推荐摄入量　中国营养学会提出硒推荐摄入量(RNI):成人为 50μg/d,孕妇为 50μg/d。成人可耐受最高摄入量(UL)为 400μg/d。

五、维　生　素

维生素(vitamin)是维持机体正常生理功能及细胞内特异代谢反应所必需的一类微量、低分子有机化合物。其共同特点是:以其本身或以可被机体利用的前体形式存在于天然食物中;在体内既不参与构成组织又不能提供能量,但常以辅酶或辅基形式担负着特殊的代谢功能;机体需要量极少但绝对不可缺少,否则缺乏到一定程度会引起相应疾病;一般不能在体内合成(维生素 D、维生素 K 例外),或合成数量很少,必须由食物供给。根据其溶解性可将维生素分为两大类:①**脂溶性维生素**,包括维生素 A、维生素 D、维生素 E 和维生素 K;

笔记

②**水溶性维生素**：包括 B 族维生素(维生素 B$_1$、维生素 B$_2$、维生素 PP、维生素 B$_6$、叶酸、维生素 B$_{12}$、泛酸、生物素等)和维生素 C。水溶性维生素缺乏时出现症状快,而脂溶性维生素缺乏时出现症状慢。

(一) 维生素 A(视黄醇)

维生素 A(vitamin A)又名视黄醇或抗眼干燥症因子,包括只存在于动物性食物中的维生素 A 和植物性食物中的维生素 A 原——胡萝卜素。维生素 A 的数量单位过去以国际单位(IU)表示,近年来改为视黄醇当量(RE)来表示。

1. 理化性质　维生素 A 和胡萝卜素遇热和碱均稳定,一般烹调和罐头加工不易破坏,但在存放过程中,空气中的氧能使其**氧化**破坏,紫外线可促进维生素 A 和胡萝卜素的氧化破坏。当食物中含有磷脂、维生素 E、维生素 C 或其他抗氧化物质时,均有保护维生素 A 与胡萝卜素稳定性的作用。

2. 生理功能　维生素 A 的生理功能是:维持正常视觉,维生素 A 能促进视觉细胞内感光物质合成与再生,以维持正常视觉;维持上皮正常生长与分化;促进生长发育;抑癌作用;维持机体正常免疫功能。

3. 缺乏或过多　维生素 A 缺乏最早症状是暗适应能力下降,即在黑夜或暗光下看不清物体,在弱光下视力减退,暗适应时间延长,严重者可致夜盲症。维生素 A 缺乏最明显的结果是患眼干燥症,病人眼结膜和角膜上皮组织变性,泪腺分泌减少、发炎、疼痛等,发展下去可致失明;还会导致指甲出现凹陷线纹、皮肤瘙痒、脱皮、粗糙发干、脱发等;血红蛋白合成代谢障碍,免疫功能低下,儿童生长发育迟缓等。摄入大剂量维生素 A 可引起急性、慢性及致畸毒性;大量摄入胡萝卜素可出现高胡萝卜素血症,易出现类似黄疸皮肤,但停止使用,症状可逐渐消失,未发现其他毒性。

4. 食物来源　维生素 A 最丰富的**食物来源**是各种**动物肝脏、鱼肝油、鱼卵、全奶、奶油、禽蛋**等。**维生素 A 原良好来源是深色蔬菜和水果**,如菠菜、冬寒菜、空心菜、莴笋叶、芹菜叶、胡萝卜、豌豆苗、红心红薯、辣椒及芒果、杏子及柿子等。

5. 适宜摄入量　中国营养学会适宜摄入量(AI):成人男性 **800μg RE/d**,成年女性 **700μg RE/d**。

(二) 维生素 D

维生素 D(vitamin D)属于固醇类,主要包括维生素 D$_2$ 和维生素 D$_3$。在人和动物皮下组织中的 7- 脱氢胆固醇,经紫外线照射形成维生素 D$_3$;存在于藻类植物及酵母中的麦角固醇,经紫外线照射形成维生素 D$_2$。

1. 理化性质　维生素 D 的化学性质比较稳定,在中性和碱性环境中耐热,不易被氧化破坏,如在 130℃下加热 90 分钟,仍能保持其活性,但在酸性环境中则逐渐分解,当脂肪酸败时可使其中的维生素 D 破坏。

2. 生理功能　维生素 D 的主要功能是调节体内钙、磷代谢,促进钙、磷的吸收和利用,以构成健全的骨骼和牙齿。

3. 缺乏或过多　维生素 D 缺乏或不足,钙、磷代谢紊乱,血中钙、磷水平降低,致使骨组织钙化发生障碍,在婴幼儿期出现**佝偻病**;成年人发生**骨软化症**,多见于孕妇、乳母和老年人。过量摄入维生素 D 也可引起维生素 D 过多症,多见于长期大量给儿童浓缩的维生素 D,可出现食欲缺乏、体重减轻、恶心、呕吐、腹泻、头痛等。

4. 食物来源　维生素 D 主要存在于动物性食品包括海水鱼如沙丁鱼、动物肝、蛋黄及鱼肝油制剂中。

5. 适宜摄入量　中国营养学会适宜摄入量(AI):0~10 岁 10μg/d,11 岁至成人 5μg/d,50 岁以后为 10μg/d。

14

（三）维生素 E

维生素 E(vitamin E)又名生育酚,为黄色油状液体,溶于脂肪,对热、酸稳定,遇碱易被氧化,在酸败的油脂中维生素 E 多被破坏,一般的食物烹调方法对其影响不大。

1. 生理功能　抗氧化作用;促进蛋白质更新合成;预防衰老;与动物生殖功能和精子生成有关;调节血小板黏附力和聚集作用。

2. 缺乏症　不能正常吸收脂肪的病人可出现维生素 E 缺乏,导致红细胞膜受损,出现溶血性贫血,给予维生素 E 治疗有望治愈。

3. 食物来源　维生素 E 在自然界分布甚广,通常人类不会缺乏。维生素 E 含量丰富的食品有植物油、麦胚、硬果、种子类、豆类、蛋黄等;绿叶植物中的维生素 E 含量高于黄色植物;肉类、鱼类等动物性食品及水果维生素 E 含量很少。

4. 适宜摄入量　中国营养学会适宜摄入量(AI):青少年、成人 14mg α-TE/d。

（四）维生素 B₁

维生素 B_1(vitamin B_1)又称硫胺素,是人类发现最早的维生素之一。

1. 理化性质　维生素 B_1 为白色结晶,易溶于水,在酸性中稳定,比较耐热,不易被破坏,**在碱性中对热极不稳定**,一般煮沸加温可使其大部分破坏。故在煮粥、蒸馒头时加碱,会造成米面中维生素 B_1 大量损失。

2. 生理功能　维生素 B_1 生理功能是:构成脱羧酶的辅酶,参加碳水化合物代谢,即与能量代谢有关;维持神经、肌肉特别是心肌正常功能;维持正常食欲和胃肠蠕动等。

3. 缺乏症　维生素 B_1 缺乏可导致消化、神经和心血管诸系统的功能紊乱,主要表现为疲乏无力、肌肉酸痛、头痛、失眠、食欲不佳、心动过速、多发性神经炎、水肿及浆液渗出等。因缺乏维生素 B_1 引起的全身性疾病又称**脚气病**,临床上可分为干性脚气病、湿性脚气病和混合性脚气病三种类型(表 1-7),主要发生于以精白米面为主食的人群和胃肠道及消耗性疾病病人。

表 1-7　维生素 B_1 缺乏症临床分类

类型	临床表现
干性脚气病	以多发性周围神经炎为主。起病多从肢体远端开始向肢体近端发展,可有灼痛或异样感觉,呈袜套型分布;触觉及痛觉减退,温觉及振动感觉消失;肌力下降,肌肉酸痛,挤压腓肠肌疼痛;腿沉重麻木并有蚁行感,蹲踞时起立和上下楼梯困难;损害累及迷走神经时出现呕吐、眼球震颤(水平多于垂直震颤)、共济失调等症状
湿性脚气病	以水肿和心脏症状为主。表现为心脏扩大,周围血管扩张,静息时心动过速、气促、胸痛、水肿、肝脏大、全身水肿、少尿;心电图可见低电压、右心室肥大
混合性脚气病	兼有干性脚气病与湿性脚气病症状,既有神经炎又有心力衰竭和水肿

4. 食物来源　维生素 B_1 广泛存在于各类食物中,其良好来源是**动物内脏**,如肝、肾、心和瘦肉及**全谷类、豆类和坚果类**。目前谷类仍为我国传统饮食摄取维生素 B_1 的主要来源。维生素 B_1 主要存在于谷物糊粉层和胚芽中。过度碾磨的精白米、精白面会造成维生素 B_1 大量丢失;清洗、烫漂过程中也会有损失。

5. 适宜摄入量　中国营养学会适宜摄入量(AI):成人男性 1.4mg/d,女性 1.3mg/d。

（五）维生素 B₂

维生素 B_2(vitamin B_2)又称**核黄素**,维生素 B_2 以 FMN 和 FAD 形式作为多种黄素酶类辅酶。

1. 理化性质　维生素 B_2 为橙黄色针状结晶,带有微苦味。虽然属于水溶性,但在水中

笔记

溶解度很低。**在酸性溶液中对热稳定**,在碱性环境中易于分解破坏。

2. 缺乏症　维生素 B₂ 是我国饮食最容易缺乏的营养素之一。维生素 B₂ 缺乏症病变主要表现有口角炎、口唇炎、舌炎、阴囊炎、脂溢性皮炎、眼部的睑缘炎,临床上称为**口腔生殖综合征**。

3. 食物来源　维生素 B₂ 良好食物来源主要是**动物性食物**,以肝、肾、心、蛋黄、乳类尤为丰富。植物性食物中则以绿叶蔬菜类,如菠菜、韭菜、油菜及豆类含量较多;而粮谷类含量较低,尤其研磨过于精细的粮谷类食物。

4. 适宜摄入量　中国营养学会适宜摄入量(AI):成年男性 1.4mg/d,女性 1.2mg/d。

(六) 维生素 C

维生素 C(vitamin C)是一种具有预防坏血病功能的有机酸,故曾称为抗坏血酸。

1. 理化性质　维生素 C 溶于水、有酸味,性质不稳定,易被氧化破坏,尤其遇碱性物质、氧化酶及铜、铁等重金属离子,更**易被氧化破坏**。在**酸性环境中对热稳定**,所以烹调蔬菜时少量醋可以避免维生素 C 破坏。

2. 生理功能　维生素 C 是一种生理活性很强的物质,在人体内具有多种生理功能:①构成体内氧化还原体系,参与氧化还原过程;②促进组织中胶原的形成,维持结缔组织及细胞间质结构的完整性,促进创伤愈合,防止微血管脆弱引起的出血;③参与胆固醇代谢,降低血浆胆固醇水平;④维生素 C 可将铁传递蛋白中的三价铁还原为二价铁,与铁蛋白结合组成血红蛋白,因而对贫血有一定的治疗作用;⑤具有广泛的解毒作用,如铅、苯、砷等化学毒物进入人体,给予大量的维生素 C 可增加体内的解毒功能;⑥阻断致癌物质 N- 亚硝基化合物的形成,从而降低肿瘤的形成风险。

3. 缺乏症　维生素 C 严重摄入不足可致维生素 C 缺乏症即**坏血病**。临床症状早期表现为疲劳、倦怠、皮肤出现瘀点或瘀斑、毛囊过度角化,继而出现牙龈肿胀出血,球结膜出血,机体抵抗力下降,伤口愈合迟缓,关节疼痛及关节腔积液等。

4. 食物来源　维生素 C 主要存在**蔬菜和水果**中,植物种子(粮谷、豆类)不含维生素 C,动物性食物除肝、肾、血液外含量甚微。蔬菜:柿子椒、番茄、菜花及各种深色叶菜类;水果:柑橘、柠檬、青枣、山楂、猕猴桃等,维生素 C 含量很丰富。

5. 适宜摄入量　中国营养学会推荐摄入量(AI):婴幼儿 40~50mg/d,儿童 60~90mg/d,**青少年、成人为 100mg/d**,孕妇 100~130mg/d,乳母 130mg/d。

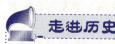

人类能自己制造维生素 C 吗?

1907 年 Axel Holst 和 Theodor Frolich 发表论文称,天竺鼠和人类相似,在禁绝新鲜蔬菜水果后会产生维生素 C 缺乏病;但老鼠和其他动物都不会患维生素 C 缺乏病。天竺鼠和灵长类(包括人类)不能自己制造维生素 C,其他的动物都能在肝脏或肾脏中制造维生素 C。由此,动物受伤和疾病之后可以很快自行复原,而人类则需要医生的专业服务。

(七) 维生素 PP

维生素 PP(vitamin PP)又名**烟酸、尼克酸**,为一种白色结晶,溶于水,性质稳定,在酸、碱、光、氧环境中加热也不易破坏,通常食物加工烹调对其损失极少。

1. 生理功能　维生素 PP 是一系列以 NAD 和 NADP 为辅基的脱氢酶类绝对必需成分,在细胞的生理氧化过程中起着重要的递氢作用,并参与了碳水化合物、脂肪、蛋白质的能量代谢;维生素 PP 还是葡萄糖耐量因子的重要成分,具有增强胰岛素效能的作用。

笔记

2. 缺乏症　维生素 PP 缺乏症又称**癞皮病**,主要损害皮肤,口、舌、胃肠黏膜及神经系统。其典型病例可有**皮炎**(dermatitis)、**腹泻**(diarrhea)和**痴呆**(dementia),又称"三 D"症状。

3. 食物来源　维生素 PP 广泛存在于动植物食物中,良好的来源为肝、肾、瘦肉、全谷、豆类等,乳类、绿叶蔬菜也含相当数量。玉米中所含的维生素 PP 是结合型的,不能被人体直接吸收,长期以玉米为主食的地区,易患癞皮病。但是色氨酸约占蛋白质总量的 1%,若饮食蛋白质达到或接近 100g/d,通常不会引起维生素 PP 缺乏。

4. 适宜摄入量　中国营养学会适宜摄入量(AI):成年男性 14mgNE/d、女性 13mgNE/d。

(八)叶酸

叶酸(folic acid)最初从菠菜中分离出来而得名,为鲜黄色粉末状结晶,微溶于水,不溶于有机溶剂。

1. 生理功能　叶酸作为辅酶成分,对蛋白质、核酸的合成和各种氨基酸的代谢有重要作用。近年来研究发现,叶酸可以调节致病过程,降低癌症危险性。

2. 缺乏症　饮食摄入不足、酗酒、抗惊厥和避孕药物等,妨碍叶酸的吸收和利用,而导致其缺乏。叶酸缺乏时,临床表现为恶性**巨幼细胞贫血**或高同型半胱氨酸血症。孕妇摄入叶酸不足时胎儿易发生**先天性神经管畸形**。

3. 食物来源　叶酸广泛存在于动植物食物中,其良好来源为**动物的肝、肾、鸡蛋、豆类、酵母、绿叶蔬菜、水果及坚果**等食物。叶酸摄入量通常以膳食叶酸当量(DFE)表示,DFE(μg)=膳食叶酸(μg)+1.7×叶酸补充剂(μg)。

4. 适宜摄入量　中国营养学会适宜摄入量(AI):14 岁以上者为 400μg DFE/d。

六、膳　食　纤　维

膳食纤维(dietary fiber)是植物的可食部分、不能被人体小肠消化吸收、对人体健康有意义、聚合度≥3 的碳水化合物。其组分非常复杂,包括纤维素、半纤维素、木质素、果胶、菊糖和低聚糖等。人体不具有水解纤维素的酶,故纤维素不能被人体吸收。

(一)分类

1. 水溶性膳食纤维　包括**果胶**和树胶。果胶是不可消化的多糖,多存在于水果蔬菜的软组织中。果胶类物质均溶于水,与糖、酸在适当条件下形成凝冻,一般用做果冻、冰激凌等食品的稳定剂。水溶性膳食纤维吸水膨胀并可被肠道微生物发酵;可减缓消化速度和最快速排泄胆固醇,调节免疫系统功能,促进体内有毒重金属的排出。大麦、豆类、胡萝卜、柑橘、亚麻、燕麦和燕麦糠等食物都含有丰富的水溶性膳食纤维。

2. 非水溶性膳食纤维　包括纤维素、半纤维素和木质素,存在于植物细胞壁中。可降低罹患肠癌的风险,同时可经由吸收食物中有毒物质预防便秘和憩室炎,并且减低消化道中细菌排出的毒素。谷物的麸皮、全谷粒、干豆、干蔬菜和坚果类等食物含有较多的非水溶性膳食纤维。

(二)主要生理功能

膳食纤维吸水膨胀为凝胶状,能增加食物黏滞性,软化粪便,刺激结肠内的发酵;产生饱腹感和限制部分糖与脂质的吸收;降低血中总胆固醇和(或)低密度胆固醇的水平,降低餐后血糖和(或)胰岛素水平。因此,膳食纤维具有预防便秘、控制体重和减肥、降低血糖和血脂、预防结肠癌等作用。

(三)推荐摄入量

我国膳食纤维推荐摄入量:低能量饮食 1800kcal 为 25g/d;中等能量饮食 2400kcal 为 30g/d;高能量饮食 2800kcal 为 35g/d;其中不可溶解性膳食纤维占 70%~75%,可溶解性膳食纤维占 25%~30%。

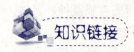 **知识链接**

便秘病人饮食指导

　　高纤维膳食是治疗和预防便秘的最好方法。病人除了增加蔬菜外,可适当增加玉米、地瓜等杂粮,晚间喝一瓶酸奶,有利于胃肠功能的蠕动,次日早晨还可以服一杯蜂蜜水,使粪便易于排出。

七、水

　　水(water)是重要的营养物质,是机体的主要成分。体内水主要分布在细胞内液、细胞间液和血浆中。成年男性总水量约占体重的70%,成年女性总水量约占体重的50%,小儿体内含水量约占体重的75%。人体除与外界交换水分外,体内各部分体液也不断相互交换。

(一)水的平衡

　　在正常情况下,机体水的摄入量和水的排出量大约相等。如成年人每日水摄入量约2500ml,排出量约2500ml。水的摄入主要通过饮水或饮料、食物获得,少量来源于营养素体内氧化形成的内生水。水的排出通过肾脏、皮肤、肺和胃肠道等器官组织。水摄入不足或丢失过多,可导致各种类型的脱水。根据水与电解质丧失比例的不同,脱水出现不同的临床症状和体征。水的排出量减少或摄入过多同样可引起脑水肿、举止异常等临床表现。

(二)生理功能

　　水的主要生理功能:①构成机体细胞核体液的重要组成成分。②参与体内新陈代谢。③调节人体体温。水可吸收代谢过程中产生的热使体温不至于过热,同时高温下体热可随水经皮肤蒸发散热而维持体温恒定。④润滑作用。在关节、胸腔和肠胃道等部位都存在一定水分,以润滑和保护相应组织器官。

(三)水的需要量

　　水的实际需要量因年龄、性别、运动量和生理状况等不同而不同。我国建议每天需水量:8~9岁70~100ml/kg,10~14岁50~80ml/kg,**成人40ml/kg或每日最少饮水1200ml**。

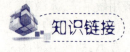 **知识链接**

植物化学物质

　　食物中除已知必需营养素外,还有一些化学成分,如萜类化合物、有机硫化合物、类黄酮、植物多糖等,泛称植物化学物质,它们具有多种生理功能:抗氧化作用、调节免疫力、抑制肿瘤、抗感染、降低胆固醇、延缓衰老等。因此,植物化学物质具有保护人体健康、预防心脑血管疾病和癌症等慢性病的作用。近年来这类物质日益引起人们的关注。

(王万荣)

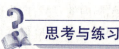 **思考与练习**

一、A1型题

1. 味觉减退或有异食症可能是由于缺乏

　　A. 钙　　　　　B. 铁　　　　　C. 锌　　　　　D. 硒　　　　　E. 碘

2. 我国成人膳食中碳水化合物提供的能量应占总能量的

　　A. 45%以下　　B. 45%~54%　　C. 55%~65%　　D. 65%~79%　　E. 80%以上

笔记

3. 微量元素是指
   A. 人体需要量很少的元素
   B. 自然界含量很少的元素
   C. 人体吸收率很低的元素
   D. 人体利用率很低的元素
   E. 人体难以吸收的元素

4. 米、面制作中加碱或者油炸使营养素损失最大的是
   A. 硫胺素　　　B. 维生素 B_2　　　C. 烟酸　　　　D. 维生素 C　　　E. 蛋白质

5. 下列不利于钙吸收的因素是
   A. 维生素 D　　　　　　　　B. 乳糖　　　　　　　　　　C. 氨基酸
   D. 充足的蛋白质　　　　　　E. 脂肪酸

二、A2 型题

1. 某山区居民终年食用玉米，皮炎、舌炎、腹泻及周围神经炎病人较多，痴呆发病率远高于其他地区。从营养角度分析，该地饮食可能缺乏
   A. 维生素 A　　　　　　　　B. 维生素 B_1　　　　　　C. 维生素 B_2
   D. 维生素 PP　　　　　　　E. 维生素

2. 某在校男生，15 岁，2 年来身高增长迅速，最近出现视物不清且逐渐加重，全身皮肤干燥并脱屑。该生需高度怀疑缺乏
   A. 钙　　　　　　　　　　　B. 维生素 A　　　　　　　　C. 维生素 B_2
   D. 维生素 PP　　　　　　　E. 维生素 C

3. AI 是下列哪个概念的英文缩写
   A. 推荐摄入量　　　　　　　B. 适宜摄入量　　　　　　　C. 参考摄入量
   D. 可耐受最高摄入量　　　　E. 最高允许限量

4. 某山区居民常年以玉米为主食，此地区的居民易发生
   A. 脂溢性皮炎　　　　　　　B. 癞皮病　　　　　　　　　C. 脚气病
   D. 佝偻病　　　　　　　　　E. 白内障

5. 为保护铅作业人员神经系统的功能，在临床上常使用
   A. 维生素 B_1、维生素 B_{12} 和维生素 B_6
   B. 维生素 A、维生素 D 和维生素 E
   C. 维生素 B_1、维生素 B_2 和维生素 PP
   D. 维生素 B_1、维生素 B_2 和维生素 K
   E. 维生素 A、维生素 C 和维生素 D

6. 维生素 C 的功能备受重视，维生素 C 可以防止下列哪种化合物的合成
   A. N-亚硝基化合物　　　　　B. 杂环胺　　　　　　　　　C. 多环芳烃
   D. 黄曲霉毒素　　　　　　　E. 苯并芘

7. 某山区居民常年以素食为主，粮谷类食品中存在的第一限制氨基酸是
   A. 谷氨酸　　　B. 组氨酸　　　C. 蛋氨酸　　　D. 赖氨酸　　　E. 色氨酸

8. 谷类是我国居民碳水化合物的主要来源，谷类中碳水化合物的主要形式是
   A. 葡萄糖　　　B. 麦芽糖　　　C. 淀粉　　　D. 多聚糖　　　E. 纤维素

9. 2 岁男童，生长发育迟缓，精神不佳，体重过轻，下肢轻度水肿，患儿可能缺乏的营养素是
   A. 维生素 C　　　　　　　　B. 钙
   C. 必需脂肪酸　　　　　　　D. 碳水化合物
   E. 蛋白质

10. 某 44 岁男子日平均摄入蛋白质 88g、脂肪 100g 和碳水化合物 320g，其蛋白质、脂肪

和碳水化合物的日均净供能分别是

    A. 1469kJ、3780kJ、5376kJ   B. 84.5kJ、216kJ、307.2kJ

    C. 352kJ、900kJ、1280kJ   D. 303.8kJ、645kJ、1582kJ

    E. 72kJ、155kJ、379.8kJ

11. 某壮年男子,每日热能供给量为 2400kcal,若以碳水化合物占 60% 计,每日应摄取碳水化合物的总数是

    A. 240g   B. 300g   C. 360g   D. 420g   E. 480g

12. 某工程师近半年来一直忙于软件开发,长时间工作于电脑前,经常以方便面或甜点代替正餐。半个月前开始自觉眼干、视物模糊、眼痒,抗生素眼药水治疗无好转,病情不断加重。很可能的原因是

    A. 眼部感染   B. 空气干燥

    C. 维生素 B_1 缺乏   D. 维生素 A 缺乏

    E. 维生素 D 缺乏

13. 某大学生全天能量推荐摄入量为 2400kcal,按照合理营养的要求早餐应摄取能量约为

    A. 240kcal   B. 480kcal   C. 720kcal   D. 960kcal   E. 1200kcal

14. 某青春期女孩,自述心慌、气短、头晕、眼花,医院确诊为缺铁性贫血,对改善其症状最好的食物为

    A. 动物肝脏   B. 蔬菜   C. 水果   D. 谷类   E. 豆类

15. 某孕妇,27 岁,生产一脊柱裂畸形儿,可能与哪种营养素缺乏有关

    A. 维生素 A   B. 维生素 B_1 C. 叶酸   D. 烟酸   E. 维生素 B_2

三、A3/A4 型题

(1~3 题共用题干)

某北方草原牧民,男,35 岁,平时饮食以肉类为主,反复牙龈出血、鼻出血、皮下出血。

1. 从营养学角度考虑可能缺乏的营养素是

    A. 维生素 C   B. 碳水化合物   C. 锌

    D. 维生素 B_2 E. 叶酸

2. 如果考虑药物治疗,应首选

    A. 叶酸制剂   B. 硫酸亚铁制剂

    C. 维生素 K 制剂   D. 维生素 B_{12} 制剂

    E. 维生素 C 制剂

3. 健康教育指导时建议其多食用的食物是

    A. 粮谷类   B. 豆类及其制品   C. 蛋类

    D. 海产品   E. 新鲜蔬菜和水果

(4~5 题共用题干)

某 55 岁女性病人近期常有头晕、头胀、颈部肌肉强直僵硬感、耳鸣、眼花、失眠、烦闷、乏力,凌晨小腿常发生抽搐等症状。

4. 你认为该女性病人最可能缺乏的元素是

    A. 钙   B. 铁   C. 锌   D. 硒   E. 碘

5. 可建议该病人经常食用的植物性食品是

    A. 红薯   B. 藕粉   C. 水果

    D. 小米粥   E. 大豆及其制品

第二章 营养调查与评价

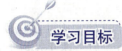

学习目标

1. 掌握体格测量方法。
2. 熟悉膳食营养素计算与评价。
3. 了解营养缺乏症临床检查方法及综合营养评定指标。
4. 能够对人体营养状况做初步评价。

营养调查是应用调查检验手段准确了解社会某一人群(以至个体)某一时间断面的营养状况及其连续的动态变化。目的是发现营养方面存在的问题,找出其原因,并提出改进措施。全面的**营养调查**一般包括**膳食调查**、**体格测量**、营养缺乏病的**临床体征检查**和**临床生化检查**四部分。

第一节　膳食调查与评价

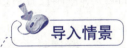

工作情景:

小傅,女,19岁,大学生。到校医院接受营养调查,李护士与她亲切沟通后,先是给她测量身高(160cm)、体重(50kg)、上臂围(22.3cm),然后进行其他项目的检查及问卷调查。

请思考:

1. 小傅同学的标准体重、体质指数及上臂肌围是多少?
2. 对小傅同学的营养状况做出初步评价。

膳食调查是营养调查的重要组成部分,目的是了解在一定时期内人群膳食摄入的状况,并与中国居民膳食营养素参考摄入量(DRIs)比较,以此来评定营养需要得到满足的程度。单独膳食调查的结果可作为对所调查对象进行营养咨询、营养改善和膳食指导的依据。住院病人中某些病种或疾病的某个阶段,需要膳食调查,此调查所得到的数据信息可用于个体化分析、营养需要量的确定及整体营养评估。

常用的**膳食调查方法**有**称重法**、**询问法**、**食物频率法**、**化学分析法**等,每种方法有其特点和不足,在膳食调查时需要正确选择调查方法,通常需要多种方法相结合使用。

一、询　问　法

通过问答方式回顾性地了解被调查者每日膳食情况,并对食物摄入量进行计算和评价的一种方法。此方法适合于个体调查和特种人群调查,如散居儿童、老年人和病人等,通常包括膳食回顾法和膳食史法。

(一)膳食回顾法

该法是目前最常用的一种膳食调查方法,由被调查对象提供 24 小时内膳食组成及消耗情况。在实际工作中,常选用 **3 天**的 **24 小时膳食回顾**,即每天对调查对象进行询问,回顾 24 小时进餐情况,连续进行 3 天。此法可用于单独就餐的个体,常用于门诊或住院病人的膳食调查,该法不适合 7 岁以下的儿童或超过 75 岁以上的老年人。

(二)膳食史法

当食物消耗种类多,随季节变化大时,可采用膳食史法。此方法用于评估个体每日食物摄入量、一般的膳食方式及**长时期的膳食习惯**。通常覆盖过去 1 个月、6 个月或 1 年及以上的时段。具体做法是要求调查对象保存 3 天膳食记录,从中了解饮食习惯,据此估计出常吃食物的量。

询问法的结果不够准确,一般在无法采用称重法或记账法的情况下才使用。但经验丰富的调查人员能较容易发现膳食营养的明确缺陷,用以估算营养水平。用此方法,还能了解病人有无挑食、偏食和不良饮食习惯等,以便加以膳食指导。

二、食物频率法

食物频率法(food frequency questionnaire,FFQ)是估计调查对象在一定时期内摄入某种食物的频率的方法。该法多以问卷形式进行,其**问卷内容**包括**食物名单**和**进食频率**(在一定时期内所食某种食物的次数)。在实际应用中,可分为定性和定量食物频率法两种。

食物频率法可以迅速地得到被调查者平时摄入食物的种类和数量,反映长期膳食模式,可作为**研究慢性疾病与膳食模式关系的依据**以及**对居民开展膳食指导宣传教育**的参考。食物频率法的缺点是需要对过去的食物进行回忆,当前的饮食模式也可能影响被调查者对过去膳食的回顾,从而产生偏倚,准确性较差。

三、膳食调查结果计算与评价

无论采用哪种膳食调查方法,都要对其所得到的资料进行整理,计算平均每人每日各种营养素的摄入量,所得结果与中国居民膳食营养素参考摄入量(DRIs)比较,做出评价。

(一)膳食调查结果计算

1. 平均每人每日各种营养素的摄入量　根据平均每人每日各种食物的摄入量,查《常用食物成分表》,即可求出平均每人每日各种营养素的摄入量。

2. 平均每人每日各种营养素的摄入量占推荐摄入量标准的百分比　若就餐者年龄、性别、劳动强度等条件一致时,可直接从中国居民膳食营养素参考摄入量中查出该人群推荐摄入量(RNI)或适宜摄入量(AI)作为平均摄入量标准;若不一致,则要查出各组人群的 RNI 或 AI,乘以该组人群的人日数(一个人一日吃早、中、晚三餐为一个人日数),即为各组人群营养素需要量总和。将各组营养素需要量总和相加除以各组人群的总人日数之和,得出平均营养素摄入量标准。用公式表示为:

$$平均摄入量标准 = \frac{R_1 \times T_1 + R_2 \times T_2 + \cdots\cdots + R_n \times T_n}{T_1 + T_2 + \cdots\cdots + T_n} = \frac{\sum(R_i \times T_i)}{\sum T_i}$$

式中 R_i 为某人群推荐摄入量(RNI)或适宜摄入量(AI),T_i 为该组人群的总人日数。

营养素摄入量占推荐摄入量的百分比为:平均每人每日各种营养素的摄入量 / 平均摄入量标准 ×100%。

（二）膳食评价

1. 膳食构成评价　依据我国居民的膳食以植物性食物为主、动物性食物为辅的特点，要求膳食构成尽可能做到品种丰富、比例适当、搭配合理，以满足各类人群的需要。

2. 能量及各种营养素满足程度评价　我国膳食中营养素推荐摄入量（RNI）是衡量膳食质量的主要依据。正常时能量及各种营养素的摄入量应为供给量标准的 90% 以上，低于标准的 80% 为供给不足，长期如此可导致营养不良；如果低于 60%，则认为是严重不足或缺乏，容易引起缺乏症，但高于标准的 110% 以上，表明能量及营养素摄入过多，损害健康的危险性增加。评价时还应注意某些营养素的质量，如要求优质蛋白质量占总蛋白质量 1/3 以上，同时要注意发挥蛋白质的互补作用；维生素 A 的来源应有 1/3 来自动物性食物；动物性铁来源达到 1/4 以上可认为铁供给质量较好，低于 1/10 则认为较差。

3. 能量来源及分配评价　成人能量来源的适当比例为蛋白质占 10%~12%（儿童 12%~15%）、脂肪占 20%~30%（儿童占 25%~30%）、碳水化合物为 55%~65%。三餐的能量分配以早餐占 25%~30%、中餐占 40%、晚餐占 30%~35% 为宜。

膳食调查不仅要得到准确的数据和资料，而且要查找出食物在选购搭配、储存、加工烹调等过程中的问题，发现不良的膳食习惯等，针对存在的问题提出改进措施。

第二节　体格测量与评价

体格的大小和生长速度是营养状况的灵敏指标。体格测量的数据是评价人体营养状况的重要依据，特别是学龄前儿童的体格测量结果，常用于评价一个地区人群的营养状况。人体测量的指标有体重、身高、皮褶厚度、坐高、上臂围、小腿围、头围、胸围等，其中体重、身高、皮褶厚度是 WHO 规定的必测项目。

一、身　高

身高与遗传有密切关系，一定程度上受营养状况的影响，是评价个体及群体营养状况的必测指标。

（一）测量方法

被测量者赤脚，"立正"姿势站在身高计的底板上，上肢自然下垂，足跟并拢，足尖分开约呈 60°，脚跟、骶骨部及两肩胛骨（三点）紧靠身高计的立柱。测量者站在被测量人一侧，移动身高计的水平板至被测量人的头顶，使其松紧度适当，即可测量出身高。测试人员读数时双眼应与压板水平面（两点）等高进行读数。

（二）年龄别身高

长期慢性营养不良可导致儿童生长发育迟缓，表现为身高较相同年龄儿童年矮小，即年龄别身高指标，该指标可反映儿童较长期的营养状况。

二、体　重

体重是反映和衡量一个人健康状况的重要标志之一，可以反映一定时间内营养状况的变化，过胖和过瘦都不利于健康。

（一）标准体重（理想体重）

应用于成年人，一般以此来衡量实际测量的体重是否在适宜范围，常用计算公式如下：

$$理想体重（kg）= 身高（cm）-105（Broca 改良公式）$$

测量方法：被测量者赤足，男性受试者身着短裤，女性受试者身着短裤、短袖衫，站在秤台中央。测试人员读数以 kg 为单位，精确到小数点后两位。记录员复诵后将读数记录。测试误差不超过 0.1kg。

评价标准:实际体重在理想体重 ±10% 内为正常范围,±10%~20% 为超重或瘦弱,20% 以上为肥胖或极瘦。

 课堂练习

根据导入情景中的小傅同学的身高,计算其理想体重,并评价营养状况。

(二) 身高别体重

身高别体重是判断相同身高体重情况的指标,常应用于儿童,如果达不到相同身高儿童应有的体重标准,表示为消瘦。这一指标主要反映当前营养状况,对区别急性营养不良和慢性营养不良有意义。

儿童测量值与标准值比较时的评价方法有:

1. 离差法　按待评对象数值与参考数值(均值 $\overline{X}$)相差几个标准差(S)进行评价,可分为 5 个等级:如待评对象体重在 $\overline{X}±1S$ 以内时为正常,在 $\overline{X}+1S$ 为稍重,在 $\overline{X}+2S$ 为过重;在 $\overline{X}-1S$ 为稍轻,在 $\overline{X}-2S$ 为过轻。

2. 百分位数法　P_{50} 相当于均值,待评对象数值在 P_5 以下,或 P_{97} 以上,通常可以认为不正常。

3. Gomez 分类法　国际上对儿童体重、身高评价的方法,即按相当于参考值的百分比(%)来评价(表 2-1)。

表 2-1　Gomez 分类法的评价参考值

营养状况	相当于参考值的百分比(%)	
	体重	身高
营养正常	90~100	95~100
Ⅰ度营养不良	75~89	90~94
Ⅱ度营养不良	60~74	85~89
Ⅲ度营养不良	<60	<85

(三) 体质指数

体质指数(body mass index,BMI)是目前评价机体营养状况及肥胖度最常用的指标。计算公式如下:

$$BMI = 体重(kg)/[身高(m)]^2$$

中国、亚洲和 WHO 成人 BMI 的划分标准见表 2-2。

表 2-2　成人体质指数(BMI)的划分标准

分类	中国	亚洲	WHO
消瘦	<18.5	<18.5	<18.5
正常	18.5~	18.5~	18.5~
超重	24~	23~	25~
肥胖	28~	25~	30~

课堂练习

根据导入情景中小傅同学的身高与体重,计算其体质指数,并评价营养状况。

三、皮褶厚度

笔记

皮褶厚度主要指皮下脂肪的厚度。WHO 推荐选用三个测量点:肩胛下部,即左肩胛下方 2cm 处;三头肌部,即左上臂背侧中点上约 2cm 处;脐旁,即脐左侧 1cm 处。在被测部位用左手拇指和示指将皮肤连同皮下脂肪轻轻捏起,再用皮脂计测拇指下方约1cm左右的皮褶厚度,在2秒钟内读数,读数记录至0.5mm。皮脂计压力要求10g/mm²,测量时不要用力加压,同时应注意皮脂计与被测部位保持垂直,每个部位测量三次,取其平均值。

三头肌皮褶厚度(triceps skinfold thickness,TSF)评价标准:**男性**正常值为**8.3cm**,**女性**为**15.3cm**。测量值为正常值的90%以上者为正常,80%~90%为轻度营养不良,60%~80%为中度营养不良,60%以下者为重度营养不良。

肩胛下皮褶厚度(subscapular skinfold thickness,SSF)评价标准:临床上以三头肌皮褶厚度与肩胛下皮褶厚度之和来判断营养状况。男性在10~40mm、女性在20~50mm为正常,男性>40mm、女性>50mm为肥胖,男性<10mm、女性<20mm为消瘦。

皮褶厚度测量的测量方法见本教材实践指导实训一体格测量与评价。

四、上臂围与上臂肌围

(一)上臂围

上臂围(mid-arm circumference,MAC)是指上臂外侧肩峰至鹰嘴突连线中点的臂围长。测量时要求被测者左臂自然下垂,用软尺测量上臂外侧肩峰至鹰嘴突连线的中点的围长。我国**男性**平均为**27.5cm**,**女性**为**25.8cm**。测量值为正常值的90%以上者为正常,80%~90%为轻度营养不良,60%~80%为中度营养不良,60%以下者为重度营养不良。1~5岁儿童参考值:上臂围>13.5cm为营养良好,12.5cm~13.5cm为营养中等,<12.5cm为营养不良。

(二)上臂肌围

上臂肌围(mid-arm muscle circumference,MAMC)是反映人体肌肉蛋白营养状况的指标,它是根据上臂围及三头肌皮脂厚度推算出来的。该指标能够间接反映体内蛋白质的储存水平,并与血清白蛋白含量有密切关系,可作为病人营养状况好转或恶化的指标。当血清白蛋白<28g/L时,87%的病人出现上臂肌围减少。计算公式为:

$$上臂肌围(cm)=上臂围(cm)-3.14×三头肌皮褶厚度(cm)$$

我国正常值男性25.3cm,女性23.2cm。测量值为正常值的90%以上者为正常,80%~90%为轻度营养不良,60%~80%为中度营养不良,60%以下者为重度营养不良。1~5岁儿童参考值:上臂围>13.5cm为营养良好,12.5~13.5cm为营养中等,<12.5cm为营养不良。

第三节　临床体征检查

临床检查包括询问病史、主诉症状及寻找与营养状况改变有关的体征。检查时要注意头发、面色、眼、唇、舌、齿、龈、皮肤、指甲和心血管、消化、神经系统等。临床检查的项目、症状、体征及相应缺乏的营养素见表2-3。

表2-3　营养缺乏的症状、体征

部位	症状、体征	缺乏的营养素
全身	消瘦或水肿、发育不良	能量、蛋白质、维生素、锌
	贫血	蛋白质、铁、叶酸、维生素 B_{12}、维生素 B_6、维生素 B_2、维生素 C
皮肤	干燥、毛囊角化	维生素 A
	毛囊四周出血点	维生素 C
	癞皮病皮炎	烟酸
	阴囊炎、脂溢性皮炎	维生素 B_2

笔记

续表

部位	症状、体征	缺乏的营养素
头发	稀少、失去光泽	蛋白质、维生素 A
眼睛	毕脱斑、角膜干燥、夜盲	维生素 A
口唇	口角炎、唇炎	维生素 B₂
口腔	齿龈炎、齿龈出血、齿龈松肿	维生素 C
	舌炎、舌猩红、舌肉红	维生素 B₂、烟酸
	地图舌	维生素 B₂、烟酸、锌
指甲	舟状甲	铁
骨骼	鸡胸、串珠肋、方颅、O 形腿、X 形腿、骨软化症、骨膜下出血	维生素 C、维生素 D
神经	肌无力、四肢末端蚁行感、下肢肌肉疼痛	维生素 B₁
循环系统	水肿	维生素 B₁、蛋白质
	右心肥大	维生素 B₁
其他	甲状腺肿	碘

引自：林杰．营养与膳食．第 2 版．北京：人民卫生出版社，2011

第四节　生化免疫检验与评价

生化免疫检验结果可提供客观的营养评价依据，用以确定营养素的缺乏或过量的种类和程度，反映组织蛋白储备的情况等，对早期发现营养素的缺乏具有重要意义。

一、生化检验指标

营养生化指标检测是借助于生化、生理实验手段，发现临床营养不足、营养贮备低下或营养过剩，以掌握营养失调的早期变化，以便采取必要的预防措施。膳食调查只能了解营养素的膳食供给量，但机体实际营养状况受烹调方法、消化、吸收和代谢等多种因素的影响，充足或缺乏尚未得知，所以人体营养水平生化检查对于营养失调的早期发现和及时防治具有重要的意义。检测样品主要有血、尿、亦用毛发、指甲等其他样品。我国常用的人体营养水平鉴定生化检验参考指标及临界值见表 2-4。由于这些指标常受民族、体质、环境因素等多方面的影响，因此是相对的。

表 2-4　人体营养水平鉴定生化检验参考指标及临界值

检验项目	生化指标及参考值	
	1. 血清总蛋白	60~80g/L
	2. 血清白蛋白（ALB）	30~50g/L
	3. 血清球蛋白	20~30g/L
	4. 白/球（A/G）	(1.5~2.5)：1
蛋白质	5. 空腹血中氨基酸总量/必需氨基酸量	>2
	6. 血液比重	>1.015
	7. 尿羟脯氨酸系数	>2.0~2.5mmol/L 尿肌酐系数
	8. 游离氨基酸	40~60mg/L（血浆），65~90mg/L（红细胞）
	9. 每日必然损失氮（ONL）	男 58mg/kg，女 55mg/kg

检验项目		生化指标及参考值	
血脂	1. 总脂	4.5~7.0g/L	
	2. 三酰甘油	<1.70mmol/L	
	3. α- 脂蛋白	30%~40%	
	4. β- 脂蛋白	60%~70%	
	5. 胆固醇(其中胆固醇酯)	<5.18mmol/L(70%~75%)	
	6. 游离脂肪酸	0.2~0.6mmol/L	
	7. 血酮	<20mg/L	
钙、磷、维生素 D	1. 血清钙(其中游离钙)	90~110mg/L(45~55mg/L)	
	2. 血清无机磷	儿童 40~60mg/L,成人 30~50mg/L	
	3. 血清钙磷乘积	>30~40	
	4. 血清碱性磷酸酶	儿童 5~15 菩氏单位,成人 1.5~4.0 菩氏单位	
	5. 血浆 25-(OH)-D₃	36~150nmol/L	
	1,25(OH)₂-D₃	62~156pmol/L	
铁	1. 全血血红蛋白浓度	成人男 >130g/L, 女、儿童 >120g/L,6 岁以下小儿及孕妇 >110g/L	
	2. 血清运铁蛋白饱和度	成人 >16%,儿童 >7%~10%	
	3. 血清铁蛋白	>10~12mg/L	
	4. 血细胞比容(HCT 或 PCV)	男 40%~50%,女 37%~48%	
	5. 红细胞游离原卟啉	<70mg/L RBC	
	6. 血清铁	500~1840μg/L	
	7. 平均红细胞体积(MCV)	80~90μm³	
	8. 平均红细胞血红蛋白量(MCH)	26~32μg	
	9. 平均红细胞血红蛋白浓度(MCHC)	32%~36%	
锌	1. 发锌	125~250μg/ml(临界缺乏 <110μg/ml,绝对缺乏 <70mg/ml)	
	2. 血浆锌	800~1100μg/L	
	3. 红细胞锌	12~14mg/L	
	4. 血清碱性磷酸酶活性	成人 1.5~4.0 菩氏单位,儿童 5~15 菩氏单位	
维生素 A	1. 血清视黄醇	儿童 >300μg/L,成人 >400μg/L	
	2. 血清 β- 胡萝卜素	>800μg/L	

检验项目				
维生素 B₁	24 小时尿 >100μg	4 小时负荷尿 >200μg(5mg 负荷)	任意一次尿 / g 肌酐 >66μg	红细胞转羟乙醛酶活力 TPP 效应 <16%
维生素 B₂	>120μg	>800μg(5mg 负荷)	>80μg	红细胞内谷胱甘肽还原酶活力系数≤1.2
烟酸	>1.5mg	3.5~3.9mg(5mg 负荷)	>1.6mg	—
维生素 C	>10mg	5~13mg(500mg 负荷)	男 >9mg 女 >15mg	3mg/L 血浆
叶酸	—	—	—	3~16μg/L 血浆 130~628μg/L RBC
其他	尿糖(-);尿蛋白(-);尿肌酐 0.7~1.5g/24h 尿;尿肌酐系数:男 23mg/(kg·bw),女 17mg/(kg·bw);全血内酮酸 4~12.3mg/L			

引自:陈炳卿.营养与食品卫生学.第 4 版.北京:人民卫生出版社,2001

二、免疫功能指标

细胞免疫功能在人体抗感染中起重要作用,蛋白质-能量营养不良常伴有细胞免疫功能损害,继而增加病人术后的感染率和死亡率。临床上用于评价组织蛋白储备的指标,可间接评定机体营养状况。细胞免疫功能检测常采用:①总淋巴细胞计数(total lymphocyte count,TLC)是评定细胞免疫功能的简易方法。但有些原发性疾病,如心功能衰竭、尿毒症及使用免疫抑制剂、肾上腺皮质激素等,均可使 TLC 降低,且 TLC 与疾病的预后相关性较差,因此,临床上应结合其他指标作参考评价;②皮肤迟发型超敏反应(skim delayed hypersensitivity,SDH)是评价细胞免疫功能的重要指标。在前臂表面不同部位皮内注射 0.1ml 抗原(一般一次用 2 种抗原),24~48 小时后测量接种处硬结的直径。直径大于 5mm 为正常,直径小于 5mm 时,表示细胞免疫功能不良,至少有重度蛋白质营养不良。

三、氮　平　衡

氮平衡是评价蛋白质营养状况的常用指标,可反映摄入蛋白质能否满足体内需要,有助于判断体内蛋白质合成与分解代谢程度。氮平衡(g/d)=24 小时摄入氮量 –24 小时排出氮量。一般认为,成人每日经肾脏排出非尿素氮 2g,粪氮丢失约 1g,皮肤排出氮约 0.5g,合计 3.5g。故上式可写成:24 小时摄入氮量 – [24 小时尿素氮(g/d)+3.5(g/d)]。

创伤和某些严重疾病发生时,尿中尿素氮和非尿素氮的排出量明显改变。此时先测尿总氮排出量,再计算氮平衡。

第五节　综合营养评定

利用单一指标评定人体营养状况有很强的局限性,且误差大。为提高营养评价的灵敏性和特异性,需采用综合营养评定方法。

一、微型营养评定

微型营养评定(mini nutritional assessment,MNA)是评价老年人营养状况的简单快速的方法,评价包括 4 部分、18 项内容,即人体测量(身高、体重及体重下降)、整体评定(生活类型、医疗及疾病状况)、膳食问卷(食欲、食物用量、餐次、营养素摄入量、有否摄入障碍等)及主观评定(对健康及营养状况的自我检测等),依据上述各项评分标准计分并相加做出评定。MNA 评价项目见表 2-5。

表 2-5　MNA 评价表

项目	项目
1. 体质指数(kg/m²) 0=BMI<19 1=BMI 19~21 2=BMI 21~23 3=BMI≥23	0=CC<31 1=CC<31 4. 近 3 个月来体重减少 0= 体重减少 >3kg 1= 不详
2. 上臂肌围(cm) 0.0=MAMC<21 0.5=MAMC21~22 1.0=MAMC>22	2= 体重减少 1~3kg 3= 体重无减少 5. 生活自理 0= 否
3. 小腿周径(cm)	1= 是

项目	项目
6. 每天服用 3 种以上处方药 　0= 是 　1= 否 7. 近 3 个月来心理疾患或急性疾病 　0= 是 　1= 否 8. 活动能力 　0= 卧床或坐椅子 　1= 能离床或离椅子但不能出门 　2= 能出门 9. 神经心理问题 　0= 严重痴呆或抑郁 　1= 轻度痴呆 　2= 无心理问题 10. 皮肤溃疡 　0= 是　　1= 否 11. 每天几餐 　0=1 餐　　1=2 餐 　2=3 餐 12. 蛋白质摄入的标准 　是否每天至少一次摄入牛奶、奶酪或酸奶 　是否每周两次或以上摄入豆类或蛋类食品 　是否每天摄入肉、鱼或禽类 　0.0=0~1 个是	0.5=2 个是 　1.0=3 个是 13. 每天 2 次或以上食用蔬菜或水果 　0= 是　　1= 否 14. 近 3 个月来是否因厌食、消化、咀嚼或吞咽困难致摄入减少 　0= 严重食欲减退 　1= 中度食欲减退 　2= 轻度食欲减退 15. 每天饮水量(杯) 　0.0= 少于 3 杯　0.5=3~5 杯　1.0= 大于 5 杯 16. 进食情况 　0= 进食需要别人帮助 　1= 进食需要帮助但较困难 　2= 进食无困难 17. 是否自认为有营养不良 　0= 重度营养不良 　1= 中度营养不良或不知道 　2= 轻度营养不良 18. 与同龄人相比较自身的营养状况 　0.0= 不很好　　0.5= 不知道 　1.0= 一样好　　2.0= 更好 总分(满分 30 分)＿＿＿＿＿＿

引自:吴国豪,实用临床营养学.上海:复旦大学出版社,2006

二、主观全面评定

主观全面评定(subjective global assessment,SGA)是一种以详细的病史与临床检查为基础,省略体格测量和生化检查的综合营养评价方法。在重度营养不良时,SGA 与人体组成评定方法有较好的相关性。主要内容及评定标准见表 2-6。

表 2-6　SGA 的主要内容及评定标准

指标	A 级	B 级	C 级
近期(2 周)体重改变	无 / 升高	减少 <5%	减少 >5%
饮食改变	无	减少	不进食 / 低热量流物
胃肠道症状(持续 2 周)	无 / 食欲不减	轻微恶心、呕吐	严重恶心、呕吐
活动能力改变	无 / 减退	能下床走动	卧床
应激反应	无 / 低度	中度	高度
肌肉消耗	无	轻度	重度
三头肌皮脂厚度	正常	轻度减少	重度减少
踝部水肿	无	轻度	重度

上述 8 项中,至少 5 项属于 C 级或 B 级者,可分别被定为重度或中度营养不良

引自:顾景范,杜寿玢,郭长江.现代临床营养学.第 2 版.北京:科学出版社,2009

三、营养评定指数

营养评定指数（nutritional assessment index，NAI）是对食管癌病人进行营养状况评定的综合评定指标。计算公式如下：

$$NAI=2.64×MAMC+0.60×PA+3.76×RBP+0.017×PPD-53.80$$

上式中 MAMC 为上臂肌围（cm）、PA 为前白蛋白（mg%）、RBP 为视黄醇结合蛋白（mg/L）、PPD 为纯化蛋白衍生物进行延迟超敏皮肤试验（硬结直径 >5mm 者，PPD=2；<5mm 者，PPD=1；无反应者，PPD=0）。

评价标准：NAI≥60 为预后良好，NAI <40 为并发症与死亡率高，NAI 在 60~40 为中等。

 知识拓展

视黄醇结合蛋白（RBP）与
前白蛋白（PA）

视黄醇结合蛋白（retinol-binding protein，RBP）是肝脏分泌的一种低分子量蛋白，其主要功能是运载维生素 A 和前白蛋白。RBP 的半衰期仅为 10~12 小时，因此，能及时反映内脏蛋白质的急剧变化，是一项诊断早期营养不良的敏感指标。RBP 在肝脏、肾脏疾病的早期诊断和疗效观察中有重要临床意义。目前，因检查方法复杂、费用高，临床应用未广泛开展。

前白蛋白（prealbumin，PA）又称甲状腺素结合前白蛋白，由肝细胞合成，参与机体维生素 A 和甲状腺素的运转及调节，具有免疫增强活性和潜在的抗肿瘤效应。其半衰期很短，仅为 1.9 天。PA 除了作为一种灵敏的营养蛋白质指标，在急性炎症、恶性肿瘤、肝硬化或肾炎时其血浓度下降。

四、营养危险指数

营养危险指数（nutritional risk index，NRI）是通过外科病人术前 3 种营养评定参数的结果来计算术后的营养危险指数。计算公式如下：

$$NRI=10.7×ALB+0.0039×TLC+0.11×Zn-0.044×Age$$

上式中，ALB 表示血清白蛋白，TLC 表示淋巴细胞计数，Zn 表示血清锌水平，Age 表示年龄。

评定标准：NRI>60，表示危险性低；NRI≤55，表示存在高危险性。

五、预后营养指数

预后营养指数（prognostic nutritional index，PNI）是评价病人术前和预期术后并发症的发生率与死亡率的综合指标。计算公式如下：

$$PNI(\%)=158-16.6×ALB(g\%)-0.78×TSF(mm)-0.20×TFN(mg\%)-5.80×DHT$$

上式中，ALB 表示血清白蛋白，TSF 表示三头肌皮褶厚度（mm），TFN 表示血清转铁蛋白，DHT 表示迟发性超敏皮肤反应试验（硬结直径 >5 mm 者，DHT=2；硬结直径 <5mm 者，DHT=1；无反应者，DHT=0）。

评价标准：PNI<30%，表示发生术后并发症及死亡的可能性均很低；30%≤PNI<40%，表示存在轻度手术危险；40%≤PNI<50%，表示存在中度手术危险；PNI≥50%，表示发生术后并发症及死亡的可能性均较高。

六、住院病人预后指数

住院病人预后指数(hospital prognostic index,HPI)对死亡率的预测可高达71%,灵敏度达74%,特异度达66%,目前临床尚未普遍应用。计算公式如下:

$$HPI=0.92×ALB(g/L)-1.00×DHT-1.44×SEP+0.98×DX-1.09$$

上式中,DHT为延误超敏皮肤试验(有1种或多种阳性反应取1,所有均阳性时取2);SEP为败血症(有取1,无取2);DX为癌症诊断(有取1,无取2)。

HPI的评价标准:HPI=-2,仅有10%的生存几率;HPI=0,有50%的生存几率;HPI=+1,有75%的生存几率。

(林 杰)

思考与练习

一、A1型题

1. 用询问法进行膳食调查适合于
   A. 3岁儿童　　B. 5岁儿童　　C. 60岁病人　　D. 80岁老人　　E. 老人

2. 食物频率法的问卷内容包括
   A. 食物名单和食物频率　　　　B. 食物数量和食物频率
   C. 食物重量和食物频率　　　　D. 食物结构和食物频率
   E. 食物名单和食物数量

3. 食物频率指在一定时期内所食某种食物的
   A. 次数　　B. 数量　　C. 体积　　D. 容量　　E. 重量

4. 三个人吃2个早餐、3个中餐、3个晚餐,共折合几个人日数
   A. 8.7　　B. 3　　C. 8　　D. 2.7　　E. 5.2

5. 我国BMI为25的成年男子,属于
   A. 正常　　B. 超重　　C. 消瘦　　D. 肥胖　　E. 理想体重

二、A2型题

1. 李先生,50岁,身高175cm,体重78kg,临床诊断为原发性高血压。该病人的理想体重(Broca改良公式计算)应该为
   A. 70kg　　B. 65kg　　C. 60kg　　D. 75kg　　E. 80kg

2. 对某高校大二学生进行膳食调查,其能量的摄入量为供给量标准的95%,该大学生能量的摄入属于
   A. 不足　　B. 缺少　　C. 正常　　D. 过量　　E. 饱和

3. 王同学,女,20岁,到校医院接受体格测量,依据WHO规定的必测项目是
   A. 体重、腰围、皮褶厚度　　　　B. 腰围、身高、皮褶厚度
   C. 体重、身高、皮褶厚度　　　　D. 体重、腰围、身高
   E. 体重、腰围、上臂围

4. 刘大爷,68岁,患2型糖尿病,BMI为29,该病人的体型属于
   A. 肥胖　　B. 超重　　C. 正常　　D. 消瘦　　E. 严重消瘦

5. 李女士,30岁,身高165cm,体重60kg,近1个月,体重突然减少10kg,其BMI下降了
   A. 3.6　　B. 4.6　　C. 22　　D. 18.38　　E. 6.2

6. 王同学,男,19岁,护士为他进行体格测量,其测量部位是上臂自然下垂中点处的周长,该测量指标为

A. 上臂肌围　　B. 上臂下围　　C. 上臂中围　　D. 上臂围　　E. 臂围

7. 刘大爷,80岁,慢性支气管炎入院,用MNA方法评价刘大爷营养状况,除了人体测量、整体评定、膳食问卷外,还需要的评定是

　　A. 营养师评定　　　　　　　　B. 护理评定　　　　　　　　C. 医生评定

　　D. 主观评定　　　　　　　　E. 客观评定

8. 王奶奶,76岁,胃癌入院,依据SGA八项主要检查内容进行评定,至少5项属于C级,王奶奶属于

　　A. 轻度营养不良　　　　　　　B. 中度营养不良

　　C. 一级营养不良　　　　　　　D. 二级营养不良

　　E. 重度营养不良

9. 李女士,47岁,乳腺癌术前测定NRI为50,预测该病人术后营养危险性为

　　A. 较小　　　B. 小　　　C. 无　　　D. 低　　　E. 高

10. 李女士,57岁,肝癌入院,测定PNI≥50%,表示发生术后并发症及死亡的可能性

　　A. 均较高　　B. 一高一低　　C. 一低一高　　D. 均较低　　E. 无

11. 小明,男,15岁,护士为他测定皮褶厚度,测定前,先将皮脂厚度计至"0"位,然后将皮脂厚度计压力调节到国际规定的范围是

　　A. $5g/mm^2$　　B. $10g/mm^2$　　C. $25g/mm^2$　　D. $30g/mm^2$　　E. $15g/mm^2$

12. 小高,男,20岁,TSF为8.5cm,小高的营养状况为

　　A. 正常　　　　　　　　　　B. 轻度营养不良

　　C. 中度营养不良　　　　　　　D. 重度营养不良

　　E. 偏低

13. 小亮,男,23岁,MAC为28cm,其营养状况为

　　A. 正常　　　　　　　　　　B. 轻度营养不良

　　C. 中度营养不良　　　　　　　D. 重度营养不良

　　E. 偏低

14. 小雨,男,10岁,对他进行营养缺乏病的检查,从体格检查、有关生理功能检查,还需要从哪个方面进行检查

　　A. 免疫学　　B. 氮平衡　　C. 皮肤　　D. 临床体征　　E. 神经

15. 小敏,女,19岁,SDH检测结果为直径大于5mm,她的细胞免疫功能属于

　　A. 不良　　B. 轻度不良　　C. 中度不良　　D. 重度不良　　E. 正常

三、A3/A4型题

(1~2题共用题干)

王先生,58岁,身高165cm,体重83kg,喜吃肥肉、饮酒,较少时间运动。

1. 王先生的体质指数是

　　A. 25.5　　B. 30.5　　C. 28.5　　D. 24.5　　E. 23.5

2. 王先生的体型是

　　A. 超重　　B. 肥胖　　C. 正常　　D. 消瘦　　E. 极度消瘦

(3~5题共用题干)

对社区居民进行膳食调查时常用的方法有称重法、询问法、查账法、食物频率法、化学分析法等。

3. 询问法通常包括

　　A. 膳食回顾法和膳食史法

　　B. 24小时调查法和膳食史法

笔记

　　C. 24 小时膳食回顾法和膳食调查法

　　D. 膳食回顾法和调查法

　　E. 回顾法和膳食史法

4. 称重法优点在于

　　A. 食物摄入量数据可靠　　　　B. 方法简单易行　　　　C. 方法复杂

　　D. 食物摄入量数据来源直接　　E. 食物摄入量数据多

5. 膳食调查的时间要求是

　　A. 每年至少在冬春、夏秋季节进行两次,每次不少于 3 天

　　B. 每年至少进行一次,每次不少于 3 天

　　C. 每年至少在冬春、夏秋季节进行两次,每次不少于 7 天

　　D. 每年至少进行一次,每次不少于 7 天

　　E. 每年至少进行两次,每次不少于 3 天

第三章 膳食结构与平衡膳食

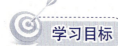

学习目标

1. 掌握我国居民膳食指南和平衡膳食宝塔及其应用。
2. 熟悉平衡膳食的概念与基本要求。
3. 了解各类食物的营养特点。
4. 能对各类健康人群平衡膳食进行正确的营养指导。
5. 具有指导健康人群平衡膳食的基本能力。

　　人体所需要的能量和营养素主要是从食物中获得。自然界的食物种类繁多,各具特色,其营养价值各不相同。膳食中营养不足或过量都可造成各种健康问题。因此,要具有科学的饮食结构,良好的饮食习惯,从而达到平衡膳食、合理营养、促进健康、预防疾病的目的。

第一节　常用食物的营养价值

　　食物根据其来源可分为植物性食物和动物性食物两大类。前者包括谷类、豆类、蔬菜、水果、坚果等,后者包括肉类、蛋类、乳类等。各类食物的营养价值各不相同。了解每类食物的营养素含量和营养特点,对于指导健康人群的平衡膳食具有十分重要的意义。

一、谷类营养价值

　　谷类主要包括大米、小麦、玉米、小米、荞麦、高粱等。谷类食物在我国居民膳食中占重要地位。居民膳食中有 50%~70% 的能量、58% 的蛋白质、大部分矿物质和 B 族维生素来源于谷类食物。

(一) 谷类食物营养特点

　　1. 碳水化合物　谷类食物**碳水化合物**含量丰富,多数含量在 **70% 以上**。存在的主要形式为**淀粉**,此外,谷类还含有较多的膳食纤维。

　　2. 蛋白质　谷类**蛋白质含量**一般为 8%~10%。谷类蛋白质氨基酸组成中**赖氨酸**含量相对**较低**,因此,谷类蛋白质生物学价值低于动物性食物蛋白质。谷类蛋白质的生物学价值:大米 77、小麦 67、玉米 60、小米 57、高粱 56。

　　3. 脂肪　谷类脂肪含量低,大多数品种低于 2%。但谷类脂肪中**不饱和脂肪酸含量较高**,质量较好。从玉米和小麦胚芽中提取的胚芽油,80% 为不饱和脂肪酸,其中亚油酸为 60%,具有降低血清胆固醇,防治动脉粥样硬化的作用。

　　4. 矿物质　谷类含矿物质约 1.5%~3%,主要是**钙和磷**,并多以植酸盐的形式存在,消化吸收率低。

　　5. 维生素　谷类中的维生素主要以 **B 族维生素**为主,其中维生素 B_1 和烟酸含量较多。黄色玉米和小米中还含有较多的类胡萝卜素,小麦胚粉中含有丰富的维生素 E。

笔记

（二）谷类的合理利用

1. 合理加工　谷类加工有利于食用和消化吸收,但由于营养素除碳水化合物外主要存在于谷粒表层和谷胚中,因此**加工精度越高营养素损失就越多**,影响最大的是维生素和矿物质。为了保持良好地感官性状和有利于消化吸收,同时又要最大限度地保留各种营养素就要进行合理加工。

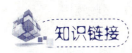

知识链接

谷粒结构及其营养素分布

各种谷类种子外观形态大小不一,颜色各异,其基本结构相似,都是由谷皮、糊粉、胚乳、胚芽四个主要部分组成。

1. 谷皮　谷粒的外壳,主要由纤维素、半纤维素组成,含有较高的脂肪和灰分,占谷粒重量的 13%~15%。谷皮因不能被人体消化,故加工时被去掉。

2. 糊粉　介于谷皮和胚乳之间,占谷粒重量的 6%~7%,含有较多的磷、丰富的 B 族维生素及矿物质,有重要的营养意义。谷物加工过于精细时,该部分容易与谷皮同时脱落混入糠麸中。

3. 胚乳　占谷粒总量的 83%~87%,是谷类最主要部分,含有大量淀粉和一定量蛋白质及少量的矿物质、维生素。

4. 胚芽　位于谷粒的一端,占谷粒重量的 2%~3%,富含脂肪、蛋白质、矿物质、B 族维生素和维生素 E 以及一些酶类。胚芽质地柔软,与胚乳结合松散,加工时易与胚乳分离而丢失。

2. 合理烹调　烹调过程会造成营养素的部分损失,例如大米在淘洗过程中,维生素 B_1 可损失 30%~60%,维生素 B_2 和烟酸可损失 20%~25%,矿物质损失 70%。因此,减少淘洗次数、浸泡时间,降低淘洗水温可保留更多的营养素。米面在蒸煮过程中,B 族维生素有不同程度的损失,加碱蒸煮、炸油条等则损失更为严重。

3. 合理搭配　谷类食物蛋白质生物价较低,赖氨酸含量普遍偏低,宜与含赖氨酸多的豆类和动物性食物混合食用,以提高谷类食物蛋白质的营养价值。

二、豆类及豆制品类营养价值

豆类可分为大豆类和杂豆类。**大豆类**按种皮的颜色可分为黄色、青色、黑色、褐色和双色大豆五种。**杂豆类**包括蚕豆、豌豆、绿豆、芸豆等。豆制品是由大豆或绿豆等原料制作的半成品食物,如豆芽、豆浆、豆腐等。豆类及其制品是我国居民膳食中优质蛋白质的重要来源。

（一）豆类的主要营养特点

1. 蛋白质　豆类蛋白质含量较高,一般为 35%~40%。豆制品蛋白质含量差别较大,高者达 18% 左右,低者只有 2%。蛋白质中含有人体需要的全部氨基酸,属于完全蛋白,其中赖氨酸含量较多,与谷类食物混合食用,可较好发挥蛋白质的互补作用。

2. 脂肪　豆类脂肪含量以**大豆**为高,**在 15% 以上**;其他豆类较低,在 1% 左右。大豆中脂肪以不饱和脂肪酸居多,占 85%。其中亚油酸高达 50%,亚麻酸占 2%~10%,还含有较多的磷脂,是高血压、动脉粥样硬化等疾病病人的理想食品。

3. 碳水化合物　大豆中碳水化合物含量为 34% 左右。豆制品依据加工方法和水分含量,碳水化合物普遍较低。大豆类碳水化合物组成比较复杂,多为膳食纤维和可溶性糖,几乎完全不含淀粉或含量极少。**膳食纤维含量较高**,其中有些在大肠细菌的作用下发酵产生过多的气体,可引起肠胀气。其他豆类碳水化合物主要以淀粉形式存在,碳水化合物含量较大豆高很多,还有少量的糖类。

4. 维生素和矿物质 豆类还含有丰富的维生素和矿物质,其中 B 族维生素和钙、钾、磷等的含量较高。干豆类几乎不含维生素 C,但经发芽做成豆芽后,维生素 C 含量明显提高。

大豆中还含有一些抗营养因子,如蛋白酶抑制剂、植酸、植物红细胞凝血素胀气因子等,可影响人体对某些营养素的消化吸收,如植酸会影响钙、铁、锌等矿物质的吸收利用。

(二)豆类及其制品的合理利用

加工方式和烹调方法对豆类食物蛋白质的消化率有明显的影响。整粒大豆的蛋白质消化率为 65%,加工成豆浆可达 85%,豆腐的消化率可提高到 92%~96%。豆类经过加工烹调后消除了抗营养因子,更有利于营养素的吸收利用。

豆制品发酵后蛋白质部分分解,较易消化吸收,某些营养素(如微生物在发酵过程中合成的维生素 B_2)含量有所增加。大豆制成豆芽,除含原有的营养成分外,还含有较多的维生素 C,因此当新鲜蔬菜缺乏时,豆芽是维生素 C 的良好来源。

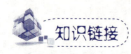

知识链接

豆类膳食纤维的妙用

豆类中含有较多的膳食纤维,特别是豆皮,国外有人将豆皮处理后磨成粉,作为高纤维素添加到烘焙食品中。据报道,食用含纤维的豆类食品可以明显降低血清胆醇,对冠心病、糖尿病及肠癌也有一定的预防及治疗作用。提取的豆类纤维加到缺少纤维的食品中,不仅改善食品的松软性,还有较强的保健作用。

三、蔬菜、水果和菌藻类营养价值

蔬菜水果种类丰富多样,富维生素 C、胡萝卜素、钙、铁等多种维生素和矿物质以及各种植物化学物,对人们身体健康具有重要意义。

(一)蔬菜的营养特点

蔬菜的种类繁多,按其结构及可食部分不同,可分为叶菜类、根茎类、瓜茄类、鲜豆类和菌藻类等。是维生素、矿物质、膳食纤维和植物化学物质的重要来源。新鲜蔬菜的水分含量多,多数蔬菜含蛋白质和脂肪很少,碳水化合物含量因种类不同差异较大,含量较高的为根茎类蔬菜,可达 20%。蔬菜含膳食纤维 1%~3%。

蔬菜含有丰富的钙、磷、钾、镁、钠、铜等矿物质。新鲜叶菜类和根茎类含量较多,尤以绿叶菜含量更为丰富。新鲜蔬菜含丰富的维生素 C、维生素 B、叶酸和胡萝卜素。蔬菜的维生素含量与品种、鲜嫩程度和颜色有关,一般叶部含量比根部高,嫩叶含量比枯叶高,深色菜叶含量比浅色高。

(二)水果的营养特点

水果可分为鲜果、干果。新鲜水果含水分多,蛋白质和脂肪少,水果的营养价值与新鲜蔬菜相似,是人体维生素和矿物质的重要来源。

水果所含碳水化合物较蔬菜多,主要是葡萄糖、果糖、蔗糖,在不成熟的水果内还有淀粉。此外,许多水果还富含纤维素、半纤维素和果胶等。水果也是人体获得矿物质如钙、磷、铁、锌、铜、钾、镁的良好来源。新鲜水果含较多的维生素 C,如鲜枣、橘子中含量特别高,可高达 300~60mg/100g,山楂、柑橘、草莓中含量也比较高。一些黄色和红色水果如芒果、杏、枇杷中含有较多的类胡萝卜素。

水果中含有多种有机酸,以柠檬酸、苹果酸和酒石酸含量较多。有机酸可促进消化酶的分泌,增进食欲,有利于食物的消化吸收;另一方面,使食物保持一定酸度,对维生素C的稳定有保护作用。许多水果都含有各种芳香物质和色素,使水果具有特殊的香味和颜色,赋予水果良好的感官性状。

(三) 菌藻类

菌藻类食物包括食用菌和藻类食物。常见的**食用菌有蘑菇、香菇、木耳、银耳**等。常见**藻类有海带、紫菜、发菜**等。

菌藻类食物富含蛋白质、膳食纤维、碳水化合物、维生素和微量元素。蛋白质含量以发菜、香菇和蘑菇最为丰富,在 20% 以上。蛋白质氨基酸组成比较均衡,必需氨基酸含量占蛋白质总量的 60% 以上。脂肪含量低。碳水化合物含量为 20%~35%,银耳和发菜中的碳水化合物含量较高。胡萝卜素含量差别较大,在紫菜和蘑菇中含量丰富,其他菌藻中较低。维生素 B_1 和维生素 B_2 含量也比较高。菌藻类食物中微量元素含量丰富,尤其是铁、锌和硒等,其含量约是其他食物的数倍甚至十余倍。在海产植物中,如海带、紫菜等中还含有丰富的碘,每 100g 干海带中碘含量可达 36g。

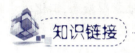

知识链接

蔬菜水果与癌症预防

新鲜蔬菜和水果已被公认为是最佳的防癌食品。世界癌症研究基金会(WCRF)美国癌症研究所(AICR)总结世界各国的研究资料,人类有充分证据表明蔬菜和水果能降低口腔、咽、食管、肺、胃、结肠、直肠等癌症的危险性,且很可能降低喉、胰腺、乳腺、膀胱等癌症的危险性,也可能有降低子宫颈、子宫内膜、肝、前列腺癌的危险性的作用。蔬菜、水果的防癌作用与它们所含的营养成分,如,矿物质、胡萝卜素、维生素C等抗氧化剂、类黄酮类化合物、异硫氰酸盐及有机硫化物等活性成分有关,这些物质使DNA免受损伤,促进其修复,减少突变。另外,蔬菜水果富含膳食纤维,能缩短食物残渣在肠道通过时间,并可与潜在的致癌物、次级胆汁酸、短链脂肪酸结合,促进其排出。

四、畜禽肉类营养价值

畜禽肉包括畜肉和禽肉,前者指猪、牛、羊等的肌肉、内脏及其制品,后者包括鸡、鸭、鹅等的肌肉及其制品。

1. 蛋白质　畜禽肉中的**蛋白质含量**一般为 10%~20%,氨基酸的构成比例接近人体需要,属于优质蛋白质。畜禽肉类蛋白质的含量因动物的种类、年龄、肥瘦程度和部位而异,猪肉的蛋白质含量平均在 13.2% 左右;牛肉高达 20%;羊肉介于猪肉和牛肉之间。在禽肉中,鸡肉和鹌鹑肉的蛋白质含量较高,约 20%;鸭肉约 16%;鹅肉 18%。一般来说,心、肝、肾等内脏器官的蛋白质含量较高,而脂肪含量较低。

2. 脂肪　其含量因动物的品种、年龄、肥瘦程度、部位等不同有较大的差异,在畜肉中,猪肉的脂肪含量最高,羊肉次之,牛肉最低。在禽肉中,鸡肉的脂肪为 9%~14%,鸭肉和鹅肉大约 20% 左右,鹌鹑肉的脂肪低。在动物脂肪中,禽类脂肪所含必需脂肪酸的量高于家畜脂肪,因此,禽类脂肪的营养价值高于畜类脂肪。**畜肉内脏**含有较高的**胆固醇**,脑中含量最高。

3. 维生素　畜禽肉可提供多种维生素,主要有 **B 族维生素**和**维生素 A**。内脏含量高于肌肉,其中肝脏的含量最为丰富,尤其富含维生素 A 和维生素 B_2。维生素 A 的含量以牛肝和羊肝为最高,维生素 B_2 含量则以猪肝为最丰富。在禽肉中还含有较多的维生素 E。

4. 矿物质　畜禽肉类含有多种矿物质,瘦肉中的含量高于肥肉,内脏高于瘦肉。**肝脏**

中铁含量丰富，以猪肝和鸭肝中最为丰富。畜禽肉中的铁主要以**血红素铁**形式存在，消化吸收率很高。在内脏中还含有丰富的锌和硒，牛肾和猪肾的硒含量是其他食品的数十倍。此外，畜禽肉还含有较多的磷、硫、钾、钠、铜等。钙的含量不高，但吸收率很高。

五、鱼虾类营养价值

鱼类按其生活环境可分为海水鱼和淡水鱼。广义的鱼类还包括虾、蟹、贝类等水产品。水产类食物是蛋白质、矿物质和维生素的良好来源。

1. 蛋白质　鱼类蛋白质含量为 15%~22%，平均为 18% 左右。鱼类蛋白质的氨基酸组成较平衡，与人体需要接近，利用率较高，生物价值可达 85%~90%。除蛋白质外，鱼还含较多的其他含氮化合物，是鱼汤的呈味成分。鱼类肌肉纤维细短，间质蛋白少，组织软而细嫩，比畜禽肉更易消化。

2. 脂肪　鱼类脂肪含量约为 1%~10%，呈不均匀分布，主要存在于皮下和脏器周围，肌肉组织中含量较少。不同鱼种含脂肪量有较大差异，如鳕鱼含脂肪低于 1%，而河鳗脂肪含量高达 10.8%。鱼类脂肪中的不饱和脂肪酸占 60% 以上，熔点较低，通常呈液态，消化率达 95% 左右。鱼类的胆固醇含量一般约为 100mg/100g，但鱼子中含量较高。**鱼脑**和**鱼卵**中含丰富的脑磷脂和卵磷脂。

3. 碳水化合物　鱼类的碳水化合物含量较低，约 1.5%。有些鱼不含碳水化合物，如鲳鱼、鲢鱼、银鱼等。碳水化合物的主要形式为糖原。此外，鱼体内还含有黏多糖类。

4. 矿物质　鱼类矿物质的含量为 1%~2%，其中**锌和硒的含量丰富**，此外，钙、钠、氯、钾、镁等含量也较多。**海产鱼类富含碘**。

5. 维生素　鱼肉含有一定数量的**维生素 A 和维生素 D，维生素 B$_1$、维生素 B$_2$、烟酸**等含量也高，而维生素 C 含量则很低。鱼肝油和鱼油是维生素 A 和维生素 D 的重要来源，也是维生素 E 的来源。

六、蛋类营养价值

蛋类包括鸡蛋、鸭蛋、鹅蛋、鹌鹑蛋、鸽蛋等及其加工制成的咸蛋、松花蛋等。蛋类的营养素含量丰富，且质量也很好，是营养价值较高的食物。

1. 蛋白质　各种蛋类的蛋白质含量基本相似，全蛋蛋白质的含量为 **12% 左右**，蛋清的含量略低，蛋黄中较高，加工成咸蛋或松花蛋后，略有提高。蛋白质的氨基酸组成与人体需要最接近，生物价高达 94，优于其他动物蛋白。蛋白质中赖氨酸和蛋氨酸含量较高，与谷类和豆类食物混合食用，可弥补其赖氨酸或蛋氨酸不足。

2. 脂肪　蛋清中含脂肪极少，98% 的脂肪存在于蛋黄中。蛋黄中的脂肪几乎全部以与蛋白质结合的良好乳化形式存在，故**消化吸收率高**。蛋中胆固醇含量极高，主要集中在蛋黄，鹅蛋黄含量最高，每 100g 达 1696mg，其次是鸭蛋黄，鸡蛋黄略低。加工成咸蛋或松花蛋后，胆固醇含量无明显变化。

3. 碳水化合物　蛋中碳水化合物含量较低，为 1%~3%，蛋黄略高于蛋清，加工成咸蛋或松花蛋后有所提高。

4. 矿物质　蛋中的矿物质主要存在于蛋黄部分，蛋清部分含量较低。蛋黄含矿物质为 1%~1.5%，其中钙、磷、铁、锌、硒等含量丰富。蛋中铁含量较高，但由于与蛋黄中的卵黄磷蛋白结合而对铁吸收具有干扰作用，故**蛋黄中铁的生物利用率较低**，仅为 3% 左右。

5. 维生素　蛋中维生素含量十分丰富，且品种较为完全，包括所有的 B 族维生素、维生素 A、维生素 D、维生素 E、维生素 K 和微量的维生素 C。其中绝大部分的维生素都存在于蛋黄中。此外，蛋中的维生素含量受到禽类品种、季节和饲料中维生素含量的影响。

38

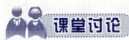

　　畜、禽肉、鱼、蛋是一类营养价值很高的食物,其中每类食物所含的营养成分都有各自的特点,如何合理选择,充分利用?

七、奶类及奶制品类营养价值

　　奶类指动物的乳汁,人们经常食用的是牛奶和羊奶。奶类经浓缩、发酵等工艺可制成奶制品,如奶粉、酸奶、炼乳等。奶类及其制品含有优质的蛋白质、丰富B族维生素以及矿物质等,具有很高的营养价值。

(一) 奶类

　　奶类含有人体需要的所有营养素,除维生素C含量较低外,其他营养素含量都比较丰富。奶类的水分含量为86%~90%。

　　1. 蛋白质　**牛奶**中的蛋白质含量比较恒定,**3.0% 左右**,**羊奶**中的蛋白质含量为1.5%,**人奶**中的蛋白质约1.2%。在牛奶蛋白质中,酪蛋白约占80%,乳清蛋白含15%,此外,还含有少量血清蛋白和免疫球蛋白等。奶类蛋白质为优质蛋白质,生物价为85,容易被人体消化吸收。

　　2. 脂肪　牛奶含脂肪2.8%~4.0%。奶中磷脂含量约为20~50mg/100ml,胆固醇含量为13mg/100ml。随季节、饲料的不同,奶类脂肪的成分略有变化。奶类脂肪是脂溶性维生素的载体,对奶的风味和口感也有重要影响。

　　3. 碳水化合物　奶类碳水化合物主要是**乳糖**,其含量为3.4%~7.4%,人奶含量最高,羊奶居中,牛奶最少。乳糖在人体消化道内经乳酸酶的作用分解成葡萄糖和半乳糖后被人体吸收,有些人体内乳酸酶不足或活性低,食用牛奶后,乳糖不被分解吸收,进入肠道后端被肠道细菌发酵而产酸、产气,出现肠胀气、腹痛和腹泻等症状,称为乳糖不耐症。

　　4. 维生素　牛乳中含有几乎所有种类的维生素,包括**维生素 A、维生素 D**、维生素 E、维生素 K、各种 B 族维生素和微量维生素 C,维生素含量与饲养方式和季节有关。各种乳类维生素含量差异较大。

　　5. 矿物质　奶类**富含钙、磷、钾**等矿物质,钙的含量可达1200mg/L,且易消化吸收,是钙的良好来源。牛奶中的**铁含量很低**,仅含23mg/L,属**贫铁食物**。此外,奶中还含有多种微量元素,如铜、锌、碘等。牛奶的矿物质含量因品种、饲料和泌乳期等因素的不同而有所差异,初乳中含量最高,常乳中略有下降。

(二) 奶制品

　　奶制品主要包括消毒牛奶、酸奶、奶粉、炼乳等。因加工工艺不同,奶制品营养成分有很大差异。

　　1. 消毒牛奶　是将新鲜牛奶经过过滤、消毒、均质化后分装出售的液态奶。常见的品种有全脂奶、半脱脂奶和脱脂奶等。消毒牛奶除维生素 B_1 和维生素 C 略有损失外,营养价值与新鲜牛奶差别不大。

　　2. 酸奶　是在消毒鲜奶中接种乳酸杆菌并使其在控制条件下发酵而制成的。牛奶经乳酸菌发酵后,游离氨基酸和肽增加,脂肪不同程度水解,叶酸含量增加,营养价值更高,更易消化吸收。酸奶中的乳酸杆菌进入肠道可抑制腐败菌的生长繁殖,防止腐败胺类产生,对维护人体的健康有重要作用。酸奶**适合消化功能不良的儿童、老年人和乳糖不耐受者**。

　　3. 奶粉　是鲜奶经消毒、浓缩、脱水干燥制成的。根据食用目的,可制成全脂奶粉、脱脂奶粉和配方奶粉等。全脂奶粉是将鲜奶浓缩除去 70%~80% 水分后,经喷雾干燥或热滚筒法脱水制成。脱脂奶粉是将鲜奶脱去脂肪,再经上述方法制成的奶粉。脱脂奶粉中脂肪含量仅为 1.3%,脱脂过程中使脂溶性维生素损失较多,其他营养成分变化不大。此种奶粉一般供腹泻婴儿及需要低脂膳食的病人食用。配方奶粉是以牛奶为基础,参照人奶组成的模式和特点进行营养素的调整和改善,使其更适合婴儿的生理特点和需要。

4. 炼乳　是一种浓缩奶,可分为淡炼乳和甜炼乳。新鲜奶在低温真空条件下浓缩,除去约 2/3 水分,再经灭菌可制成淡炼乳。因加工过程使维生素遭受一定的破坏,因此,常用维生素加以强化,按适当的比例冲稀后,营养价值与鲜奶相同,适合婴儿和对鲜奶过敏者食用。**甜炼乳**是在鲜奶中加约 15% 的蔗糖后按上述工艺制成。糖含量可达 45% 左右,**不宜供婴儿食用**。

第二节　膳食结构与膳食指南

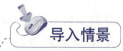

导入情景

《中国居民膳食指南》(2007 年)是中国营养学会根据营养学原理,在 1997 年《中国居民膳食指南》的基础上,结合我国居民膳食消费和营养状况的实际情况制定的。其目的是帮助我国居民合理选择食物,并进行适当的身体活动,以改善人们的营养和健康状况,减少或预防慢性病的发生,提高国民的健康素质。

请思考:

1. 一般人群膳食指南的内容有哪些?

2. 膳食宝塔有哪几层?包括哪些内容?建议的食物种类和数量分别是多少?

一、膳 食 结 构

(一)膳食结构的概念

膳食结构是指居民消费的食物种类及数量的相对构成,又称为膳食模式或食物结构。一个国家或地区居民的膳食结构必须与其食用作物的生产、居民的经济收入、身体素质和饮食习惯相协调。因此膳食结构是衡量一个国家或地区经济发展水平、社会文明程度和膳食质量的主要标志。

(二)膳食结构的类型

根据动物性食物和植物性食物在膳食中所占比重,以及能量、蛋白质、脂肪和碳水化合物的摄入量,可将世界各国人群的膳食结构分为以下**四种类型**:

1. 动植物食物平衡的膳食结构　该膳食结构以日本为代表。特点是**膳食中动物性食物和植物性食物的比例较合适**;能量、蛋白质、脂肪、碳水化合物摄入量基本符合营养要求,膳食结构比较合理。有利于避免营养缺乏病和营养过剩性疾病。

2. 以动物性食物为主的膳食结构　多数欧美发达国家属于此类型。其膳食结构特点是以动物性食物为主,提供高能量、高脂肪、高蛋白、低膳食纤维,即所谓**"三高一低"膳食模式**。这类膳食结构造成肥胖症、高血脂、冠心病、糖尿病等慢性病的发病率升高。

3. 以植物性食物为主的膳食结构　大多数发展中国家属于此类型。该膳食结构**以植物性食物为主,动物性食物为辅**,蛋白质、脂肪摄入不足,能量基本满足需要,这种膳食结构容易导致蛋白质 - 能量营养不良、缺铁性贫血、维生素 A 缺乏症等营养缺乏病。

4. 地中海膳食结构　该膳食结构是居住在地中海的居民所特有的。其特点是膳食能

笔记

量能满足人体需要,**饱和脂肪酸摄入量低**,膳食含大量的复合碳水化合物,**蔬菜、水果的摄入量较高**。心脑血管疾病的发病率很低。

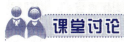
课堂讨论

我国居民目前的膳食结构有何特点？存在哪些问题？

二、平 衡 膳 食

(一) 平衡膳食的概念

平衡膳食又称合理膳食,它是指膳食中所含的**营养素种类齐全、数量充足、比例合适**,并与机体的需要保持平衡。平衡膳食是合理营养的物质基础,是达到合理营养的手段。合理营养是通过合理地选择与搭配食物,采用合理的加工与烹调,合理的膳食制度,以利于各种营养素的消化、吸收和利用,使人体获得的能量和营养素能够满足在不同生理阶段、不同生活环境及不同劳动条件下的需要,不至于出现某些营养素的缺乏或过多,促进人体正常的生长发育,确保各组织器官结构和功能的正常,提高机体的抗病能力,使机体处于良好的健康状态。

(二) 平衡膳食的基本要求

1. 提供数量充足的能量和各种营养素　要求膳食中各种营养素和能量应能保证满足用膳者的要求,应以能达到膳食营养素参考摄入量标准(DRIs)为宜。

2. 保证各种营养素之间比例合适　膳食中的各种营养素之间应保证平衡,以充分发挥各种营养素的功能,保证人体处在良好的健康状态。主要注意以下七方面的平衡:①三大产能营养素供能比例的平衡;②能量与维生素间的平衡;③必需氨基酸的平衡;④饱和脂肪酸、单不饱和脂肪酸、多不饱和脂肪酸的平衡;⑤矿物质之间的平衡;⑥维生素之间的平衡;⑦矿物质与维生素间的平衡。

3. 食物对人体无毒无害,保证安全　食物如果被有害物质或致病微生物污染则会对人体产生危害或引起食物中毒,因此,合理膳食应由符合国家食品卫生标准的安全、无毒、无害的食物构成。

4. 合理的加工烹调　可避免或尽量减少营养素的损失,并使食物保持良好的色、香、味、形等感官性状,促进食欲,提高消化吸收率。

5. 合理的膳食制度和良好的饮食习惯　膳食制度是指把全天的食物定时、定质、定量地分配给食用者的一种制度。制定膳食制度时要考虑用膳者的工作性质、年龄、生理状况以及季节、气候等因素。我国居民的饮食习惯为一日三餐,三餐能量的合理分配是:早餐占25%~30%,午餐占 40%,晚餐占 30%~35%。

三、中国居民膳食指南及平衡膳食宝塔

中国居民膳食指南是根据营养学原理,结合我国居民膳食消费和营养状况的实际情况制定的。它是教育我国居民采用平衡膳食,获取合理营养促进身体健康的指导性意见。第3 版《中国居民膳食指南》(2007 年)包括一般人群膳食指南、特定人群膳食指南和平衡膳食宝塔三部分。

(一) 一般人群膳食指南

《一般人群膳食指南》**适用于 6 岁以上的人群**。根据该人群的生理特点和营养需要,并结合我国居民的膳食结构特点,制定了 **10 条**基本原则,以期达到平衡膳食、合理营养、保证健康的目的。

笔记

1. 食物多样,谷类为主,粗细搭配　各种食物所含的营养成分不完全相同,除母乳对 0~6 个月婴儿外,任何一种天然食物都不能提供人体所需的全部营养素。平衡膳食必须由多种食物组成,才能满足人体各种营养需要,达到合理营养、促进健康的目的。应保持每天适量的谷类食物摄入,一般成年人每天摄入 250~400g 为宜。另外,要注意粗细搭配,经常吃一些粗粮、杂粮和全谷类食物,每天最好能吃 50~100g。稻米、小麦不要研磨得太精。

2. 多吃蔬菜水果和薯类　推荐我国成年人每天吃**蔬菜 300~500g**,最好**深色蔬菜约占一半**,**水果 200~400g**,并注意增加薯类的摄入。

3. 每天吃奶类、大豆或其制品　建议每人每天**饮奶 300g** 或相当量的奶制品,饮奶量较多或有高血脂和超重肥胖倾向者应选择低脂、脱脂奶及其制品。为提高农村居民的蛋白质摄入量及防止城市居民过多消费肉类带来的不利影响,应适当多吃大豆及其制品,建议每人每日摄入 30~50g 大豆或相当量的豆制品。

4. 常吃适量的鱼、禽、蛋和瘦肉　动物性食物与谷类或豆类食物搭配食用,可有效发挥蛋白质的互补作用;但动物性食物一般都含有一定量的饱和脂肪酸和胆固醇,摄入过多可能增加患心血管病的危险性。目前,我国部分城市居民食用动物性食物较多,尤其是食入的猪肉过多,应调整肉食结构,适当多吃鱼、禽肉、减少猪肉摄入。相当一部分城市和多数农村居民平均吃动物性食物的量还不够,应适当增加。推荐成人每日摄入量:**鱼虾类 50~100g,畜禽肉类 50~75g,蛋类 25~50g**。

5. 减少烹调油用量,坚持清淡少盐膳食　应养成吃清淡少盐膳食的习惯,建议每人每天**烹调油**用量**不超过 25g**,**食盐**摄入量**不超过 6g**,包括酱油、酱菜、酱中的食盐量。

 课堂讨论

某家庭主妇,为了坚持家庭定量用油,将全家每天应该使用的烹调油倒入一量具内,炒菜时用油均从该量具内取用。请问该家庭能有效地控制烹调油总量吗? 除此之外,你还能否建议用有限的烹调油烹制出美味佳肴的方法吗?

6. 食不过量,天天运动,保持健康体重　应保持进食量和运动量的平衡,使能量能满足机体需要,又不造成体内能量过剩,使体重维持在适宜范围。

建议成年人每天进行累计相当于**步行 6000 步以上**的身体活动,如果身体条件允许,最好进行 **30 分钟中等强度的运动**。

 课堂讨论

如何测量步行步数? 如何评价运动强度?

7. 三餐分配要合理,零食要适当　合理安排一日三餐的食量,进餐定时定量。**早餐**提供的能量应占全天总能量的 **25%~30%**,**午餐**应占 **40%**,**晚餐**应占 **30%~35%**,可根据职业、劳动强度和生活习惯进行适当调整。要每天吃早餐并保证其营养充足,午餐要吃好,晚餐要适量。不暴饮暴食,不经常在外就餐,尽可能与家人共同进餐,并营造轻松愉快的就餐氛围。零食作为一日三餐之外的营养补充,可以合理选用,来自零食的能量应计入全天能量摄入之中。

8. 每天足量饮水,合理选择饮料　在温和气候条件下生活的轻体力活动的成年人每日最少**饮水 1200ml**(约 6 杯)。在高温或强体力劳动的条件下,应适当增加。饮水最好选择白开水。饮料多种多样,需要合理选择,如乳饮料和纯果汁饮料含有一定的营养素和有益膳

笔记

食成分,适量饮用可以作为膳食的补充。有些饮料添加了一定量的矿物质和维生素,适合热天户外活动和运动后饮用。有些饮料只含糖和香精香料,营养价值不高。多数饮料都含有一定量的糖,大量饮用特别是含糖量高的饮料,会无意间摄入过多能量,造成体内能量过剩。另外,饮后如不及时漱口刷牙,残留在口腔内的糖会在细菌的作用下产生酸性物质,损害牙齿健康。

9. 如饮酒应限量 若饮酒尽可能饮用低度酒,并控制在适当的限量以下,建议**成年男性**一天饮用酒的**乙醇量不超过 25g,成年女性**一天饮用酒的**乙醇量不超过 15g**。孕妇和儿童青少年应忌酒。

10. 吃新鲜卫生的食物 吃新鲜卫生的食物是防止食源性疾病、实现食品安全的根本措施。

(二) 特定人群膳食指南

中国营养学会在一般人群膳食指南 10 条原则的基础上,根据特定人群即孕妇、乳母、婴幼儿、学龄前儿童、儿童青少年和老年人的生理特点和营养需要,特制定了相应的膳食指南。

(三) 中国居民平衡膳食宝塔

中国居民平衡膳食宝塔(图 3-1)是根据《中国居民膳食指南》的核心内容,结合中国居民膳食结构特点提出的理想膳食模式,它按平衡膳食的原则推荐了各类食物的适宜消费量,并以直观的宝塔形式表现出来,便于人们理解和在日常生活中实行。

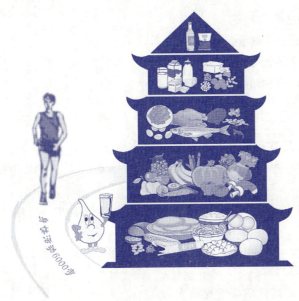

油 25~30 克
盐 6 克

奶类及奶制品 300 克
大豆类及坚果 30~50 克

畜禽肉类 50~75 克
鱼虾类 50~100 克
蛋类 25~50 克

蔬菜类 300~500 克
水果类 200~400 克

谷类薯类及杂豆
250~400 克
水 1200 毫升

图 3-1 中国居民平衡膳食宝塔(2007 年)

膳食宝塔共分五层,包含我们每天应吃的主要食物种类。膳食宝塔各层位置和面积不同,这在一定程度上反映出各类食物在膳食中的地位和应占的比重。膳食宝塔图增加了水和身体活动的图像,强调足量饮水和增加身体活动的重要性。膳食宝塔建议的各类食物摄入量都是指食物可食部分的生重。各类食物的重量不是指某一种具体食物的重量,而是一类食物的总量,因此,在选择具体食物时,实际重量可以在互换表中查询。应用膳食宝塔可把营养与美味结合起来,按照同类互换、多种多样的原则调配一日三餐。同类互换就是以粮换粮、以豆换豆、以肉换肉。多种多样就是选用品种、形态、颜色、口感多样的食物和变换烹调方法。

(欧阳蔚)

思考与练习

一、A1 型题

1. 我国居民膳食中热能和蛋白质的主要来源为
   A. 豆类　　　　B. 畜、禽肉类　　C. 蛋类　　　　D. 谷类　　　　E. 奶类

2. 以下说法中不正确的是
   A. 大豆富含蛋白质
   B. 大豆富含不饱和脂肪酸
   C. 大豆富含磷脂
   D. 大豆含有丰富的维生素和矿物质
   E. 大豆蛋白质是最好的优质蛋白质

3. 和肉类相比较,鱼类中
   A. 脂肪含量较高,且多为饱和脂肪酸
   B. 脂肪含量较低,且多为饱和脂肪酸
   C. 脂肪含量较高,且多为不饱和脂肪酸
   D. 脂肪含量较低,且多为多不饱和脂肪酸
   E. 脂肪含量较高

4. 下列属于营养过剩型的膳食结构是
   A. 以动植物食物为主的平衡膳食结构
   B. 以植物性食物为主的膳食结构
   C. 以动物性食物为主的膳食结构
   D. 地中海膳食结构
   E. 日本的膳食结构

5. 《中国居民膳食指南 2007》建议成年人每天的运动量相当于
   A. 3000 步　　　B. 4000 步　　　C. 5000 步　　　D. 6000 步　　　E. 7000 步

二、A2 型题

1. 为了使儿子健康成长,一位母亲对其提出了合理膳食的要求,其中不科学的是
   A. 少吃油炸的食物　　　　　　　B. 多吃蔬菜和水果
   C. 每天早餐喝一袋牛奶　　　　　D. 多吃精制面粉、大米
   E. 吃清淡少盐的食物

2. 张女士,25 岁,孕 10 周,应建议不要多吃的食物是
   A. 豆类　　　　B. 牛奶　　　　C. 蔬菜、水果　　D. 蛋类　　　　E. 油炸食品

3. 衡量食不过量的最好指标是
   A. 能量的推荐摄入量　　　　　　B. 体重
   C. 糖尿病的发病率　　　　　　　D. 高血脂的发生率
   E. 运动的能量消耗

4. 某女性,28 岁,患缺铁性贫血。膳食中应注意选择含铁丰富且吸收率高的食物尤其是
   A. 猪肝、瘦肉　　　　　　　　　B. 蛋类
   C. 大豆及其制品　　　　　　　　D. 蔬菜、水果
   E. 奶类

5. 膳食中不搭配蔬菜和水果会造成身体缺乏

A. 淀粉和蛋白质　　　　　B. 碳水化合物

C. 蛋白质和脂肪　　　　　D. 脂肪和维生素

E. 维生素和矿物质

6. 某孕妇,30岁,孕38周,因心慌、头晕来医院就诊,医院诊断为缺铁性贫血,以下可以改善其症状的食物是

A. 动物肝脏　　B. 粮谷类　　C. 豆类　　D. 蔬菜　　E. 水果

7. 下列饮食习惯符合平衡膳食基本要求的是

A. 多吃煎、炸食物　　　　B. 食物多样,谷类为主

C. 经常吃麦当劳、肯德基　　D. 不吃青菜和水果

E. 多喝含糖饮料

8. 常食"五谷杂粮"有利于健康,是因为

A. 能治百病

B. 容易消化,吸收

C. 营养丰富,为人体提供全面营养

D. 色香味美

E. 色香味齐全

9. 某高二学生为自己设计了五份早餐,其中营养搭配最合理的是

A. 牛奶、鸡蛋、馒头　　　　B. 饼干、饮料、方便面

C. 肉丝面、水果、蔬菜　　　D. 稀饭、鸡腿、油条

E. 豆浆、油条、鸡蛋

10. 某高校餐厅炊事班的师傅为学生设计了一份午餐食谱:米饭、清炖排骨、麻辣豆腐。教师认为这一食谱营养不够均衡,你认为加上下列哪种食物后这份食谱就会变得更为合理

A. 素炒豆角　　　　B. 牛奶　　　　C. 红焖羊肉

D. 炒鸡蛋　　　　　E. 红烧鱼块

11. 合理膳食要求必须保证每日三餐,早餐、中餐和晚餐摄取的热量比例最好为

A. 3∶4∶3　　　　B. 3∶3∶4　　　　C. 4∶3∶3

D. 2∶4∶4　　　　E. 4∶4∶2

12. 病人,男性,高血压史10年。在健康教育指导时可建议他少选哪类食物

A. 海产品　　B. 蛋类　　C. 乳类　　D. 腌渍食品　　E. 凉拌食品

13. 关于平衡膳食宝塔的说法不正确的是

A. 平衡膳食宝塔共分为六层,包含了人们每天应吃的主要食物种类

B. 宝塔中提出了油脂类和食盐的建议量

C. 宝塔各层位置和面积不同,在一定程度上反映出各类食物在膳食中的地位和应占的比重

D. 宝塔建议的各类食物的摄入量一般指食物的生重

E. 蔬菜和水果居宝塔的第二层

14. 某家长为临近期中考试的孩子设计了一份晚餐食谱:米饭、炒猪肝、清蒸鲫鱼。为了均衡膳食,请问补充下列哪一种食物可以使食谱营养更合理

A. 煎鸡蛋　　B. 稀饭　　C. 五香牛肉　　D. 炒青菜　　E. 牛奶

15. 病人,35岁,慢性胃炎病史6年。对于该病人强化饮食营养教育时,以下食物哪类宜选

A. 糯米类食品　　　　B. 面食　　　　C. 油炸食品

D. 酒类　　　　　　　E. 辛辣调味品

三、A3/A4 型题

(1~3 题共用题干)

患儿,女,1.5 岁,因面色进行性苍白半年入院。一直采用人工喂养,以米糊为主食,1 岁开始吃粥和面食,以菜汤、肉汤佐餐。近半年来发现患儿面色逐渐苍白而来院。

1. 从营养学角度考虑可能缺乏的营养素是
    A. 维生素   B. 铁   C. 蛋白质
    D. 碳水化合物   E. 钙

2. 如果考虑用药治疗,首选
    A. 维生素 C 制剂   B. 维生素 D 制剂
    C. 维生素 K 制剂   D. 脂肪乳
    E. 硫酸亚铁制剂

3. 建议平时喂养多食用的食物是
    A. 粮谷类   B. 豆类   C. 动物肝脏   D. 蔬菜   E. 水果

(4~5 题共用题干)

某女婴,6 个月,生后牛奶喂养,2 个月来每天加鱼肝油 2 滴,平时多汗。有枕秃,按压枕骨有乒乓球感。

4. 考虑该女婴缺乏的微量元素是
    A. 铁   B. 锌   C. 钙   D. 碘   E. 镁

5. 在喂养过程,应建议多进食的食物是
    A. 米糊   B. 蔬菜泥   C. 面条   D. 蛋黄   E. 水果泥

第四章 特定人群营养与膳食

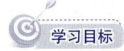

学习目标

1. 掌握孕妇、乳母、婴幼儿、儿童青少年、中老年人的膳食原则与膳食指导要点。
2. 熟悉孕妇、乳母、婴幼儿、儿童青少年、中老年人的营养需求。
3. 了解孕妇、乳母、婴幼儿、儿童青少年、中老年人的主要营养问题。
4. 能对孕妇、乳母、婴幼儿、儿童青少年、中老年人进行正确的膳食指导。
5. 具有尊老爱幼、关爱他人的服务意识。

第一节 孕妇营养与膳食

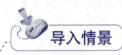

工作情景：

李女士,26 岁,妊娠第 8 周,食欲缺乏、厌油腻、时有恶心、呕吐,前来门诊进行营养咨询。护士对她进行了相关的营养测评并对孕期的膳食作了详细指导。

请思考：

1. 孕妇常用的营养测量项目有哪些? 如何评价孕妇的营养状况?
2. 怎样合理安排孕期的营养与膳食?

十月怀胎是受精卵经过 10 个妊娠月形成约 **3.2kg** 胎儿的过程,一个妊娠月为 4 周,因此,十月怀胎历时 **40** 周(280 天)。一般分为早、中、晚三期,孕期划分见表4-1。

表 4-1 孕期划分

妊娠分期	月份	周数	胎儿生长发育特点
孕早期	1~3	1~12	为胚胎发育初期,体重增长较少
孕中期	4~6	13~28	为胎儿迅速发育的时期,体重迅速增加
孕晚期	7~10	29~40	是胎儿生长最快的阶段,并进行营养贮备

一、主要营养问题

妇女在妊娠过程中,体内可发生一系列的生理改变与代偿性的变化,如适应不良可产生相关的营养问题。

47

（一）妊娠早期体重不增或下降

约有半数孕妇在妊娠 6 周左右会出现食欲减退、恶心、呕吐、挑食、喜酸味、厌油腻等**早孕反应**，孕 12 周以后逐渐消失，但也有少数孕妇恶心持续时间较长，呕吐频繁者可引发水、电解质、酸碱平衡紊乱，以致有的孕妇在妊娠早期体重不增或下降。

（二）贫血

1. 生理性贫血　自孕 6 周开始血容量逐渐增加，**孕 28~32 周时达高峰**，而红细胞增加较晚、较少，造成血液相对稀释，血红蛋白浓度下降，出现**生理性贫血**。

2. 缺铁性贫血　孕妇铁摄入不足可导致**缺铁性贫血**。

3. 巨幼细胞贫血　缺乏叶酸、维生素 B_{12} 则可发生**巨幼细胞贫血**。

（三）钙缺乏症

1. 低钙血症　维生素 D 的缺乏可影响钙的吸收，导致血钙浓度下降致使孕妇发生抽搐。

2. 骨软化症　孕妇膳食中钙摄入不足时，为了满足胎儿生长发育的需要，势必动用母体骨骼中的钙，致使母体破骨过程增强，引起脊椎、骨盆等处骨质软化，造成骨盆变形，重者可引起难产。

（四）营养不良性水肿

孕期蛋白质、维生素 B_1 摄入不足可引起营养不良性水肿，轻者仅出现下肢水肿，重者可出现全身水肿、腹水，体重明显增加。

（五）孕期能量过剩

孕妇进食过多或盲目进食、孕期日常活动和工作量的减少，导致能量摄入与消耗失衡，引发孕妇肥胖及巨大儿的出生。

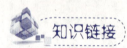 知识链接

孕期营养不良对胎儿的影响

1. 低出生体重儿（出生时体重少于 2500g）。

2. 早产（孕期不足 37 周）发生率增加。

3. 围生期新生儿死亡率增高。

4. 影响胎儿和婴儿的大脑发育以及智力、心理发育水平　孕期营养不良可使婴儿的脑细胞发育不良或数目不足，导致婴儿智力发育迟缓、脑功能异常。胎龄 18 周至出生后 2 足岁是大脑发育的主要阶段，而最关键时期是怀孕后期 3 个月至出生后头 6 个月。

5. 某些营养素缺乏或过多可直接导致胎儿畸形。

6. 影响胎儿骨骼和牙齿的发育　妊娠期间母体的营养状况对后代牙齿是否整齐、坚固有较大影响，妊娠末 2 个月和出生 6 个月的营养供给为关键时期，其中以钙、磷最为重要。

7. 婴儿较早地发生缺铁性贫血、佝偻病等营养缺乏病。

二、营 养 需 要

（一）能量

为满足孕妇基础代谢与活动负荷增加、胎儿生长与母体组织增长及胎儿与母体营养储备所需，自孕中期开始孕妇能量的需要量增加，建议在非孕妇的基础上每日增加 200kcal。可以通过观察孕妇的体重增长情况来判定能量的摄入是否适宜。一般妊娠全程孕妇的体重平均**增重 12kg**，其中**孕早期增重 1~1.5kg，孕中期增重约 4~5kg，孕晚期增重约 5kg**。并可

笔记

根据孕前体重、是否哺乳或双胎来控制孕期增重,不同情况孕期增重推荐值见表4-2。

表4-2　孕期增重推荐值

孕前体重、妊娠、哺乳情况	孕期增重(kg)	孕后20周每周增重(g)
孕前体重 > 标准体重的120%者	7~8	不超过300
孕前体重在标准体重90%~110%,不计划哺乳者	10	350
孕前体重在标准体重90%~110%,计划哺乳者	12	400
孕前体重 < 标准体重的90%或	14~15	500
双胎妊娠者	18	650

(二) 蛋白质

用于构成胎儿和母体组织,蛋白质摄入不足可使胎儿体重下降,细胞减少,各脏器重量降低、功能下降。RNI:**孕早、中、晚**每日**增加值**分别为5g、15g、20g。

(三) 脂类

必需脂肪酸、磷脂可促进脑细胞分裂增殖;饱和脂肪酸为髓鞘化所必需;磷脂、长链多不饱和脂肪酸促进胎儿大脑、视网膜的发育。孕妇膳食脂肪应占总能量的20%~30%,饱和脂肪酸、单不饱和脂肪酸、多不饱和脂肪酸的比例约为1:1:1。

(四) 碳水化合物

胎儿耗用母体葡萄糖较多,母体摄入碳水化合物不足时,将氧化脂肪及蛋白质以供能,容易引起酮体在体内的积聚,酮体对胎儿早期脑发育将产生不良影响。

(五) 矿物质

孕期妇女对矿物质的需要量增加,其主要用途与参考摄入量见表4-3。

> **课堂练习**
>
> 李女士,现怀孕5个月,请计算李女士每天的能量摄入量是多少?

> **课堂练习**
>
> 李女士,现怀孕9个月,请计算李女士每天的蛋白质的摄入量是多少?

表4-3　孕妇矿物质的用途与参考摄入量

矿物质/单位	主要用途	RNI 或 AI			
		非孕	早	中	晚
钙/mg	①促进胎儿骨骼、牙齿发育;②满足母体自身贮备,降低母体发生骨软化症、妊娠高血压综合征和先兆子痫的危险	800	800	1000	1200
铁/mg	①满足胎儿造血及贮备的需要;②满足母体自身贮备,补偿分娩损失	20	15	25	35
锌/mg	①促进胎儿生长发育;②预防胎儿先天性畸形	11.5	11.5	16.5	16.5
碘/μg	①合成甲状腺素;②预防因缺碘导致子代克汀病;③增强母体的新陈代谢	150	200	200	200

(六) 维生素

孕妇对各种维生素的需要量增加,其主要用途与参考摄入量见表4-4。

笔记

表 4-4　孕妇维生素的用途与参考摄入量

维生素 / 单位	主要用途	RNI 或 AI			
		非孕	早	中	晚
VitA/μgRE	①促进胎儿生长发育,缺乏时可致早产、胎儿宫内发育迟缓及婴儿低出生体重;②过多过少均可致畸	700	800	900	900
VitD/μg	①促进母体和子代的钙代谢,预防新生儿低钙血症、手足搐搦、婴儿牙釉质发育不良以及母体骨质软化症;②过量可导致婴儿高钙血症	5	5	10	10
叶酸 /μg	①预防孕妇巨幼细胞贫血;②降低胎儿神经管畸形、低体重儿的发生率	400	600	600	600
VitC/mg	增强孕妇抵抗力及胎儿活力,缺乏易致早产、流产、胎膜早破、死胎	100	100	130	130
VitB$_1$/mg	促进胎儿生长发育,预防婴儿急性脚气病	1.3	1.5	1.5	1.5
VitB$_2$/mg	促进胎儿生长发育,缺乏可致胎儿生长发育迟缓	1.2	1.7	1.7	1.7
VitB$_6$/mg	辅助治疗早孕反应,预防妊娠高血压综合征	1.2	1.9	1.9	1.9
VitB$_{12}$/mg	预防妊娠高血压综合征,缺乏易引发贫血和早产	2.4	2.6	2.6	2.6

三、膳食指导

(一) 孕早期膳食指导

1. 食物清淡,易消化　避免油腻、有特殊气味的食物。

2. 适量采用乳、蛋、禽、鱼等营养价值高的食品　每日建议摄入蛋类 50g,牛乳 250ml,畜禽肉类、鱼虾类 100~150g。

3. 少量多餐,避免饥饿　为避免酮症,孕妇即使妊娠反应很严重,每日**至少摄入 150g 以上碳水化合物**,约合粮谷类 200g。碳水化合物供能比占总能量的 55%~65%。一般每日摄入米、面等主食 200~300g,小米、玉米、豆类等杂粮 25~50g;呕吐后即吃一些食物,尽量不要减少食物的摄入量。饥饿时要及时进食,可准备一些牛奶、水果、饼干、面包之类的食物供饥饿时食用。孕妇剧吐完全不能进食时,需静脉补充至少 150g 葡萄糖。

4. 选择酸甜、微辣能促进食欲、符合孕期口味的食物　每日摄入蔬菜 200~400g(其中绿叶蔬菜占 2/3 以上),水果 50~100g。多吃蔬菜水果可刺激食欲,防止便秘。

5. 恶心、呕吐的防治　**睡前和早起时吃点饼干、面包干、烤馒头片**,可减轻恶心、呕吐。**口含姜片,喝柠檬水**也可缓解恶心呕吐。酸奶、冰激凌等冷饮较热食的气味小,有止吐作用,又能增加蛋白质的供给量,孕妇可适量食用。

6. 补充叶酸　注意**进食**动物肝脏、深绿色蔬菜、豆类等**富含叶酸的食物**,并**每日服用叶酸补充剂 400μg**。

7. 戒烟禁酒　孕妇吸烟或经常被动吸烟可能导致胎儿缺氧和营养不良、发育迟缓。孕妇饮酒,酒精可以通过胎盘进入胎儿血液,造成胎儿宫内发育不良、中枢神经系统发育异常、智力低下等,称为酒精中毒综合征。

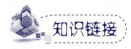

特定人群膳食指南——孕前期妇女膳食指南

1. 多摄入富含叶酸的食物或补充叶酸　育龄妇女应从计划妊娠开始尽可能早地多摄取富含叶酸的食物及从孕前 3 个月开始每日补充叶酸 400μg,并持续至整个孕期。

2. 常吃含铁丰富的食物　孕前期妇女适当多摄入含铁丰富的食物,缺铁或贫血的育龄妇女可适量摄入铁强化食物或在医生指导下补充小剂量的铁剂。

3. 保证摄入加碘食盐,适当增加海产品的摄入　孕前和孕早期除摄入碘盐外,还建议至少每周摄入一次富含碘的海产品。

4. 戒烟、禁酒　夫妻双方均应戒烟、禁酒。

(二) 孕中期膳食指导

1. 保证充足能量　每日摄入谷类 350~450g。

2. 适量摄入畜、禽、鱼、虾、蛋和奶类　每日摄入畜、禽、鱼、虾约 150~225g,鸡蛋 50g,奶类 250g。

3. 适当补充微量营养素　**每周进食 1 次海产食品;每周进食 1 次**(约 25g)**动物肝脏或动物血。**

4. 多吃蔬菜水果　每日摄入蔬菜 500g(其中绿叶菜 300g);水果 200~400g。

5. 孕期胃灼热膳食预防　少食多餐,避免暴饮暴食,不喝浓茶及含咖啡因、巧克力的饮料,少吃或不吃辛辣、过冷或过热的食物。

6. 食谱示例　孕中期妇女食谱示例见表 4-5。

表 4-5　孕中期妇女食谱示例

餐次	食谱名称	原料名称和用量
早餐	大米粥	粳米 25g
	豆沙包	标准粉 50g、赤豆 20g、红糖 10g
	白煮蛋	鸡蛋 50g
	莴笋拌核桃仁	莴笋 100g、核桃仁 30g、香油少许
加餐	苹果	苹果 200g
午餐	二米饭	大米 150g、小米 25g
	酱猪肝	猪肝 25g
	香菇炒油菜	鲜香菇 100g、小油菜 200g
	清蒸海鲳	海鲳 100g
加餐	酸奶	原味酸奶 120ml
	橙子	甜橙 200g
晚餐	红烧牛肉面	挂面 100g、牛肉 100g
	紫薯	紫薯 50g
加餐	牛奶	纯牛奶 243ml
	香蕉	香蕉 100g

(三) 孕晚期膳食指导

1. 在孕中期膳食的基础上增加生物价值高的蛋白质,每日可摄入畜、禽、鱼、虾约 250g、鸡蛋 50g,每日至少饮奶 250ml,同时补充 300mg 钙剂。

2. **每周至少摄入 3 次鱼类**(其中至少 1 次海产鱼类);**每周进食动物肝脏 1 次及动物血 1 次。**

3. 在孕晚期的最后 1 个月,**适当减少粮食**,略微限制脂肪和糖类的摄入,防止体重增长过度。

4. 为减少妊娠水肿,应控制盐、碱用量,有明显水肿者,更需注意。

(季兰芳)

第二节　乳母营养与膳食

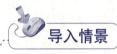

工作情景:

李女士,2 天前自然分娩产下一女婴,女婴各项生长发育指标正常。护士正在为李女士作乳母营养及婴儿喂养指导。

请思考:

1. 如何合理安排产褥期妇女的营养与膳食?

2. 新生儿喂养时应注意什么?

一、主要营养问题

我国的乳母通常过多地摄入蛋、禽、鱼、虾等动物性食物,而蔬菜、水果则很少食用(尤其是产褥期妇女),导致乳母能量摄入过多,而铁、钙、锌、维生素 A、维生素 B_2、叶酸等微量营养素的摄入量明显低于参考摄入量,从而严重影响乳母自身的健康及婴儿正常发育。

(一)微量营养素摄入不足

1. 骨软化症和骨质疏松症　当乳母膳食中钙摄入不足时,则动用母体骨骼中的钙以维持乳汁中钙量的稳定,使母体骨钙减少,轻者可有**腰酸腿痛**、牙齿受损等症状,重者可患**骨软化症**。

2. 维生素 C 与膳食纤维摄入不足　我国乳母的膳食习惯通常过多地强调鸡、肉、鱼、蛋等动物性食物的摄入,而忽视蔬菜、水果的摄入,很容易导致维生素 C、膳食纤维的缺乏。

(二)能量摄入过多

有的妇女在产后备受呵护,片面强调一人吃两人的饭及高能量、高蛋白食物的摄入,乳母能量摄入过多可使产后迅速发胖,不利于产后的体型恢复。

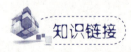

如何判定乳母能量摄入是否适宜

一般可根据乳母体重变化来衡量能量摄入是否适宜,如乳母较孕前消瘦表示能量摄入不足;如乳母孕期储存的脂肪不减表示能量摄入过多。

二、营养需要

乳母必须供给足够的能量、优质蛋白质、脂肪、无机盐、维生素以及充足的水分,才能维护分泌优质乳汁、促进乳母健康的需要。

(一) 能量

乳母因分泌乳汁、哺育婴儿等需要,对能量的需求增高。由母体能量转变为乳汁能量时其效率只有80%,如按平均每日泌乳850ml计算,即每日需多消耗800kcal能量。我国推荐乳母每日能量的摄入量为:**在非孕妇的基础上增补500kcal**,其余的300kcal来自孕期的脂肪储备。

> **课堂练习**
>
> 王女士,3个月前产下一子,发育正常,给予纯母乳喂养,请计算王女士每天的能量摄入量是多少?

(二) 蛋白质

母乳蛋白质含量平均为1.2%,乳母每日通过乳汁向婴儿提供10~15g的蛋白质,乳母需要增加蛋白质的摄入。我国建议乳母**在非孕妇的基础上增加20g蛋白质**,蛋白质的供能比为13%~15%。

(三) 脂类

乳汁中脂肪含量与乳母膳食脂肪的摄入量密切相关。脂类有利于神经系统发育及脂溶性维生素的吸收,必需脂肪酸有增加乳汁分泌作用。乳母膳食脂肪供能比占总能量的20%~30%。

(四) 矿物质

乳母对钙、铁等矿物质的需求增加,其主要用途与参考摄入量见表4-6。

表4-6 乳母矿物质的主要用途与参考摄入量

矿物质	主要用途	RNI或AI(mg)
钙	补充乳母通过乳汁分泌损失的钙(每日约300mg)	1200
铁	①恢复孕期胎儿铁储备;②补充产时出血、产后恶露及月经恢复后的铁丢失	25

(五) 维生素

乳母对维生素的需要量增加,其主要用途与参考摄入量见表4-7。

表4-7 乳母维生素的主要用途与参考摄入量

维生素/单位	主要用途	RNI或AI
VitA/μgRE	提供乳汁中维生素A,促进婴儿的生长发育和健康状况	1200
VitD/μg	促进膳食钙的吸收,弥补孕期母体骨钙的丢失	10
VitB$_1$/mg	①增进乳母食欲,促进乳汁分泌;②预防婴儿急性脚气病	1.8

(六) 水

乳母每日摄入水量与乳汁分泌量有密切关系,水分摄入不足时,乳汁分泌将明显减少。

三、膳 食 指 导

1. 供给充足的优质蛋白质 建议每日摄入225~375g蛋、奶、鱼、虾、畜禽肉类等动物性食品。同时充分利用大豆及豆浆、豆腐、腐竹、豆腐皮等大豆制品提供蛋白质,优质蛋白质占全日总蛋白的1/3以上。

2. 适量脂肪 脂肪占总能量的比例为20%~30%。鼓励乳母多吃鱼类,特别是深海鱼类。

3. 提供含钙丰富的食品 奶类及奶制品含钙量最高,易于吸收利用,**每日至少摄入奶**

250ml,再摄入100g左右豆制品和小鱼、虾皮、深绿色蔬菜等富钙食物。并每日补充钙剂300mg。同时必须补充充足的维生素D,或**多晒太阳**,以促进钙的吸收和利用。

4. 多食含铁丰富的食品 多摄入含铁丰富食品如动物的肝脏、肉类、鱼类、油菜、菠菜等蔬菜等。

5. 摄入足够的新鲜蔬菜、水果和海产品 蔬菜、水果中含有丰富的膳食纤维、维生素和微量元素,可促进食欲,防止便秘,促进泌乳功能。每日摄入500g以上蔬菜,尤其要多吃新鲜的绿叶蔬菜。

6. 食物种类齐全多样化 孕妇每日需摄入300~500g粮食,粗细粮搭配,每天食用50g玉米面、燕麦、小米、赤小豆、绿豆等粗粮杂粮。

7. 保证水分摄入 除饮水外,还应多吃流质食物,如肉汤、骨头汤,各种粥类,以补充乳汁中的水分。

8. 注意烹调方法 对畜、禽、鱼类等动物性食品最好以煮、煨等烹调方式,鲫鱼汤、鸡汤、排骨汤、猪蹄汤、羊肉汤等有利于乳汁分泌。烹调蔬菜时,注意尽量减少维生素C等水溶性维生素的损失。少用香辛料类的刺激性调料。

9. 餐次比例 每日4~6餐,可采用**三餐三点**制,早餐、早点占25%~30%,午餐、午点占40%,晚餐、晚点占30%~35%。

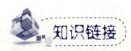 **知识链接**

产褥期妇女膳食营养指导

1. 正常分娩的产妇 产后1小时即可进红糖水、藕粉、蒸蛋等易消化的流质或半流质食物,产后次日可进食普通食物。

2. 行剖宫产的妇女 术后禁食24小时,待肠蠕动恢复后逐渐给予米汤、稀藕粉、鲜榨果汁、菜汁、去油肉汤等清流质(忌用牛奶、豆浆、大量蔗糖等胀气食品)1天,以后逐渐向半流质、软质饮食、普食过渡。

10. 食谱示例 乳母小李,婴儿2个月,乳量分泌正常,婴儿发育良好。此乳母食谱示例见表4-8。

表4-8 乳母食谱示例

餐次	食谱名称	原料名称和用量
早餐	油菜牛肉面	挂面100g、小油菜150g、酱牛肉75g
加餐	水蒸蛋	鸡蛋50g
午餐	二米饭	大米175g、小米25g
	清炖鲫鱼	鲫鱼150g
	香菇豌豆苗	鲜香菇100g、豌豆苗200g
加餐	木瓜	木瓜200g
	牛奶	牛奶250ml
晚餐	南瓜粥	南瓜200g、粳米25g
	馒头	面粉(标准粉)75g
	虾仁炒黄瓜	虾仁100g、黄瓜100g
	荠菜拌香干	荠菜100g、香干100g
加餐	酒糟核桃炖鸡蛋	酒糟200g、核桃仁30g、鸡蛋50g

(季兰芳)

 笔记

第三节　婴儿喂养指导

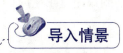

工作情景：

李女士,育有一 5 个月的女婴,一直给予母乳喂养,近一周来自觉母乳减少,想改为人工喂养,2 天前喂了自制的肉泥后婴儿出现了腹泻前来门诊就诊,护士给此婴儿进行了身体测量:身长 63cm(出生时为 49cm),体重 5.3kg(出生时为 3.1kg)。

请思考：

1. 此女婴目前的生长发育状况正常吗?

2. 李女士可以改为人工喂养吗? 此时可以为宝宝添加肉泥吗?

3. 请为李女士制订一个正确的喂养方案。

一、主要营养问题

(一) 缺铁性贫血

缺铁性贫血是 6 个月 ~2 岁婴幼儿常见的营养缺乏症。由于母乳和牛乳含铁较少,而胎儿期铁储备仅能满足出生后 4~6 个月需要,该病多发生于出生 5 个月后,早产儿、多胎儿可较早发生铁的缺乏。

(二) 蛋白质 - 能量营养不良

当蛋白质和(或)能量的供给不足时可发生蛋白质 - 能量营养不良(PEM),除有消瘦、水肿等症状外,常伴有维生素和矿物质的缺乏。

(三) 佝偻病

佝偻病为婴儿期较为常见的营养缺乏症,其发病缓慢,不容易引起重视。佝偻病使婴儿抵抗力降低,容易合并肺炎、腹泻等疾病,严重影响小儿生长发育。

二、营　养　测　评

通过测量身长、体重、头围、胸围,了解婴儿生长发育情况。

(一) 身长

身长是反映骨骼系统生长的指标,婴儿期是人生的**第一生长高峰**,婴儿出生时**平均身长**为 50cm,一周岁时增加至出生时的 1.5 倍,达 75cm。

婴儿身长测量方法:①测量者站在被测婴儿右侧,脱去婴儿的外衣、帽、鞋、袜、穿单衣仰卧于卧式标准量床上;②助手站在婴儿头端将婴儿头部扶正,头顶接触头板;③测量者用左手按住婴儿的双膝部使双腿伸直、并拢,紧贴量板的底板;右手移动滑板使其紧贴婴儿的双侧足底;④在量床刻度上读数,以 cm 为单位,记录至小数后

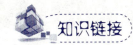

婴儿身长推算方法

月龄	每月增长数(cm)
1~3	3~3.5cm
4~6	2cm
7~12	1~1.5cm

一位。婴儿身长测量见图 4-1。

（二）体重

体重是评价婴儿营养状况的常用指标。我国婴儿出生时体重平均为 3.2 kg，1~6 个月的婴儿平均**每月增重 0.6kg**，7~12 个月平均**每月增重 0.5kg**，1 周岁时达到或超过出生时的 3 倍（>9kg）。婴儿体重推算公式见表 4-9。

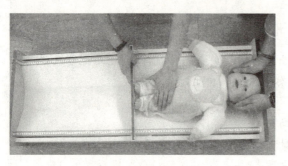

图 4-1　婴儿身长测量

表 4-9　婴儿体重推算公式

月龄	体重推算公式
1~6	体重（kg）= 出生体重 +（月龄 ×0.6）
7~12	体重（kg）= 出生体重 +（月龄 ×0.5）

婴儿体重测量方法：测量前排空大小便，空腹，测量时脱去婴儿的外衣、帽子、鞋袜，仅穿单衣仰卧于婴儿体重秤的中心位置，以 kg 为单位读数。婴儿体重测量见图 4-2。

（三）头围和胸围

新生儿出生时**头围**为 34cm，6 个月达 43cm，1 周岁时达 46cm。出生时胸围比头围小 1~2cm，1 岁左右胸围与头围大致相等，12~21 个月时胸围超过头围。如 2 岁半时胸围还比头围小，则要考虑营养不良或胸廓、肺发育不良。

婴儿头围测量方法：被测婴儿仰卧位，测量者位于婴幼儿右侧或前方，用左手拇指将软尺零点固定于头部右侧眉弓上缘，软尺紧贴头皮经枕骨粗隆、左侧眉弓上缘回至零点，读取软尺与零点重合处，以 cm 为单位读数，保留小数点后一位。婴儿头围测量见图 4-3。

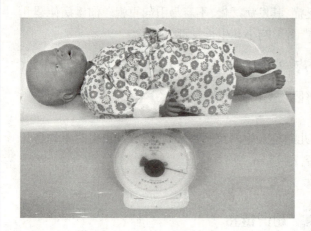

图 4-2　婴儿体重测量

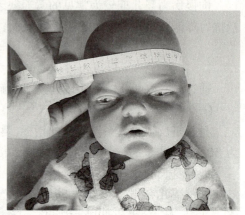

图 4-3　婴儿头围测量

婴儿胸围测量方法：婴儿于平静状态下取仰卧位，测量者位于婴儿右方，用左手拇指将软尺零点固定于被测婴儿右侧乳头下缘，软尺紧贴皮肤绕经后背两肩胛骨下角下缘、左侧乳头下缘回至零点，以 cm 为单位读取软尺与零点重合处的读数，保留小数点后一位。婴儿胸围测量见图 4-4。

笔记

三、营 养 需 要

婴儿生长发育旺盛,是一生中增长最快的时期,但生理功能未完全成熟,消化吸收功能较差,因此,婴儿的能量与营养素需要量相对较高。

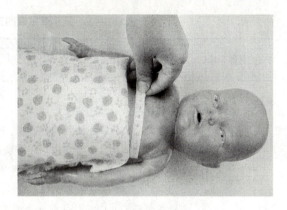

图 4-4 婴儿胸围测量

(一) 能量

婴儿的能量需要除了满足基础代谢、体力活动、食物的热效应等消耗外,还要加上排泄的损失及生长发育的需要。我国婴儿能量的推荐摄入量为 95kcal/(kg·d)。

(二) 蛋白质

婴儿期蛋白质应维持正氮平衡状态,并注意优质蛋白质的补充。我国婴儿蛋白质的推荐摄入量为 1.5~3g/(kg·d),母乳喂养者可按 1.5g/(kg·d)计,牛乳喂养者为 3g/(kg·d),混合喂养者可增至 4g/(kg·d)。

(三) 脂肪

婴儿时期脂肪的需要量明显高于成年人,各种脂类对婴儿生长发育和神经系统的发育影响很大。我国推荐婴儿脂肪供能占总能量的适宜比值:0~6 个月为 45%~50%,7~12 个月为 35%~40%。世界卫生组织及联合国粮农组织于 1994 年推荐婴儿亚油酸提供的能量不少于膳食总能量的 3%。

(四) 碳水化合物

碳水化合物供能比约占总能量的 37%。4 个月以下的婴儿消化吸收功能尚不完善,缺乏淀粉酶,但乳糖酶的活性比成人高,故提倡母乳喂养,不宜过早地给予淀粉类食物。

(五) 矿物质

婴儿对钙、铁、锌、碘等矿物质的需要量增加,其主要用途与参考摄入量见表 4-10。

表 4-10 婴儿矿物质的用途与参考摄入量

矿物质 / 单位	主要用途	RNI 或 AI	
		0~6 个月	7~12 个月
钙 /mg	提供乳汁中的钙(每 100ml 母乳中含钙量为 30~35mg,如婴儿每日摄入 800ml 母乳就能从中获得 240~280mg 的钙)	300	400
铁 /mg	婴儿在 4~5 个月后急需从膳食中补充铁,减少缺乏性贫血的发生率	0.3	10
锌 /mg	婴儿在 4~5 个月后需要从膳食中补充锌,以防锌的缺乏	1.5	8.0
碘 /μg	预防因缺碘导致的克汀病	50	50

(六) 维生素

除维生素 D 外,母乳中的维生素受乳母的膳食的影响。膳食均衡乳母乳汁中的维生素基本能满足婴儿的需求,婴儿各种维生素的主要用途与参考摄入量见表 4-11。

笔记

表 4-11　婴儿维生素的主要用途与参考摄入量

维生素/单位	主要用途	RNI 或 AI	
		0~6 个月	7~12 个月
VitA/μgRE	促进婴儿生长发育。用人乳和配方奶粉喂养的婴儿一般不需要作额外补充	400	400
VitD/μg	预防维生素 D 缺乏所致的佝偻病。维生素 D 几乎不通过乳汁，从出生 2 周到 1 岁半之内均需添加鱼肝油，并经常晒太阳	10	10
VitE/mgα-TE	预防早产儿、低出生体重儿因维生素 E 缺乏所致的溶血性贫血、血小板增加及硬肿症	3	3
VitC/mg	纯牛乳喂养儿应及早补充富含维生素 C 的果汁、深绿色叶菜汁等	40	50

四、喂 养 指 导

(一) 0~6 个月龄婴儿喂养指导

1. 产后尽早开奶，初乳营养最好　通过婴儿对乳头的吮吸可反射性地引起催乳激素的分泌，吮吸乳头越早、次数越多，乳量分泌也越多，目前主张**产后 30 分钟即可喂奶**。初乳虽然量少，但质量好，适合早期新生儿胃容量小、消化力弱的生理特点，能满足新生儿的营养需求量。初乳尚有轻微的通便作用，促进胎粪的排出，从而减少因胎粪中大量胆红素被肠道重吸收而致的高胆红素血症。

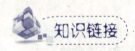 知识链接

母乳的分期及其特点

时期	定义	特点
初乳	指产后 5~7 天的母乳	量少(每天分泌 50~300ml，每次仅 15~45ml，适合早期新生儿胃容量小的生理特点)，淡黄色，质略稠，含有丰富的维生素 A、牛磺酸和矿物质，含脂肪较少而蛋白质较多(蛋白质含量为 10%)，主要包括分泌性免疫球蛋白 A(SIgA)、乳铁蛋白、转铁蛋白、白细胞、溶菌酶、抗菌因子、生长因子等，具有促进新生儿生长发育和增强抵抗力的作用
过渡乳	指产后 7~14 天的母乳	乳量增加至每日 500ml 左右，其脂肪增高而蛋白质和无机盐等逐渐减少，其营养成分适合此期新生儿的生长发育
成熟乳	产后 15 天以后的母乳	每日泌乳总量可达 700~1000ml，蛋白质含量有所降低，营养成分适当，其中蛋白质、脂肪和糖的比例为 1:3:6；含有特异性抗体，具有抗胃肠道感染和抗病毒的作用

2. 纯母乳喂养　母乳是 0~6 个月婴儿最理想的天然食品，纯母乳喂养能满足此期婴儿所需要的全部营养素。

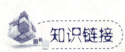 知识链接

母乳喂养的优点

1. 母乳的营养成分最适合婴儿的需要，并能随着婴儿的生长发育改变其成分和分泌量。

2. 母乳易消化、吸收。

笔记

3. 有助于增强婴儿的抗病能力。

4. 方便、经济、卫生。

5. 有利于母体产后康复。

6. 促进母婴感情,满足母子双方的心理需求。

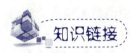知识链接

《婴幼儿喂养全球战略》——母乳喂养建议

建议中提出:在生命的最初 6 个月应对婴儿进行纯母乳喂养,以实现婴儿的最佳生长、发育和健康。之后,为满足其不断发展的营养需要,婴儿应获得安全的营养和食品补充,同时继续**母乳喂养至 2 岁或 2 岁以上。**

3. **给新生儿和 1~6 个月龄婴儿及时补充适量维生素 K** 由于新生儿肠道中没有细菌,加之母乳中维生素 K 含量低,为了预防维生素 K 缺乏所致的新生儿出血症,新生儿出生初期应常规注射维生素 K_1 1mg,及时给 1~6 个月龄婴儿补充维生素 K。

4. **尽早抱婴儿到户外活动或适当补充维生素 D** 母乳中维生素 D 含量很低,家长应尽早抱婴儿到户外晒晒太阳,以促进维生素 D 的合成,或从第二周开始遵医嘱补充富含维生素 D 的制剂。

5. **不能用纯母乳喂养时,宜首选婴儿配方食品喂养** 婴儿配方奶粉的营养成分、含量与母乳相近,是 0~6 个月龄无法母乳哺育婴儿的最佳替代品,能符合这个年龄段宝宝生长发育的需要。根据婴儿的大小选择不同阶段的婴儿配方奶粉(表 4-12)。

表 4-12 婴儿配方奶粉的种类和适用范围

种类	适用范围	主要营养特点
起始婴儿配方奶粉	1~6 个月的婴儿	在牛乳的基础上模拟母乳成分增加或减少某些营养成分调制而成的,**其配制的基本要求**为:①减少酪蛋白,增加脱盐乳清粉,**蛋白质含量为 12%~18%;**②添加与母乳同型的活性顺式亚油酸、α-亚麻酸及二十二碳六烯酸(DHA);③α-乳糖和β-乳糖按 4∶6 的比例添加;④脱去牛奶中部分钙、磷、钠盐,将钙磷比例调整为 2∶1;⑤强化维生素 A、维生素 D 及适量的其他维生素。⑥强化牛磺酸、核酸、肉碱等成分
后继配方或较大婴儿配方奶粉	6~36 个月婴幼儿	选择蛋白量含量大于 18% 的婴儿配方奶粉,作为此期非母乳混合喂养儿的主要食品。此种配方奶粉添加了足量的、比例合适的 DHA、α-亚麻酸、游离核苷酸及足量的铁,有利于促进婴儿的生长发育,预防缺铁性贫血的发生
特殊医学配方	早产儿、苯丙酮酸尿症儿等	豆基配方粉是以大豆蛋白为主体的代乳品,豆制代乳品不含乳糖,更适合于对牛奶过敏或患有乳糖不耐症的婴儿使用

6. **定期监测生长发育状况** 身长、体重等生长发育指标反映了婴儿的营养状况,可每月测量一次,并选择、绘制适合的生长发育曲线图,及时了解婴儿的生长发育情况。

(二)6~12 个月龄婴儿喂养指南

1. **奶类优先,继续母乳喂养** 奶类是 6~12 个月婴儿能量和营养素的主要来源,建议每天应首先保证 600~800ml 的乳类。

(1) 继续母乳喂养:母乳仍是婴儿的首选食品,6~12 个月婴儿应**继续母乳喂养。**

（2）混合喂养：因母乳不足或其他原因不能全部以母乳喂养时，不足或空缺部分可使用较大婴儿配方奶粉予以补充进行混合喂养，其方法有 2 种：①**补授法：母乳不足时**，喂哺母乳的次数依旧，而于每次喂哺母乳后婴儿配方奶补足，其补充用量以婴儿吃饱为止，具体用量根据婴儿体重、母乳缺少的程度而定，缺多少，补多少，此法每次吸空乳房，可刺激母乳分泌；②**代授法**：如果母亲因上班或短期外出**不能按时哺乳**，可用代授法进行混合喂养，要求**每日至少喂哺 3 次以上母乳**，另几次以较大婴儿配方奶代替，有条件者，可用清洁无菌的奶瓶收集乳汁，低温储存，煮沸放凉至合适温度后供不能按时喂母乳时的婴儿食用。

（3）较大婴儿配方奶喂养：对于不能用母乳喂养的 6~12 个月婴儿，应选择较大婴儿配方奶粉来替代母乳。**6~12 个月婴儿不宜直接喂以普通液态奶或蛋白粉**，以免蛋白质和矿物质含量过高而增加婴儿的肾脏负担。

2. 及时合理添加辅食　随着婴儿的不断生长，无论是母乳喂养，还是婴儿配方奶喂养，将逐渐不能满足婴儿生长发育的需要，从 4~6 个月龄开始，需要逐渐给婴儿添加一些辅助食品，并为断奶做准备。

（1）添加辅助食品的原则：①**由一种到多种**：每次只加一种新食品，一般每种食物约需经 7~10 天的适应过程，习惯后再试加另一种；②添加食物的量应**由少到多**逐渐增加，如喂食蛋黄可先试喂 1/4 只，3~5 天后增至 1/2 只，1~2 周后再增到 1 只；③食物应**从稀到稠**，如刚开始添加米粉时可调得稀一些，使之容易吞咽。待婴儿习惯后就可以逐步变稠到米糊状；④食物性质**从细到粗**，如先喂菜汤，后改细菜泥，逐渐试喂菜泥、碎菜、煮烂的蔬菜；⑤在婴儿饥饿时添加；⑥婴儿患病时最好暂缓添加新的辅食。

（2）添加辅助食品的顺序：**米粉类应是第一个添加的辅助食品**，以后**依次添加蔬菜汁、水果汁、蔬菜泥、水果泥、蛋黄泥、鱼泥、水蒸蛋、肉末**等。并按婴儿月龄顺序添加辅助食品，婴儿辅助食品添加顺序见表 4-13。

表 4-13　婴儿辅助食品添加顺序

月龄	添加的辅食品种
2~3	鱼肝油 + 户外活动
4~6	米糊、麦粉糊、稀粥等淀粉类
	蛋黄泥、鱼泥、动物血、肝泥、奶类、大豆蛋白粉、豆腐花、嫩豆腐
	叶菜汁→果汁、叶菜泥、水果泥
	鱼肝油 + 户外活动
7~9	稀粥、饼干、面包、馒头、煮甜薯等
	水蒸蛋、肝泥、动物血、肉末、无刺鱼、大豆制品、烂面、较大婴儿配方奶粉等
	蔬菜泥、水果泥
	鱼肝油 + 户外活动
10~12	稠粥、面条、烂饭、碎菜、碎肉、馒头、包子等
	鱼肝油 + 户外活动

3. 尝试多种多样的食物，膳食少糖、无盐、不加调味品　婴儿 6 个月龄时，每餐可逐渐开始尝试搭配谷类、蔬菜、水果、动物性食物，让婴儿逐渐开始尝试和熟悉多种多样的食物，可逐渐过渡到除奶类外由其他食物组成的单独餐。随着月龄的增加，逐步增加食物品种和数量，除奶类进餐次数外将辅食的餐次逐渐增加到一日三餐。制作辅食时可添加少量食用油，尽可能少糖、不放盐、不加调味品。还应限制果汁的摄入量或避免提供低营养价值的饮料，以免影响食量。

笔记

4. 逐渐让婴儿自己进食,培养良好的进食能力　建议用小勺给婴儿喂食物,对于7~8个月龄的婴儿应允许其自己用手抓食物吃,到10~12个月龄时鼓励婴儿自己用小勺进食,这样有利于锻炼婴儿手眼协调功能,促进精细动作的发育。

5. 定期检测生长发育情况　对6~12个月龄婴儿仍应每月进行身长、体重等生长发育指标的测量,及时评价婴儿的营养状况。

6. 注意饮食卫生　给婴儿的辅食应现做现食,不吃剩下的食物。膳食制作和进餐环境要清洁卫生,餐具要彻底清洗消毒,合理储存食物以防腐败变质,严把"病从口入"关。

(季兰芳)

第四节　幼儿营养与膳食

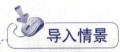

工作情景:

2岁幼儿,身高80cm,体重11kg,前来医院进行营养咨询。

请思考:

1. 此幼儿存在什么营养问题?

2. 对该幼儿膳食将做哪些指导?

一、主要营养问题

1~3岁的幼儿消化功能未完全发育成熟,喂养不当可产生较多的营养问题。

(一)消化能力较弱

幼儿的乳牙逐渐萌出,咀嚼能力有限,胃容量较小,消化酶活性较低,消化能力较弱,如膳食不当,**容易发生消化功能紊乱**。

(二)免疫抗体耗尽

幼儿从母体中获得的免疫抗体已基本耗尽,**易患各类感染性疾病**。

(三)营养缺乏性疾病多发

缺铁性贫血、蛋白质-能量营养不良、佝偻病仍是幼儿常见的营养缺乏性疾病。

二、营养需要

幼儿期处于生长发育的旺盛时期,年增重2kg左右,年增高8~13cm,基础代谢率较高,需要充足的营养素供应。对蛋白质、脂肪、碳水化合物及其他营养素的需要量相对高于成年人。

(一)能量

幼儿期能量参考摄入量见表4-14。

表4-14　幼儿期能量参考摄入量

年龄(岁)	能量(kcal/d)	
	男	女
1~	1100	1050
2~3	1200	1150

（二）蛋白质

膳食中蛋白质所供能量应占总能量的 12%~15%。幼儿蛋白质的推荐摄入量：1~2 岁为 40g/d，2~3 岁 45g/d，其中 50% 以上应来自优质蛋白质。

（三）脂肪

幼儿膳食中含有适量的脂肪有助于增进食欲。脂肪供能比占总能量的 30%~35% 为宜，其中必需脂肪酸应占总能量的 1%。

（四）碳水化合物

富含碳水化合物的食物所占体积较大，2 岁以下的幼儿不可把淀粉和糖作为主要的能量来源。2 岁以后，碳水化合物供能比可占总能量的 50% 左右。

（五）矿物质

幼儿期对矿物质的需求增加，其主要用途与参考摄入量见表 4-15。

表 4-15　幼儿期矿物质的主要用途与参考摄入量

矿物质 / 单位	主要用途	RNI 或 AI
钙 /mg	①促进骨骼、牙齿发育；②预防佝偻病	600
铁 /mg	预防缺铁性贫血	12
锌 /mg	①促进生长发育；②增进食欲、提高免疫力	9.0
碘 /μg	预防碘缺乏病	50

（六）维生素

幼儿维生素供给量相对比成人高，其主要用途与参考摄入量见表 4-16。

表 4-16　幼儿维生素的主要用途与参考摄入量

维生素 / 单位	主要用途	RNI 或 AI
VitA/μgRE	促进视觉发育，过多过少都可致病	500
VitD/μg	预防佝偻病，过多可中毒	10
VitB$_1$/mg	促进生长发育，缺乏时可致生长过慢、食欲缺乏、疲劳、胃肠疾病等	0.6
VitB$_2$/mg	促进生长发育，保护眼睛、皮肤健康缺乏可致口角炎	0.6
VitB$_6$/mg	维护神经、红细胞的正常功能，缺乏可致神经炎、抽搐、贫血	0.5
VitB$_{12}$/mg	促进细胞发育和机体代谢，缺乏易引发发育不良、贫血	0.9
VitC/mg	增强抵抗力，促进细胞成熟，缺乏易致牙龈出血，抵抗力下降	60
叶酸 /μg	维护细胞正常生长，缺乏易引起巨幼细胞贫血	150
烟酸 /mg	维护皮肤、神经组织的正常功能，缺乏可致癞皮病	6

三、膳 食 指 导

幼儿期正处于从母乳逐步转变为普通饮食的过渡阶段，幼儿膳食应做到以下几点：

1. 继续给予母乳喂养或其他乳制品　可继续给予母乳喂养直至 2 足岁，已断母乳的婴儿每日给予不少于相当于 350ml 液态奶的幼儿配方奶粉，或给予强化了铁、维生素 A 等多种微量营养素的食品。

2. 食物多样，选用营养丰富、易消化的食物　根据幼儿的牙齿发育情况，逐步增加**细、软、碎、烂**的膳食，**由少到多**，逐渐过渡到食物多样化。应充分考虑满足能量需要，增加富含优质蛋白质、血红素铁、维生素 A 的食物及鱼虾类食物的摄入。每月选用动物肝脏做成肝泥，

笔记

分次食用。幼儿各类食物每日参考摄入量:谷类 100~150g;蔬菜、水果类 150~200g;鱼、肉、禽、蛋类或豆制品(以干豆计)100~125g;牛奶 350~500ml;植物油 20g,糖 0~20g。

3. 采用适宜的烹调方式,单独加工制作膳食　幼儿的膳食需单独加工、烹制,食物切碎煮烂,要完全去除皮、骨、刺、核等;大豆、花生等硬果类食物,应先磨碎,制成泥糊浆等状态进食,不宜直接给幼儿食用坚硬的食物、易误吸的硬壳果类(如花生)和油炸类食品。烹调方法上,应采用蒸、煮、炖、煨等烹调方式,不宜采用油炸、烤、烙等方式。口味以清淡为好,不应过咸,更不宜食辛辣刺激性食物,尽可能少用或不用含味精或鸡精、色素、糖精的调味品及腌制食品。注意花样品种的交替更换,提高幼儿对进食的兴趣。

4. 规律进餐,培养良好饮食习惯　每日进食 5~6 餐,在一日三餐的基础上可安排 2~3 餐以奶类、水果和其他细软面食为主的加餐。吃饭宜定时、适量,使用专用儿童餐桌椅和餐具,与家人一同进餐,专心进食,培养良好饮食习惯。

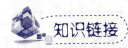

知识链接

如何培养幼儿良好的饮食习惯

1. 讲道理,多鼓励,多教育,少强迫。
2. 家长注意自己的言行,以身作则,不挑食偏食。
3. 家长不过分溺爱幼儿,相信孩子能自己吃好吃饱。
4. 逐渐引导纠正不良的饮食习惯。
5. 创造和谐愉悦的餐桌氛围。

5. 合理安排零食,避免过瘦或过胖　正确选择**零食**品种,应**以水果、乳制品**等营养丰富的食物**为主**,应控制纯能量类零食的食用量,如果糖、甜饮料等含糖高的食物;合理安排零食时机,给予零食的数量和时机以不影响幼儿正餐食欲为宜。

6. 每天足量饮水,少喝含糖高的饮料　幼儿需水量按 125ml/(kg·d)计,一般全日总需水量约为 1250~2000ml,其中来自饮水 600~1000ml。各类饮料含糖量高,过多饮用不仅会影响孩子的食欲,还可导致龋齿、肥胖或营养不良等问题。

7. 鼓励幼儿多做户外游戏与活动　每日安排 **1~2 小时**的户外游戏与活动,通过日光照射促进皮肤中维生素 D_3 的形成和钙的吸收,同时还可以锻炼体能、智能和维持能量平衡,有利于保持儿童合理的体重增长,避免儿童瘦弱、超重和肥胖。

8. 注意饮食卫生,餐具严格消毒　选择清洁不变质的食物原料,**不吃隔夜饭菜和不洁变质的食物**,选用半成品或者熟食时应彻底加热后方可食用。养护人注意个人卫生,幼儿的餐具应彻底清洗和加热消毒。培养幼儿养成饭前便后洗手的良好卫生习惯,以减少肠道细菌、病毒以及寄生虫感染的机会。

9. 定期监测生长发育状况　父母可以在家里或请专业机构对幼儿**定期进行身长和体重**等生长发育指标**的测量**,1~3岁幼儿应每**2~3个月测量1次**,针对测量结果调整改善喂养方式。

10. 食谱示例　幼儿一日食谱示例见表4-17。

表 4-17　幼儿一日食谱示例

餐次	食谱名称	原料名称和用量
早餐	配方奶	配方奶 150ml
	豆沙包	标准粉 30g、赤豆 15g、红糖 5g
	碎菜粥	小白菜 40g、大米 50g

续表

餐次	食谱名称	原料名称和用量
加餐	香蕉	香蕉 100g
午餐	猪肉泥碎菜小馄饨	猪肉 30g、油菜 30g、面粉 50g
加餐	酸奶	原味酸奶 150ml
	面包	面包 25g
晚餐	青菜烩鱼丸	菠菜 100g、鲅鱼 50g
	鸡蛋炒米饭	鸡蛋 30g、米饭 30g
加餐	配方奶	配方奶 150ml
	苹果	苹果 60g

（季兰芳　张　远）

第五节　学龄前儿童营养与膳食

工作情景:

4 岁男童,食量大、进餐快、喜吃零食、不爱活动、身高 108cm,体重 30kg,前来医院进行营养咨询。

请思考:

1. 此男童存在什么营养问题?

2. 对膳食将做哪些指导?

一、主要营养问题

3~6 周岁为学龄前儿童,此期儿童主要营养问题如下:

1. **咀嚼和消化能力较弱**　3 岁儿童 20 颗乳牙刚出齐,6 岁时乳牙开始脱落,恒牙逐步萌出,此期儿童咀嚼能力、消化能力仍较弱,应**逐渐由半固体食物向固体食物过渡**。

2. **饮食缺乏规律,易产生偏食挑食**　学龄前儿童自主意识强,但自我控制力弱,**易产生偏食、吃零食过多等不良饮食习惯**,甚至可影响终身。

3. **营养缺乏与热能过多并存**　学龄前儿童活泼好动,胃的容量小,**肝糖原储存量少,容易饥饿**;钙、铁、锌、维生素等微量营养素缺乏是这一时期儿童常见的营养问题。**蛋白质、能量摄入不足仍然是农村儿童比较突出的问题**;城市儿童可因高脂肪、高蛋白食物的摄入过多或运动减少而造成肥胖。

二、营养需要

(一) 能量、蛋白质、脂肪

学龄前儿童能量、蛋白质(RNI)及推荐脂肪供能比见表 4-18。

表 4-18 学龄前儿童能量、蛋白质（RNI）及推荐脂肪供能比

年龄（岁）	能量（RNI）				蛋白质（RNI）（g/d）		脂肪占总能量百分比（%）
	（MJ/d）		（kcal/d）				
	男	女	男	女	男	女	
3~	5.64	5.43	1350	1300	45	45	30~35
4~	6.06	5.83	1450	1400	50	50	30~35
5~6	6.70	6.27	1600	1500	55	55	30~35

（二）碳水化合物

学龄前儿童的膳食应逐渐过渡为以谷类食物为主，不宜多食纯糖食品和甜食，而应以能提供复杂碳水化合物、蛋白质、膳食纤维和 B 族维生素的谷类为主，如大米、面粉、红豆、绿豆等杂粮，注意粗细粮的合理搭配。

（三）矿物质

学龄前儿童矿物质的用途与参考摄入量见表 4-19。

表 4-19 学龄前儿童矿物质的用途与参考摄入量（RNI 或 AI）

矿物质 / 单位	主要用途	RNI 或 AI	
		3~ 岁	4~6 岁
钙 /mg	促进骨骼生长，增加骨密度	600	800
铁 /mg	预防铁缺乏和缺铁性贫血	12	12
锌 /mg	①促进生长发育；②增进食欲、提高免疫力	9.0	12.0
碘 /μg	预防碘缺乏病，促进生长发育	50	90

（四）维生素

学龄前儿童维生素的用途与参考摄入量见表 4-20。

表 4-20 学龄前儿童维生素的用途与参考摄入量（RNI 或 AI）

维生素 / 单位	主要用途	RNI 或 AI	
		3~ 岁	4~6 岁
VitA/μgRE	促进骨骼生长，提高抵抗力	500	600
VitD/μg	促进钙的吸收，促进骨骼生长	10	10
VitB$_1$/mg	影响食欲、消化功能	0.6	0.7
VitB$_2$/mg	预防口腔生殖综合征	0.6	0.7
VitC/mg	增强抵抗力，缺乏易致免疫力低下	60	70

三、膳 食 指 导

学龄前儿童生长发育速度减缓，各器官持续发育并逐渐成熟，除保证营养素的合理摄入以满足生长发育所需外，帮助其建立良好的饮食卫生习惯也十分重要。

1. 谷物为主，食物多样 谷物已成为学龄前儿童最基本的食物，每日可摄入面粉、大米 200~250g。食物应**品种齐全**，每天的食物要更换品种及烹调方法，做到**荤素搭配，色彩搭配**。

2. 足量的新鲜蔬菜水果 鼓励学龄前儿童每日吃 150~250g 的蔬菜水果，制作时**切成**

小块、小丁或切碎煮烂,便于儿童咀嚼和吞咽。

3. 适量蛋、奶、肉及鱼虾类　学龄前儿童每日可摄入 50g 鸡蛋,300~500ml 牛奶,100~125g 鱼、禽、肉,**每周膳食至少安排 1 次海产食品**,15~20g 大豆或相当的大豆制品。

4. 培养健康的饮食习惯　从小养成不偏食、不挑食、少零食,细嚼慢咽,不暴饮暴食,口味清淡的**健康饮食习惯**。烹调加工食物最好能保持食物的原本口感,让孩子品尝和接纳各种食物的天然味道,同时可避免各种调味料对儿童选择食物的影响。选用植物油作为**烹调用油,每日约 15g**。

5. 饮食安全卫生　注意儿童膳食的卫生状况,定时消毒餐具,选择新鲜安全食材,由健康监护人进行单独烹制。建议**采用分餐制**,减少疾病传染的机会。

6. 合理安排餐次　建议一日"三餐两点"。各正餐之间加适量的加餐食物,既保证了营养需要,又不增加胃肠道负担。加餐食物,用以补充能量和营养素的不足,建议选用营养丰富的乳制品、海产品、蛋类、豆制品、新鲜蔬果及坚果类食品。

7. 保证足量水分摄入　建议学龄前儿童每日饮水量为 1000~1500ml,学龄前儿童**每日可摄入 10~15g 蔗糖或含相当量蔗糖的饮料**。

8. 食谱示例　学龄前儿童一日食谱示例见表 4-21。

表 4-21　学龄前儿童一日食谱示例

餐次	食谱名称	原料名称和用量	餐次	食谱名称	原料名称和用量
早餐	牛奶	鲜牛奶 200ml	加餐	饼干	面粉 20g
	菜粥	大米 50g、青菜 30g		酸奶	酸奶 120g
	白煮蛋	鸡蛋 50g	晚餐	花卷	面粉 50g
加餐	梨	香梨 100g		西红柿炒豆腐	西红柿 50g、豆腐 50g
午餐	黄金米饭	大米 80g、小米 35g		溜鱼片	鱼肉 50g、植物油 10g
	卤猪肝	猪肝 25g	加餐	酸奶	酸奶 180ml
	菠菜氽丸子汤	猪肉 75g、菠菜 100g		苹果	苹果 75g

（张　远　季兰芳）

第六节　学龄儿童营养与膳食

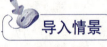
导入情景

工作情景:
8 岁男童,身高 141cm,体重 48kg,来医院进行健康查体。
请思考:
1. 此男童存在什么营养问题?
2. 如何指导其合理膳食?

笔记

一、主要营养问题

6~12 岁小学阶段为学龄期儿童。此期儿童主要营养问题为:

1. 早餐量少质差　早晨起床后常有食欲欠佳,并因赶时间上学匆匆进餐影响食量,容易导致能量、蛋白质的缺乏而影响学习效率。

2. 超重或肥胖 学龄期儿童可以接受成人的大部分饮食,少数儿童食量大但运动量小,造成超重或肥胖现象。

3. 饮食习惯不良 学龄儿童的饮食习惯和方式容易受电视广告、同学和家人的影响,出现挑食、偏食、吃零食代替正餐、暴饮暴食、吃不健康食品的现象。

二、营 养 需 要

学龄期儿童的膳食要求营养充分、均衡,以满足小儿体格生长、心理和智力发展、紧张学习等需求。

(一)能量、蛋白质、脂肪

学龄期儿童能量、蛋白质(RNI)及推荐脂肪供能比见表4-22。

表4-22 学龄期儿童能量、蛋白质(RNI)及推荐脂肪供能比

年龄 (岁)	能量(RNI)				蛋白质(RNI) (g/d)		脂肪占总能量 百分比(%)
	(MJ/d)		(kcal/d)				
	男	女	男	女	男	女	
6~	7.10	6.67	1700	1600	55	55	25~30
7~	7.53	7.10	1800	1700	60	60	25~30
8~	7.94	7.53	1900	1800	65	65	25~30
9~	8.36	7.94	2000	1900	65	65	25~30
10~	8.80	8.36	2100	2000	70	65	25~30
11~12	10.04	9.20	2400	2200	75	75	25~30

(二)碳水化合物

学龄期儿童碳水化合物适宜摄入量占总能量的55%~65%为宜。其主要来源是谷类和薯类,避免直接摄入过多的食用糖,特别是含糖饮料。

(三)矿物质

学龄期儿童矿物质的用途与参考摄入量见表4-23。

表4-23 学龄期儿童矿物质的用途与参考摄入量(RNI 或 AI)

矿物质/单位	主要用途	RNI 或 AI		
		6~岁	7~岁	11~12岁
钙/mg	促进骨骼生长及恒牙萌出	800	800	1000
铁/mg	①预防缺铁性贫血;②增强免疫能力	12	12	男16 女18
锌/mg	①促进生长发育;②增进食欲;③增强抵抗力	12.0	13.5	男18.0 女15.0
碘/μg	促进生长	90	90	120

(四)维生素

学龄期儿童维生素的用途与参考摄入量见表4-24。

笔记

表 4-24　学龄期儿童维生素的用途与参考摄入量（RNI 或 AI）

维生素/单位	主要用途	RNI 或 AI		
		6~ 岁	7~ 岁	11~12 岁
VitA/μgRE	促进生长，提高抵抗力	600	700	700
VitD/μg	促进钙的吸收，促进骨骼生长	10	10	5
VitB₁/mg	促进食欲、帮助消化	0.7	0.9	1.2
VitB₂/mg	预防口腔生殖综合征	0.7	1.0	1.2
VitC/mg	增强抵抗力和免疫功能	70	80	90

三、膳 食 指 导

1. 摄取营养健康的早餐　早餐摄入不足会影响儿童健康、继而影响儿童学习质量和智力发育。**健康的早餐应包括肉、蛋、奶、谷物、蔬果**，保证上午能量需要。若课间感觉饥饿，**可增加课间餐**。学龄儿童各类食物每日参考摄入量：谷类 250~400g；蔬菜类 300~500g；水果类 200~400g；鱼虾类、禽畜肉类、蛋类 125~225g；牛奶 350ml。

2. 少吃不健康食品　学龄期儿童宜少吃或不吃肉干、肉松、香肠、方便面、罐头类、话梅蜜饯类、烧烤类、油炸类、腌制类、膨化食品及汽水、可乐、冰激凌、冰棒等各种雪糕食品，此类食品或饮料吃的过多，易导致正餐食量下降，出现营养不良、龋齿甚至超重或肥胖现象。

3. 重视户外活动，避免肥胖　少数儿童饮食量与运动量不符，无法消耗多余的能量，出现肥胖现象，在调整饮食的同时更应重视户外活动。

4. 食物合理搭配　食物应注意粗细搭配，色、香、味的搭配，以促进消化液分泌，增进食欲。

5. 食谱示例　学龄儿童一日食谱示例见表 4-25。

表 4-25　学龄儿童一日食谱示例

餐次	食谱名称	原料名称和用量
早餐	豆浆	豆浆 150ml
	面包	面包 100g
	白煮蛋	鸡蛋 50g
	蔬菜沙拉	黄瓜、生菜、胡萝卜等各 30g，沙拉酱 15g
课间加餐	苹果	苹果 150g
午餐	红豆米饭	大米 100g、红豆 15g
	西红柿炖牛肉	牛肉 50g、西红柿 100g
	清炒西兰花	西兰花 75g
	紫菜蛋花汤	紫菜 15g、鸡蛋 50g
晚餐	花卷	面粉 80g
	虾仁豆腐	虾仁 50g、豆腐 100g
	炒三丝	土豆 50g、豆芽 50g、胡萝卜 50g
	大米绿豆粥	大米 50g、绿豆 10g
加餐	酸奶	酸奶 180ml
	香蕉	香蕉 75g

笔记

（张　远）

第七节 青少年营养与膳食

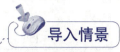 **导入情景**

工作情景：

16 岁女孩，身高 167cm，体重 45kg，食量少，不吃主食，消瘦，家长带其来医院进行咨询。

请思考：

1. 此女孩存有什么营养问题？
2. 对膳食将做哪些指导？

一、主要营养问题

13~18 周岁的青少年正处于长身体、长知识的关键时期，升学压力大，导致学生体育锻炼时间减少，容易出现超重、肥胖的现象。由于第二性征的出现，女生对性和身体形象急剧发育表现出更多的关心和顾虑，在不良心理的暗示下容易出现减肥、节食、厌食等不良行为。维生素、矿物质、蛋白质摄入不足或质量欠佳，可导致消瘦、贫血、水肿、各种生理功能低下、性发育落后和免疫力下降，甚至可能影响智力发育。

二、营养需要

青少年期生长发育仍然旺盛，内脏器官和肌肉系统发育较快，神经系统不断完善，智力发育迅速，活动量加大，脑力劳动和体力劳动均需要消耗大量的能量，**对各种营养素的需求明显增高。**

（一）能量、蛋白质、脂肪

青少年能量、蛋白质（RNI）及推荐脂肪供能比见表 4-26。

表 4-26 青少年能量、蛋白质（RNI）及推荐脂肪供能比

年龄（岁）	能量（RNI）				蛋白质（RNI）(g/d)		脂肪占总能量百分比（%）
	（MJ/d）		（kcal/d）		男	女	
	男	女	男	女			
13~	10.04	9.20	2400	2200	75	75	25~30
14~18	12.00	9.62	2900	2400	85	80	25~30

（二）矿物质

青少年矿物质的用途与参考摄入量见表 4-27。

表 4-27 青少年矿物质的用途与参考摄入量（RNI 或 AI）

矿物质/单位	主要用途	RNI 或 AI	
		13~ 岁	14~18 岁
钙 /mg	满足青少年骨骼突增的需要，增加钙贮备	1000	1000
铁 /mg	①预防缺铁性贫血；②增强免疫能力	男 16 女 18	男 18 女 25

续表

矿物质/单位	主要用途	RNI 或 AI	
		13~ 岁	14~18 岁
锌/mg	①促进生长发育与性成熟；②增进食欲；③提高免疫力	男 18.0 女 15.0	男 19.0 女 15.5
碘/μg	促进生长,预防青春期甲状腺肿	120	150

(三) 维生素

青少年维生素的用途与参考摄入量见表 4-28。

表 4-28　青少年维生素的用途与参考摄入量（RNI 或 AI）

维生素/单位	主要用途	RNI 或 AI	
		13~ 岁	14~18 岁
VitA/μgRE	①维护夜间视力；②促进生长；③提高抵抗力	700	男 800 女 700
VitD/μg	促进钙的吸收,促进骨骼生长	5	5
VitB₁/mg	促进食欲、帮助消化	1.2	男 1.5 女 1.2
VitB₂/mg	①减少压力；②预防口腔生殖综合征	1.2	男 1.5 女 1.2
VitC/mg	增强抵抗力和免疫功能	90	100

三、膳 食 指 导

1. 合理营养,平衡膳食　青少年各类食物每日参考摄入量:谷类 400~500g;蔬菜类 500g;果类 200~400g;虾类、禽畜肉类、蛋类 125~225g;牛奶 500ml。

选用**富含优质蛋白质**的鱼虾、瘦肉、鸡蛋、奶及奶制品,**富含 DHA 的深海鱼类**,提高大脑功能和学习效率。食用谷物时,宜将各种粮食掺和使用,如在大米、小麦中加入少量玉米、豆类、薯类等,以提高蛋白质的营养价值。

2. 吃好早餐　应注意**保证早餐食量与质量**,并适当增加课间餐。不吃或吃不好早餐,上午三四节课血糖水平降低,会产生饥饿感,反应迟钝,影响学习效率。

3. 多吃新鲜的蔬菜和水果　新鲜的蔬菜和水果中富含丰富的维生素 C 和膳食纤维,维生素 C 可促进铁在体内的吸收,也可增加脑组织对氧的利用,膳食纤维可促进消化,帮助肠道蠕动。

4. 规律饮食,勿暴饮暴食　多吃蔬菜、少吃盐、动物脂肪和糖类食品。长期过量饮食,活动量不足,可致脂肪在体内贮存,促使肥胖的发生。

5. 避免盲目减肥　肥胖者宜选用正确的减肥办法,合理控制饮食,少吃肥肉、糖果、油炸食品等高能量食物,同时应增加体力活动,使能量的摄入和消耗达到平衡,以保持适宜的体重。

6. 保健品勿滥用　学生智力发育是多种因素共同作用的结果,不可过分相信保健品促进智力发育的宣传,保证营养搭配足以满足青少年身体发育和学习需要。

7. 食谱示例　青少年一日食谱示例见表 4-29。

表 4-29　青少年一日食谱示例

餐次	食谱名称	原料名称和用量	餐次	食谱名称	原料名称和用量
早餐	大米山药粥	山药 50g、大米 50g	加餐	苹果	苹果 100g
	豆沙包	面粉 100g、豆沙 80g	晚餐	黄金米饭	大米 100g、小米 10g
	茶叶蛋	鸡蛋 50g		酱爆鸡丁	鸡肉 100g
	拌小黄瓜	黄瓜 50g		红烧茄子	茄子 200g
午餐	鲜肉馄饨	猪肉 100g、面粉 100g		葱烧豆腐	豆腐 75g
	发面饼	面粉 150g	加餐	香蕉	香蕉 100g
	拌海带丝	海带 75g			
	香菇炒胡萝卜丝	香菇 50g、胡萝卜 200g			

（张　远）

第八节　中年人营养与膳食

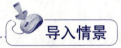 **导入情景**

工作情景：

李先生,46 岁,目前为一企业的中级主管,身高 170cm,体重 70kg,平时血压测定结果经常在 180/100mmHg 左右。因身体不适,前来医院咨询。

请思考：

1. 评价他的营养状况。

2. 帮他设计一个合理的饮食计划。

一、主要营养问题

按 WHO 年龄划分标准,**45~59 岁为中年期**,中年阶段逐渐开始衰老,基础代谢随年龄的增高逐渐下降,消化循环系统逐渐衰退,易出现消化系统疾病。组织器官功能逐渐衰退,易出现情绪不稳、内分泌紊乱、骨质疏松等问题。

二、营养需要

（一）能量

中年人的能量供给切忌过多,应以能量的摄入与消耗量基本一致为宜。年龄越大,能量摄入应**逐渐减少**。能量摄入过多,易出现肥胖,继而增加胆结石、糖尿病、痛风、高血压、冠心病和某些癌症的罹患风险。

（二）蛋白质

中年人对蛋白质的需要量逐渐减少,但是年龄越大,对蛋白质的利用率逐渐下降,故应注重大豆、奶类、鱼类、瘦肉、蛋类等含**优质蛋白质的**食物**摄入**,以满足需要。中年人每天应摄入 70~80g 蛋白质。

（三）脂肪

中年期应适量限制脂肪摄入,特别要**控制动物脂肪**,否则会导致肥胖、高血脂、高血压

 笔记

71

等疾病。

(四) 碳水化合物

中年期要限制能量的过多摄入,最基本的是首先**控制糖类的摄入**,避免直接食用精制食糖,预防肥胖、糖尿病和高血压。

(五) 维生素和矿物质

膳食中注意**维生素 A、维生素 E 和 B 族维生素**的摄入,可以促进代谢,增强抵抗力,提高机体的适应性,预防衰老。注意钙、硒、铁、碘、锌的摄入,限制钠盐,预防骨质疏松、贫血和高血压的发生。同时,膳食中应搭配蔬菜、水果、粗杂粮、豆类和藻类食品,保证膳食纤维的摄入,预防便秘和血脂异常的发生。

(六) 水

应注意**多喝水**,有利于消除体内代谢产物、美容以及预防疾病。

三、膳食指导

为了预防疾病必须养成健康的生活方式,良好的饮食习惯,科学地调配饮食结构,保持营养平衡,合理安排一日三餐。

1. 控制过多热量摄入,避免肥胖　中年人脂肪组织逐渐增加,肌肉和活动相对减少。故每日的总热量摄入应根据活动强度而定,避免肥胖。40~50 岁在成年人的能量摄入量基础上**降低 5%**;50~60 岁在成年人的能量摄入量基础上**降低 10%**。

2. 适量摄入优质蛋白质　中年人每天应摄入 70~80g 蛋白质,建议可选择鱼虾、瘦肉、牛奶、豆制品等。保持每天摄入适量**优质蛋白质**,可延长消化系统退行性变化。

3. 避免糖类、脂肪摄入过多　中年人糖摄入过多,不仅容易肥胖,也容易血糖代谢紊乱。可**适量食用富含果糖的水果、蔬菜**。脂肪摄入宜以植物性脂肪为主,其中的不饱和脂肪酸能促进胆固醇的代谢,防止动脉硬化。动物性脂肪胆固醇含量较高,过多进食可诱发胆结石和动脉硬化。

4. 增加高钙、防癌食物摄入　虾皮等**含钙高食物**可预防骨质疏松、预防贫血和降低胆固醇。防癌食品有菌类、萝卜等,对中年人健康都有积极作用。

5. 饮食宜清淡　多用**蒸、煮、炖**等烹调方式,食物尽量柔软易消化。控制食盐摄入量(<6g/d),以防伤脾胃和引起高血压。少吃或不吃油炸、烟熏、腌制和刺激性食物。**多饮水**,防止出现便秘或体内代谢失调。

6. 规律进餐　饮食粗细搭配,**定时定量,少吃多餐**,避免过饥或过饱。

7. 食谱示例　中年人一日食谱示例见表4-30。

表4-30　中年人一日食谱示例

餐次	食谱名称	原料名称和用量
早餐	花卷	面粉 50g
	小米粥	小米 30g
	芹菜拌鸡丝	芹菜 150g、鸡胸脯肉 30g
	牛奶	脱脂牛奶 200ml
午餐	米饭	粳米 75g
	清蒸鱼	小海鲳 100g
	肉末炒木耳	猪肉 20g、木耳 50g
	紫菜虾皮蛋花汤	紫菜 5g、虾皮 8g、鸡蛋 25g

笔记

续表

餐次	食谱名称	原料名称和用量
晚餐	馒头	面粉 50g
	葱烧豆腐	豆腐 200g、葱 10g
	煮红薯	红薯 75g
	西红柿菠菜疙瘩汤	西红柿 25g、菠菜 50g、面粉 20g
加餐	苹果	苹果 100g

（张　远）

第九节　老年人营养与膳食

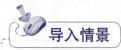

工作情景：

王大爷,男性,75 岁,牙齿松动,长期便秘、腹胀,前来医院咨询。

请思考：

1. 王大爷存在什么营养问题?

2. 老年人应该如何合理膳食?

一、主要营养问题

在我国,60 岁以上为老年期。此期老人主要营养问题有:

(一)胃肠功能减弱

随着年龄的增长,牙齿松动脱落,消化液分泌减少和消化酶活性下降,都将**不利于食物的消化吸收**。肠蠕动减慢,容易发生**便秘**。

(二)代谢功能降低,易患各种慢性病

老年人基础代谢率降低,导致能量的需求逐渐减少,摄入过多,会发生**超重和肥胖**,也增加**恶性肿瘤、心脑血管疾病、糖尿病**的发病率。但摄入过少易发生消瘦,罹患呼吸系统疾病,故应保持正常的体重,保持能量的平衡。

(三)骨质疏松

老年人由于骨密度降低、骨强度下降。妇女绝经后,体内雌激素水平下降,可造成骨量的不断丢失,很容易导致**骨质疏松**和**骨折**。

(四)营养不良和贫血

老年人可因食量减少,胃肠功能降低,消化吸收能力减弱等因素导致食物的摄入量减少而引起营养不良。60 岁以上老年人低体重、贫血患病率远高于中年人群。

二、营 养 需 要

(一)能量

老年人由于基础代谢功能降低、活动减少,能量的需求降低,所以能量供给也要相应的减少,建议 60~70 岁比青壮年供给能量**减少 20%** 左右,70 岁以上减少 **30%** 左右。

(二) 蛋白质

老年人体内分解代谢加强,可导致氮的负平衡,若蛋白质摄入量不足,会影响器官蛋白质合成代谢与更新,影响其功能。老年人的消化功能减弱,肾脏排泄功能减退,蛋白质的供给过多对老年人健康不利。建议多摄入优质蛋白质。老年人蛋白质的摄入量可按 **1.27g/(kg·d)** 计算,或查中国居民膳食营养素推荐摄入量表,老年人能量、蛋白质(RNI)推荐摄入量见表 4-31。

表 4-31　老年人能量、蛋白质(RNI)推荐摄入量

年龄(岁)	能量(RNI)(kcal/d)		蛋白质(RNI)(g/d)	
	男	女	男	女
60~ 轻体力活动	1900	1800	75	65
60~ 中体力活动	2200	2000	75	65
70~ 轻体力活动	1900	1700	75	65
70~ 中体力活动	2100	1900	75	65
80~	1900	1700	75	65

(三) 脂类

老年人应以植物性脂肪为主,减少高动物性脂肪和胆固醇食物的摄入量,脂肪供能比占全日总能量的 20%~30%,其中**饱和脂肪酸、单不饱和脂肪酸、多不饱和脂肪酸**占总能量的比例分别为 6%~8%、10% 和 8%~10%。n-6 和 n-3 比例为 4:1。

(四) 碳水化合物

碳水化合物占膳食总能量的 50%~60%,老年人应选择**以复合碳水化合物为主的淀粉类作为主食,每日可食用 100g 的粗杂粮**,少用或不用蔗糖等简单的糖类,适量选用水果、蔬菜等富含膳食纤维的食物,增强肠蠕动,防止便秘。

(五) 矿物质

为避免矿物质缺乏,应保证蔬菜、水果和薯类的摄入。老年人矿物质的用途与参考摄入量见表 4-32。

表 4-32　老年人矿物质的用途与参考摄入量(RNI 或 AI)

矿物质/单位	主要用途	RNI 或 AI	矿物质/单位	主要用途	RNI 或 AI
钙/mg	预防骨质疏松	1000	硒/μg	抗氧化、抗衰老、抗肿瘤	50
铁/mg	预防缺铁性贫血	15			

(六) 维生素

老年人由于体内代谢和免疫功能降低,需要充足的各种维生素以促进代谢、延缓衰老及增强抵抗力。老年人维生素的用途与参考摄入量见表 4-33。

表 4-33　老年人维生素的用途与参考摄入量(RNI 或 AI)

维生素/单位	主要用途	RNI 或 AI
VitA/μgRE	①维持夜间视力;②抗癌;③抗氧化	800
VitD/μg	①促进钙、磷吸收;②预防骨质疏松症	10
VitE/mgα-TE	抗氧化、抗衰老,可延长细胞寿命	14

续表

维生素 / 单位	主要用途	RNI 或 AI
VitB₁/mg	促进能量代谢,缺乏时可致食欲缺乏、疲劳、胃肠疾病等	1.3
VitC/mg	①维护血管弹性,防止血管硬化,降低胆固醇;②增强免疫力;③促进骨胶原形成	100

三、膳食指导

中国营养学会于 2010 年制定《中国老年人膳食指南》,除应遵循《一般人群膳食指南》中规定的 10 条内容外,另增加了以下 4 条:

(一)食物要粗细搭配、松软、易于消化吸收

老年人的食物要粗细搭配,每日可摄入谷类、薯类及杂豆类 200~350g,其中 100g 左右为全麦、小米、玉米、荞麦、燕麦等粗粮、杂粮或薯类。采用蒸、煮、炖、氽等烹调方式,使食物松软易于咀嚼。每日摄入 500g 蔬菜及 200~400g 水果,不可因为个人口感、牙齿不好等原因拒食蔬菜水果,并在烹制过程中尽量**切碎、煮烂**,帮助咀嚼和消化。食物不宜过黏、过油及过硬。

(二)合理安排饮食,提高生活质量

1. 保证摄入丰富、质优的蛋白质　老年人每日可摄入 300g 奶类及奶制品,50~100g 鱼虾类、禽肉类,50g 畜肉类,25~50g 蛋类,30~50g 大豆及坚果类。中国老年人平衡膳食宝塔见图 4-5。

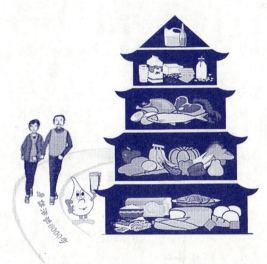

油　20~25 克
盐　5 克

奶类及奶制品　300 克
大豆类及坚果　30~50 克

畜肉类　50 克
鱼虾,禽类 50~100 克
蛋类 25~50 克

蔬菜类　400~500 克
水果类　200~400 克

谷类薯类及杂豆　200~350 克
水　1200 毫升

图 4-5　中国老年人平衡膳食宝塔(2010 年)

2. 创设舒适的进餐环境,保持良好的进食情绪　就餐时应提供安静、舒适的进餐环境,尽量与家人一起就餐,以促进老年人身心健康,减少疾病,延缓衰老,提高生活质量。

(三)重视预防营养不良和贫血

老年人应保证鱼、禽、瘦肉、蔬菜、水果的摄入。**饭前、饭后 1 小时不宜喝浓茶、咖啡**。积极治疗慢性萎缩性胃炎、钩虫病等原发病。必要时遵医嘱服用补充剂。

(四)多做户外活动,维持健康体重

老年人应坚持每天运动,**每天至少半小时的户外活动**。WHO 推荐最适宜的户外活动时间为 9:00~10:00 或 16:00~20:00 这两个时间段,夏季上午可提前半小时,晚上可延后半小时。

老年人一日食谱示例见表 4-34。

表 4-34　老年人一日食谱示例

餐次	食谱名称	原料名称和用量
早餐	馒头	标准粉 50g
	牛奶	牛奶 250ml
	白煮蛋	鸡蛋 50g
	火龙果	火龙果 100g
午餐	米饭	大米 75g
	鱼头炖豆腐	大头鱼 200g、豆腐 100g
	香菇炒油菜	香菇 20g、油菜 200g
晚餐	发面饼	标准粉 50g
	肉炒三丝	猪肉 30g、豆芽 100g、土豆丝 75g、胡萝卜 50g
	杂粮粥	红豆 10g、绿豆 10g、花生 10g、大米 30g
加餐	香蕉	香蕉 100g

（季兰芳　张　远）

 思考与练习

一、A1 型题

1. 关于幼儿膳食要求不正确的是
   A. 多吃高能量食品
   B. 少量多餐
   C. 每周至少一次动物肝脏和血
   D. 每周至少一次海产品
   E. 保证维生素 D 的摄入

2. 为促进吸收,婴儿配方奶粉中脱去了牛奶中部分
   A. 乳糖
   B. 脂肪
   C. 维生素 A
   D. 钙、磷、钠
   E. 牛磺酸

3. 下列不适宜老年人的措施是
   A. 热量摄入适当减少
   B. 控制脂肪摄入量
   C. 减少蛋白质的摄入量
   D. 控制食盐的摄入量
   E. 适当补铁

4. 孕妇缺碘可导致胎儿发生
   A. 新生儿畸形
   B. 甲状腺肿大
   C. 克汀病
   D. 佝偻病
   E. 克山病

5. 与老年人骨质疏松有密切关系的营养素是
   A. 铁
   B. 硒
   C. 钙
   D. 锌
   E. 钠

二、A2 型题

1. 女生文文,处于青春发育期,应常吃何种食物以增加碘的摄入
   A. 牛奶
   B. 瘦肉
   C. 海产品
   D. 蔬菜
   E. 水果

2. 方女士,2 个月前顺产一男婴后给予母乳喂养,她的能量摄入量应在非孕妇的基础增加
   A. 200kcal/d
   B. 300kcal/d
   C. 500kcal/d
   D. 600kcal/d
   E. 800kcal/d

3. 助产士小高为一刚出生的婴儿测量身长、体重、头围、胸围,对相关数据的描述错

 笔记

误的是
.

    A. 出生时平均体重 3.2kg   B. 出生时平均身长 50cm

    C. 出生时头围平均约为 34cm   D. 出生时头围小于胸围

    E. 男孩头围略大于女孩

4. 某实习护生对孕末期妇女的膳食指导,不妥的是

    A. 每日饮奶至少 250ml   B. 每日 3 只鸡蛋

    C. 每周至少 3 次鱼类   D. 每周进食动物肝脏 1 次

    E. 每周进食动物血 1 次

5. 9 岁男童牛牛,每日需能量 2000kcal,碳水化合物占能量的 60%,每天碳水化合物的摄入量为

    A. 150g   B. 200g   C. 250g   D. 300g   E. 350g

6. 幼儿泽泽,13 个月,出生后一直人工喂养牛奶,3 个月后开始只添加辅食鸡蛋,发现该婴儿生长迟缓、面色苍白,最可能缺乏的营养素是

    A. 钙   B. 铁   C. 锌   D. 蛋白质   E. 维生素缺乏

7. 某哺乳期妇女出现了腰背疼痛、牙齿松动现象,考虑钙缺乏,我国乳母每日钙的推荐摄入量为

    A. 800mg   B. 1000mg   C. 1200mg   D. 1500mg   E. 2000mg

8. 一名 4 个月的宝宝每日脂肪的供能比约占总能量的

    A. 10%~20%   B. 20%~30%   C. 30%~40%

    D. 45%~50%   E. 50%~60%

9. 对一孕前体质指数正常,现已孕 20 周的孕妇,建议每周体重增长

    A. 0.3kg   B. 0.4kg   C. 0.5kg   D. 0.6kg   E. 0.8kg

10. 护士在宣传母乳喂养优点时,下列不妥的是

    A. 容易消化吸收   B. 经济、方便、卫生

    C. 促进母婴感情   D. 增强免疫力

    E. 母乳喂养可预防婴儿缺铁性贫血

11. 某孕妇,时有头晕眼花现象,考虑可能是孕期生理性贫血,其较为明显的阶段是

    A. 孕 10 周以前   B. 孕 10~20 周   C. 孕 20~30 周

    D. 孕 28~32 周   E. 孕 35 周以后

12. 学生小应的表姐新婚燕尔,听说补充叶酸可有效预防新生儿神经管畸形,孕妇补充叶酸的时期为

    A. 孕前期   B. 孕早期   C. 孕中期

    D. 孕晚期   E. 孕前期 + 整个孕期

13. 母乳喂养的婴儿出生 2~4 周就要补充的维生素是

    A. 维生素 A   B. 维生素 B   C. 维生素 C

    D. 维生素 D   E. 维生素 E

14. 某实习生在回答母乳中钙的营养时,下列说法错误的是

    A. 母乳钙含量比牛奶高   B. 钙磷比例适宜

    C. 吸收率高   D. 母乳中乳清蛋白含量高

    E. 母亲膳食钙摄入量对乳汁中钙含量的影响不大

15. 陈女士,足月顺产娩出体重 3.6kg 的男婴,实习护生在叙述人初乳的特点时,错误的是

    A. 量少、淡黄色、质略稠   B. 蛋白质的含量高达 10%

C. 脂肪含量比成熟乳多　　　　　　　D. 含有丰富的抗体

E. 为婴儿提供较多的特殊营养素

三、A3/A4 型题

(1~3 题共用题干)

孕妇小英,现怀孕 30 周前来营养咨询,体重比孕前增加了 6kg。

1. 该孕妇目前的体重属于

　　A. 营养不良　　B. 消瘦　　　　C. 正常　　　　D. 超重　　　　E. 肥胖

2. 建议每日增加蛋白质的摄入量为

　　A. 5g　　　　　B. 10g　　　　 C. 15g　　　　D. 20g　　　　E. 30g

3. 每日钙的适宜摄入量为

　　A. 600mg　　　B. 800mg　　　C. 1000mg　　D. 1200mg　　E. 1500mg

(4~5 题共用题干)

王女士,育有一 3 个月的女婴,一直以来给予母乳喂养,现就辅食的添加问题前来咨询。

4. 婴儿首先添加的辅食为

　　A. 蛋类　　　　　　　　　　B. 谷类　　　　　　　　　　C. 豆腐

　　D. 蔬菜　　　　　　　　　　E. 肉类

5. 婴儿开始添加蛋黄比较合适的时间是

　　A. 1~2 个月　　　　　　　　B. 2~3 个月　　　　　　　　C. 3~4 个月

　　D. 4~6 个月　　　　　　　　E. 7 个月以后

笔记

第五章 营养缺乏性疾病膳食防治

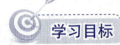

学习目标

1. 掌握常见营养缺乏性疾病的识别要点与膳食防治原则。
2. 熟悉常见营养缺乏性疾病的高危人群分布。
3. 了解常见营养缺乏性疾病的可能发病机制。
4. 能对常见营养缺乏性疾病的高危人群进行早期识别与膳食防控。

近年来,随着我国经济水平的快速发展,我国城乡居民的膳食、营养状况虽然有了明显改善,但是蛋白质-能量缺乏所致的营养不良在我国部分地区和特殊人群中仍时有发生,维生素与矿物质这些"微量营养素"的缺乏在我国不同人群中仍严峻存在,并严重影响着人们的健康。

第一节　蛋白质-能量营养不良膳食防治

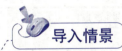

工作情景:

某 10 个月龄患儿,母乳喂养至 4 个月后,家人开始以米粉为主进行辅食添加,很少有鱼和肉类食品。近 3 个月来患儿出现反复腹泻,大便稀水样或蛋花样,并且明显消瘦,生长缓慢。

请思考:

1. 该患儿可能患的是何种疾病?
2. 患儿入院后还需进一步做哪些检查? 在治疗中如何做好膳食指导?

蛋白质-能量营养不良(protein-energy malnutrition,PEM)是由于长期**缺乏能量和(或)蛋白质**所致的一种以体重下降、能量代谢异常、血浆蛋白减少和免疫功能低下为特点的**全身性消耗性病症,主要见于贫困地区 3 岁以下的婴幼儿**,并可伴有各种器官不同程度的功能紊乱和性格、行为、心理等改变。

一、临床分型与营养评价

(一) 临床分型

依据临床表现的不同,PEM 分为三种类型:

1. 消瘦型　由于**能量严重不足**引起,**消瘦为其特征**,表现为身材矮小、体重低下(常位于其**标准体重的 60% 以下**),皮下脂肪减少、肌肉松弛;皮肤干枯、多皱,失去弹性和光泽,呈

79

老人脸、骨瘦如柴貌;头发纤细而无光泽、干、脆,易脱落;精神委靡或烦躁不安;各系统器官功能低下,易出现体弱、乏力、低血压、低体温、腹泻等症状,无水肿,血浆总蛋白和白蛋白正常。

2. **水肿型**　由于**蛋白质严重缺乏引起,周身水肿为其特征**,水肿为凹陷性,皮下脂肪不减,甚至增多,外观虚胖,表情淡漠,伴有毛发稀疏、干、脆、枯黄,指甲薄脆,有横沟,皮肤干燥,肝脏大,肌肉萎缩,肌张力低下,甚至不能站立或行走。血浆总蛋白和白蛋白明显降低。

3. 混合型　介于上述两型之间,病人体重有明显下降且伴有水肿。

(二)营养评价

根据临床表现、体格测量以及适当的实验室检查,可对营养不良病人做出科学的评价,其中体格测量是评估营养不良的最为简易方法,目前国际上对不同状态儿童营养不良的测量指标和意义见表5-1。另外,根据具体体征,临床上也有对婴幼儿营养不良的分度标准(表5-2)。

表5-1　不同状态儿童营养不良的测量指标与意义

体型	指标	同龄同性别			意义
		$<\overline{X}-3s$	$<\overline{X}-2s$	$<\overline{X}-s$	
体重低下	体重	重度	中度	轻度	反映过去和(或)现在有慢性和(或)急性营养不良
生长迟缓	身高	重度	中度	轻度	反映过去或长期慢性营养不良
消瘦	体重/身高	重度	中度	轻度	反映近期急性营养不良

表5-2　婴幼儿营养不良的分度标准

体征	Ⅰ(轻)度	Ⅱ(中)度	Ⅲ(重)度
体重低于正常均值	15%~25%	25%~40%	40%以上
腹部皮褶厚度	0.8~0.4cm	0.4cm以下	消失
肌张力	基本正常	减低、肌肉松弛	减低、肌肉萎缩
精神状态	基本正常	不稳定、易疲乏烦躁不安	精神委靡、反应低下抑制与烦躁交替

课堂练习

患儿营养不良类型判断

某1岁营养不良男孩,经医护人员对其体检发现其身长70cm,体重5kg,腹部皮褶厚度为0.3cm,肌张力减低,肌肉松弛,情绪不稳定,已知该地区同年龄、同性别健康儿童的平均身长为73cm,标准差为2.5cm,体重为10kg,标准差为0.91kg。

请思考:

该患儿体型属于哪一类?营养不良属于何种程度?

二、膳食影响因素

(一)摄入不足

婴幼儿处于生长发育的阶段,对营养素尤其是蛋白质的需要相对较多,**喂养不足**是导致营养不良的主要原因。如母乳不足未及时添加其他富含蛋白质的食品;奶粉配制过稀;突然

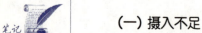

停奶而未添加辅食；长期以淀粉类食品如粥、米粉、奶糕等喂养等。较大儿的营养不良多是由婴儿期营养不良的继续或因**不良饮食习惯**如挑食、偏食、吃零食过多、不吃早餐等引起。

（二）消化吸收不良

由于消化系统功能或解剖障碍的异常如唇裂、腭裂、幽门梗阻、迁延性腹泻、过敏性肠炎、吸收不良综合征等均可影响食物的消化和吸收。

（三）需要量增加

急、慢性传染病（如麻疹、伤寒、肝炎、结核）的恢复期、生长发育快速阶段等均可因需要量增加而造成营养相对缺乏，糖尿病、大量蛋白尿、发热性疾病、甲状腺功能亢进、恶性肿瘤等均可使营养量的消耗增加而导致营养不良。先天不足和生理功能低下如早产、双胎因追赶生长而需要量增加可引起营养不良。

三、膳食防治指导

1. 合理喂养　大力**提倡母乳喂养**，对母乳不足或不宜母乳喂养者应及时给予指导，**选用正规奶粉**，采用混合喂养或人工喂养并及时添加辅助食品；**纠正儿童偏食、挑食、吃零食的不良习惯**，小学生早餐要吃饱，午餐应保证供给足够的能量和蛋白质。

2. 防治传染病和先天畸形　按时进行预防接种，对患有唇裂、腭裂及幽门狭窄等先天畸形者应及时手术治疗。

3. 推广应用生长发育监测图定期测量体重，并将体重值标在生长发育监测图上，如发现体重增长缓慢或不增，应尽快查明原因，予以纠正。

4. 轻度或慢性营养不良干预　可进行膳食干预，在饮食调整中应根据病人的实际消化能力和病情逐步增加，不能操之过急，一旦摄食过度，机体便会出现消化不良、腹泻等症状。轻症可从每日 250~330kJ/kg 开始，中、重度可参考原来的饮食情况，从每日 165~230kJ/kg 开始，逐步少量增加；若消化吸收能力较好，可逐渐加到每日 500~727kJ/kg，并按实际体重计算热能。食品除乳制品外，可给予豆浆、蛋类、肝泥等**高蛋白食物**。蛋白质摄入量从每日 1.5~2.0g/kg 开始，逐步增加到 3.0~4.5g/kg，过早给予高蛋白食物，可引起腹胀和肝大。另外，食物中还应含有丰富的维生素和微量元素。

第二节　维生素缺乏症膳食防治

一、维生素 A 缺乏症膳食防治

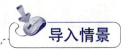 **导入情景**

工作情景：

张某，男，18 岁，学生。近 2 周以来感觉眼部不适、发干，有烧灼感，有怕光、流泪等症状，到医院就诊检查后发现张某皮肤干燥、上臂外侧有棘状丘疹。

请思考：

1. 张某可能患的是何种营养缺乏疾病？判断依据是什么？

2. 如何为其进行膳食指导？

笔记

维生素 A 缺乏症是因为体内缺乏维生素 A 而引起的以眼和皮肤病变为主的全身性疾病，多见于 1~4 岁小儿，我国属于轻到中度儿童维生素 A 缺乏地区。

（一）维生素 A 缺乏症的识别

1. 高危因素　膳食中缺乏动物性食物的贫困地区,2 岁以下婴幼儿及患腹泻或胆道疾病的人为维生素 A 缺乏的高危人群。

2. 临床表现

（1）眼部表现:最早的症状是**暗适应差**,继而眼结膜及**角膜干燥**,典型者在球结膜上可出现银灰色 Bitot 斑,以后发展为**角膜软化**,故又称**夜盲症、眼干燥症、角膜软化症**。眼部症状虽然在大多数病人出现较早,但较大儿童的眼症状常出现于其他症状之后。

（2）皮肤表现:可表现为**干燥、脱屑,角化增生**,角化物充满于毛囊腔内,且突出表皮,故抚摸时有鸡皮疙瘩或粗沙样感觉。于四肢伸侧及肩部最为显著,4 岁以下的婴儿少见此症状。此外,尚有指甲多纹、失去光泽,毛发干脆易脱落等。

（3）其他表现:由于维生素 A 缺乏时呼吸道及泌尿道上皮增殖和角化,以及免疫功能下降,易引起呼吸道继发感染。舌味蕾因上皮角化味觉功能丧失,影响食欲,有的患儿可有呕吐。婴幼儿时期可见体格发育迟缓。严重缺乏维生素 A 时可见血细胞生成不良形成贫血。

（二）膳食防治指导

1. 危险因素的防控　积极预防和干预妊娠、哺乳母亲的维生素 A 缺乏,强调母乳喂养婴儿,当母乳不足或不能母乳喂养时,选择强化维生素 A 的配方奶;积极治疗原发疾病,如患麻疹、疟疾和结核病等感染性疾病,以及慢性消耗性疾病,使体内代谢恢复正常,以便机体吸收和利用胡萝卜素或维生素 A。

2. 改善饮食　经常食用肝脏等**富含维生素 A 的动物性食物**,以及**富含胡萝卜素的绿叶蔬菜和橙色或黄色的水果**,如香蕉、柿子、橘、桃等,有助于增加膳食维生素 A 的摄入量;强化维生素 A 或胡萝卜素的食品也可增加维生素 A 的摄入。

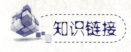 **知识链接**

维生素 A 缺乏症的食谱推荐

1. 清炖鲫鱼汤　食材:新鲜鲫鱼;制作与使用方法:鲫鱼,洗净,清炖鲫鱼汤,食鱼饮汤。

2. 菠菜猪肝汤　食材:鲜菠菜 60~90g,猪肝 120g;制作与使用方法:同煮汤食之。

3. 朱砂蒸鸡肝　食材:鸡肝 1 副、朱砂 0.5g;制作与使用方法:将朱砂与鸡肝拌匀,放入小碗内,加水少许,隔水蒸熟食用,可每日或隔日一次。

二、维生素 D 缺乏症膳食防治

维生素 D 缺乏症是由于体内维生素 D 不足所致的骨矿化受损等一系列骨骼相关疾病的总称,维生素 D 缺乏在儿童可出现**佝偻病**,成人可出现**骨软化病和骨质疏松症**。

（一）佝偻病

该病多见于婴幼儿,特别是 3~18 个月龄,主要特征是生长的长骨干骺端软骨板和骨组织钙化不全,并可影响肌肉发育及神经兴奋性的改变,年龄不同,临床表现不同,及早地识别与膳食防治,对于该病具有重要的意义。

1. 佝偻病的识别

（1）初期:多自 3 个月左右开始发病。早期常有非特异的**神经精神症状**如夜惊、多汗、烦躁不安等,**枕秃**也较常见。同时可有轻度的**骨骼改变体征**。X 线片可无异常或见临时钙化带模糊变薄、干骺端稍增宽。血生化改变轻微,血钙、血磷正常或稍低,碱性磷酸酶正常或稍高。

（2）激期：常见于 3 个月至 2 岁的小儿。有明显的夜惊、多汗、烦躁不安等症状。同时可有中度的骨骺改变体征，头型变成"方颅"，肋骨上可出现串珠，严重者，在手腕、足踝部亦可形成钝圆形环状隆起，称手镯、足镯。1 岁左右的小儿可见到胸骨和邻近的软骨向前突起，形成"鸡胸样"畸形改变。X 线片可见临时钙化带模糊消失，干骺端增宽，边缘不整呈云絮状，毛刷状或杯口状，骨骺软骨加宽。血钙、血磷均降低，碱性磷酸酶增高。

（3）恢复期：活动期经晒太阳或维生素 D 治疗后，症状消失，体征逐渐减轻、恢复。X 线片可见临时钙化带重现、增宽、密度加厚。血钙、血磷、碱性磷酸酶恢复正常。

（4）后遗症期：多见于 3 岁以后的小儿。经治疗或自然恢复，症状消失，骨骼改变不再进展。X 线及血生化检查正常，仅留有不同程度的骨骼畸形。

2. 膳食防治指导　高发年龄段的婴幼儿有足够时间**户外活动**，可以预防发病。现认为，确保儿童**每日获得维生素 D 400IU 是预防和治疗的关键**，针对不同个体差异，在应用中应注意以下几点：①母乳喂养或者部分母乳喂养足月婴儿，应在生后 2 周开始补充维生素 D 400IU/d，早产儿、低出生体重儿、双胎儿生后 1 周开始补充维生素 D 800IU/d，均补充至 2 岁。如果生长速度快，即便夏季阳光充足时，也不宜减量或停用维生素 D。一般不必加服钙剂，但乳类摄入不足和营养欠佳时可适当补充微量营养素和钙剂。②非母乳喂养的婴儿、每日奶量摄入小于 1000ml 的儿童，以及奶制品、鸡蛋或者强化维生素 D 食物摄入较少的青少年，应当补充维生素 D 400IU/d。

（二）骨软化病

骨软化病又称软骨病，早期表现为腰酸腿痛，行动不便，骨骼有压痛，两股内收肌紧张，久之骨骼脱钙而骨质疏松、骨骼畸形。营养因素所致者改善饮食、补充维生素 D 及钙剂即可治愈，但已形成的骨骼畸形不能恢复。改良风俗习惯，增加户外活动，改善营养状况即可预防。

三、维生素 B_1 缺乏症膳食防治

维生素 B_1 缺乏症是由于机体维生素 B_1 不足或缺乏所引起的一种全身性疾患，临床上习惯称为脚气病。该病多发生于以白米为主食的地区，任何年龄段均可发病。

（一）维生素 B_1 缺乏症的识别

早期症状不典型，疲乏、无力，下肢常有沉重感，肌肉酸痛，尤以腓肠肌明显，常有厌食、体重下降、消化不良和便秘。此外，可有头痛、失眠、不安、易怒、健忘等精神神经系统症状，依据临床表现分干性脚气病、湿性脚气病、混合性脚气病以及婴儿脚气病。

1. 干性脚气病　以**神经症状**为主，常有上行性对称性周围神经炎，表现为运动和感觉障碍。典型期下肢症状明显，同时足趾的背屈动作受阻。跟腱和膝反射异常，即初期增强，后减弱、终于消失。重者手臂肌肉也可同样受累。感觉障碍远端严重，初期过敏，继之疼痛以及触感消失。病程长者，有肌肉萎缩，共济失调，可出现异常步态。

2. 湿性脚气病　以**水肿和心脏症状**为主，多有心悸、心动过速和水肿。有循环障碍者，可出现端坐呼吸和发绀。常出现心界扩大，以右心明显，有收缩期杂音，舒张压多降低。水肿多起于下肢，可遍及全身。浆膜腔积液可发生在心包腔、胸腔和腹腔。由于硫胺素缺乏而死亡者，约有 60% 的人有心包积液。

3. 混合性脚气病　该类型脚气病兼具有干性和湿性脚气病的特征，既有神经炎又有**心力衰竭和水肿**。

4. 婴儿脚气病　多发生于 2~5 个月的婴儿，病情急，发病突然。患儿初期食欲缺乏、呕吐、兴奋、腹痛、便秘、水肿、心跳快、呼吸急促和困难，以及有喉头水肿而失音，可形成特殊的喉鸣。晚期有发绀，心脏扩大，心力衰竭。肺充血及肝淤血均可发生。严重者，体温下降、全

身冰冷、口唇及指甲发紫、全身水肿、血压降低,最后可因呼吸困难和心力衰竭而死亡。

（二）膳食防治

1. 增加含维生素 B_1 丰富食物的摄入 维生素 B_1 广泛存在于天然食物中,但含量随食物种类而异,且受收获、储存、烹调、加工等条件影响。最为丰富的来源是**葵花子仁、花生、大豆粉、瘦猪肉**;其次为小麦粉、小米、玉米、大米等谷类食物;鱼类、蔬菜和水果中含量较少。建议**食用碾磨度不太精细的谷物**,可防止维生素 B_1 缺乏。

2. 合理烹调减少维生素 B_1 的损失 维生素是水溶性维生素,**避免过度淘米和去米汤**,烹调时过度淘米或去米汤则使其几乎全部损失。另外,烹调时加碱也会对维生素 B_1 造成一定的破坏。

3. 纠正不良的饮食习惯 膳食**不应长期应用精米、面**,最好掺一些杂粮和粗粮。鼓励多吃肉类和豆制品,并改变偏食、挑食的不良习惯。

四、维生素 B_2 缺乏症膳食防治

维生素 B_2 缺乏症又名**核黄素缺乏症**,是一种较常见的营养缺乏病,在一些发展中国家,人群中患病率极高。

（一）维生素 B_2 缺乏症的识别

维生素 B_2 缺乏症的临床症状多为非特异性,并且达到一定程度才会出现,但维生素 B_2 缺乏所致的症状常有群体患病的特点,常见的临床症状有唇炎、口角炎、舌炎、鼻及睑部的脂溢性皮炎,男性有阴囊炎,女性偶见阴唇炎,故又称为**口腔 - 生殖综合征**。

其他表现,如眼部可表现为结膜充血、角膜充血、睑缘炎、角膜血管增生。病人可有视力模糊、畏光、流泪、视力疲劳等症状。维生素 B_2 与视黄醇一起参与感光作用,维生素 B_2 缺乏可以使暗适应能力降低。另外,维生素 B_2 缺乏常影响铁在体内的吸收利用,致血中铁水平降低,严重者可出现缺铁性贫血。

（二）膳食防治

1. 增加含维生素 B_2 丰富食物的摄入 维生素 B_2 广泛存在于天然食物中,但因其来源不同,含量差异很大。动物性食品,尤以**动物内脏**如肝、肾、心肌等**含量最高**;其次是**蛋类、奶类**;大豆和各种绿叶蔬菜也含有一定数量,其他植物性食物含量较低。

2. 膳食制度与合理烹调 养成良好的膳食制度与饮食习惯,克服长期偏食、节食等不良习惯,重视富含维生素 B_2 的摄入。烹调时适量加醋或避免加碱,有利于保护维生素 B_2 作用的发挥。

五、叶酸缺乏症膳食防治

叶酸缺乏症是指由于叶酸摄入不足或吸收不良引起的以巨幼细胞贫血为特征的临床综合征。世界卫生组织推荐,孕妇每日叶酸供应量为 $400\mu g$,但据调查,我国育龄妇女膳食叶酸摄入量平均每天不足 $266\mu g$,减去烹调损失,实际摄入量不足 $200\mu g$,远远低于推荐标准。

（一）叶酸缺乏症的识别

1. 巨幼细胞贫血 我国以西北地区较多见,常有营养缺乏病史,新鲜蔬菜及动物性食物摄入少,加上饮食和烹调习惯不良,因此,常伴有复合性营养不良表现,如缺铁、缺乏维生素 B_1、维生素 B_2、维生素 C 及蛋白质。婴儿期营养不良性巨幼细胞贫血好发于 6 个月 ~2 岁,尤其是应用山羊乳及煮沸后的牛奶喂养者。母亲有营养不良、患儿并发感染及维生素 C 缺乏易发生。

2. 胎儿神经管畸形 叶酸摄入量预防神经管畸形的机制至今还不明确,但可以肯定神经管畸形是由于复杂的基因和营养因素相互作用的结果。

3. 宫内生长迟缓 妊娠妇女体内的叶酸水平和婴儿的出生体重有显著相关,有报道妊娠妇女第 3 个月时血清和红细胞叶酸的水平(尤其是红细胞叶酸水平)可以作为新生儿出生体重的预测指标。同时孕妇的叶酸水平和流产、早产的发生率相关,叶酸水平高,发生率则低。

4. 其他 感染、饮酒、妊娠高血压综合征以及合并溶血缺铁及分娩时出血过多均可诱发叶酸缺乏症。

(二)膳食防治

合理膳食,避免酗酒。自然界中叶酸广泛存在于动物性和植物性食物中,如**肉类、肝、肾、酵母、蘑菇、新鲜蔬菜**(菠菜、莴苣、芦笋)、豆类和水果中,应多吃该类食物。叶酸衍生物不耐热,食物烹煮时间不宜过长或重复加热。对于叶酸摄入不足的孕妇,还应该服用叶酸补充剂。

六、维生素 C 缺乏症膳食防治

维生素 C 缺乏症是由于缺乏维生素 C 而引起的全身性出血的疾病,中国人民的膳食中有大量新鲜蔬菜摄入,所以维生素 C 的摄入量基本上可以满足生理需要,但有些地区处于蔬菜、水果供应淡季时,轻度的维生素 C 缺乏还是时有发生。

(一)维生素 C 缺乏症的识别

1. 早期症状 倦怠、乏力、性情急躁,牙龈松动肿胀、关节肌肉疼痛,皮肤黏膜出血,食欲下降,体重减轻等,小儿可有消化不良、生长迟缓等表现。

2. 典型症状 ①**牙龈肿胀、疼痛、出血**,严重者牙齿松动甚至脱落。②**皮肤毛囊过度角化**,带有出血性晕轮,继之,毛囊肿胀肥厚,使皮肤更加粗糙。毛囊周围出现的瘀斑,可发展成溃疡,严重时因腹腔、心包、颅内出血,有猝死的可能。小儿尤其是 5~24 个月龄的婴儿因骨膜下出血,导致下肢肿胀、疼痛,两大腿外展,小腿内弯,呈假性瘫痪状。③全身一般状况差,常有**贫血、水肿,机体抵抗力下降**,伤口愈合延缓而易继发感染。

(二)膳食防治指导

选择富含维生素 C 的食物,如西兰花、甘蓝、青椒、柠檬、橙子、猕猴桃等蔬菜和水果。改进烹调方法,**减少维生素 C 在烹调中的损失**。防止盲目追求时尚膳食及不科学延寿行为等。人工喂养儿应添加富含维生素 C 食物或维生素 C。疾病、手术前后、吸烟者、口服避孕药时,南北极地区工作者应适当添加维生素 C 摄入量。

第三节 矿物质缺乏症膳食营养防治

一、铁缺乏症膳食营养防治

铁是人体含量最多的也是最容易缺乏的必需微量元素,铁缺乏症在婴幼儿、青春期少女、孕妇、老年人更容易发生,已被 WHO 列为全球性预防和控制的疾病之一。

(一)铁缺乏症的识别

1. 高危因素 **2 岁以下婴幼儿、青春期少年**,因生长快速,血容量快速增加,男性青少年的肌肉量迅速增加和女性青少年的月经失血,对铁的需要量相对较高,是铁缺乏高危人群;4~6 个月龄后婴儿的辅助食品以未强化铁的植物性食物为主;母亲妊娠期铁摄入不足或罹患影响铁代谢的妊娠期糖尿病、早产儿、低出生体重儿、双胎/多胎,致使胎儿期铁储存不足,可造成婴儿出生早期铁缺乏;膳食中缺乏肉类等动物性食物;腹泻、消化道出血等各种胃肠道疾病,以及长期反复感染均可导致铁缺乏。

2. 临床表现

(1) 神经系统方面:缺铁儿童易烦躁或冷漠呆板,影响智商。青少年表现为注意力不集中,学习记忆能力、认知能力下降。

(2) 体质方面:贫血者多体弱,容易疲劳,工作耐力下降,常伴心慌、气短、头晕,厌食,抗寒能力降低等症状,容易感染及反复感染。严重者出现面色苍白、指甲脆薄、反甲和肝脾轻度肿大,严重者甚至死亡。

(二) 膳食防治指导

1. 婴幼儿的防治　首先应大力提倡母乳喂养,婴儿3个月前母乳中的铁81%可被吸收,早产儿和足月小样儿出生后5周应加用元素铁2mg/(kg·d),足月儿补铁不应迟于4个月(元素铁1mg/(kg·d),直至1岁。

2. 孕妇的防治　在孕期32~36周开始补充元素铁2mg/(kg·d),可使贫血孕妇血红蛋白(Hb)恢复正常和提高无贫血孕妇的铁储备,而且可预防婴儿在6个月内发生铁缺乏症。

3. 大龄儿童和妇女的防治　应重视去除高危因素,注意膳食搭配,摄入足够的热能、蛋白质、维生素C和血红素铁。膳食中铁的良好来源为动物内脏、动物全血、畜禽肉类、黑木耳等,乳及乳制品、蛋、谷类、豆类和蔬菜含铁量不高,吸收率也低,膳食合理搭配可增加膳食中铁的吸收率。

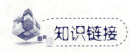知识链接

中国消除铁缺乏行动

2002年国家卫生和计划生育委员会(原卫生部)批准将乙二胺四乙酸(EDTA)铁钠用于酱油强化;2003年中国得到全球改善营养联盟(GAIN)的资助,由中国疾病预防控制中心实施"利用铁强化酱油改善我国居民缺铁性贫血"项目;2004年10月8日卫生部启动了"铁强化酱油项目实施行动计划";2010年10月21日中国疾控中心食物强化办公室启动了"铁强化酱油"项目二期,将进一步扩大"铁强化酱油"的布货渠道,让更多的城市和农村,能够买到铁强化酱油。

二、钙缺乏症膳食营养防治

正常成人体内约有1.0~1.2kg的钙,这需要用大半生的时间积累。由于中国居民膳食模式的影响,多项调查显示,我国城乡人均每日钙摄入量尚不足世界水平(800mg/d)的一半,钙缺乏现状十分严峻。

(一) 钙缺乏症的识别

1. 高危因素　2岁以下婴幼儿、青春期少年、更年期女性以及老年人是钙缺乏的高危人群;母亲妊娠期钙和(或)维生素D摄入不足、早产儿、低出生体重儿、双胎/多胎等,易致使胎儿期钙储存不足,造成婴儿出生早期钙缺乏;母乳不足及断母乳后未用配方奶或其他奶制品替代,儿童、青少年膳食中缺乏奶类等高钙食物;大量果汁及碳酸饮料挤占奶类摄入;患腹泻、胃肠道疾病时,肠道钙吸收利用不良;维生素D不足或缺乏,以及患肝脏、肾脏疾病而影响维生素D活性。

2. 临床表现

(1) 骨骼、牙齿发育障碍:多见于儿童,长期钙摄入不足,并伴随维生素D缺乏,可引起儿童**骨钙化不良**,生长发育迟缓,软骨结构异常,牙齿不坚固,易患龋齿,严重者出现**佝偻病**。

(2) 婴儿手足搐搦症:婴儿缺钙使血钙过低,导致神经肌肉兴奋性增高,手足因屈肌群兴奋亢进而痉挛抽搐,严重者发生突发性喉痉挛,多见于喂养不当的婴儿。

笔记

（3）骨软化与骨质疏松：成人骨钙沉积减少，钙丢失增加。膳食钙缺乏，可加重骨钙丢失程度，发生骨软化与骨质疏松。骨软化多见于生育次数多，哺乳时间长的妇女，骨质疏松多发生于老年人。病人有腰痛，易骨折。骨质疏松还与雌激素分泌减少、维生素 D 摄入不足有关。

（4）出血以及血压升高：许多报道钙摄入量不足与高血压的发生有关，膳食钙对血压有一定的调节作用。但钙与高血压的关系仍有争议。

3. 骨矿物质检测 双能 X 线吸收法测定骨矿物含量（BMC）和骨密度（BMD），具有快速、准确、放射性低以及高度可重复等优点，被认为是评估人体骨矿物质含量而间接反映人体钙营养状况的较理想指标，但检测价格昂贵，不便推广。

（二）膳食防治指导

1. 含钙食物的摄取 乳与乳制品含钙丰富，吸收率也高，是天然钙质的极好来源，当维生素 D 水平保持适宜时，青春期前儿童每日摄入 500ml 牛奶或相当量的奶制品大致可满足钙的需要。而青春期少年则需要每日摄入 750ml 牛奶，才能满足其快速生长对钙的需要。**豆类及制品、虾皮、芝麻酱、绿色蔬菜、海带以及钙强化的食品**可作为钙的补充来源。

2. 促进钙吸收物质的补充 维生素 D 是调节钙磷代谢的重要维生素，可促进钙在肠道上段的主动吸收；奶类食物中特有的乳糖可与钙结合形成可溶性物质而促进钙的吸收，但乳糖不耐受人群接受奶类食物有限（约占人群 10% 比例）；蛋白质在消化过程中释放出氨基酸，**某些氨基酸**可与钙形成易于被小肠下段吸收的氨基酸钙而增加钙的吸收，但过高的蛋白质摄入也可增加已被吸收的钙从尿中丢失，给钙营养带来负面的影响。

3. 食物禁忌 **碳酸饮料和咖啡因会引起钙的流失**，应尽量减少摄入。食物中的钠可与钙在肾小管内的重吸收过程中容易发生竞争，从而增加尿钙排泄，因此应低盐饮食。

4. 户外运动 运动不仅可以**增加光照时间，促进皮下维生素 D 的活性转换**，而且还可以刺激成骨细胞，促成骨形成和骨重建，维持或增加骨量与弹性，提高钙的利用。

三、碘缺乏病膳食营养防治

机体因缺碘所致的一系列疾病统称为碘缺乏病，本病分布广泛，国内多省区均有分布。该病主要多见于远离沿海及海拔高的山区，流行地区的土壤、水和食物中含碘量极少。

（一）碘缺乏症的识别

1. 高危因素 生活在海拔较高的山区、未正规使用碘盐的儿童及孕妇。

2. 临床表现 碘缺乏病早期症状不易识别，对于不同人群，最终表现不同：

（1）孕妇、乳母缺碘：使胎儿、新生儿缺碘，易引起流产、死产、先天畸形儿的出生。严重者可引起新生儿**呆小病（克汀病）**，患儿表现为发育不全、智力低下、聋哑、斜视、痉挛性瘫痪、水肿以及身材矮小等。

（2）儿童青少年时期缺碘：引起甲状腺素合成、分泌不足，可出现甲状腺肿、甲状腺功能低下、亚临床克汀病、单纯耳聋及体格和智力发育障碍等。

（3）成年人缺碘：成年人膳食中碘长期不足，可引起**甲状腺肿，甲状腺功能低下及碘性甲状腺功能亢进**等。

（二）膳食防治指导

碘缺乏造成的智力损伤是不可逆的，最好的办法就是预防。其预防的最经济简单有效的方法就是采用碘化食盐。但应注意：碘盐应随吃随买，置于避光、热、潮的地方保存，菜炒熟时再放盐，以避免碘的丢失。也可采用**碘油**，碘油有口服和注射两种剂型。注射一次可维持 2~3 年，口服一次维持一年。碘油只是一种临时替代的辅助措施。**碘化饮水、碘化面包、碘茶及含碘药物**对特定地区的人群也是补碘的好措施。

四、锌缺乏症膳食营养防治

锌缺乏是世界性的营养缺乏病。一般锌的生物利用率较低,约为15%~20%,在以谷类为主食的国家,尤其是在经济落后地区的儿童中相当普遍。我国锌缺乏的发生率孕妇为30%,儿童为50%。

(一) 锌缺乏症的识别

1. 高危因素　营养不良,肠吸收不良、接受高能营养及其他静脉补液、类固醇激素长期治疗、利尿剂长期治疗和灼伤、创伤、手术等病人以及嗜酒者。

2. 临床表现　锌缺乏可导致诸多生理的改变,主要有:

(1) 生长发育不良:包括骨骼和脑发育不良,小儿**生长发育迟缓、矮小**、瘦弱,严重者形成**侏儒**。胎儿先天严重缺锌可造成畸形。

(2) 食欲减退:味觉、嗅觉敏锐度下降,**厌食**,甚至出现**异食癖**。

(3) 免疫功能障碍:**伤口不易愈合**,反复感染。

(4) 性器官发育障碍:**性成熟延迟,性功能减退**,男性有生殖幼稚症和不育症,女性分娩异常,易流产。

(5) 影响皮肤、毛发的正常状态:皮肤毛囊过度角化,出现苔藓样变化,**头发稀疏、枯黄、无光泽,皮肤干燥、粗糙并有色素沉着**等。

(6) 其他:暗适应能力低下,认知行为改变等。

(二) 膳食防治指导

对于一般人群,锌的每日供给量要足够,提倡平衡膳食,消除挑食、偏食、吃零食的不良习惯;对可能发生缺锌的情况,如早产儿人工喂养者营养不良、小儿长期腹泻、大面积烧伤等,均应适当补锌;尽量避免长期吃精制食品,饮食注意粗细搭配,多吃含锌丰富的食物,如海产品中的生蚝及海蛎肉,其次是牡蛎、贝类,动物性食品的锌含量和生物利用率均高于植物性食品;植物性食物中以干豆类、坚果含锌量较高。

五、硒缺乏症膳食营养防治

我国是一个缺硒大国,从东北三省起斜穿至云贵高原,存在一条低硒地带,占我国国土面积的72%,其中30%为严重缺硒地区,粮食等天然食物硒含量较低。华北、东北、西北等大中城市都属于缺硒地区。

(一) 硒缺乏症的识别

硒对人体抗氧化、调节维生素在体内代谢、保护细胞膜以及提高免疫等方面具有重要的意义,人体轻度或中度缺硒,其征兆或症状不太明显,严重时可能会导致克山病、大骨节病、高血压、糖尿病甚至癌症等多种疾病的发生。

1. 克山病　主要表现为急性或慢性**心功能不全**和各种类型的**心律失常**,因最早发现于我国黑龙江克山县而以此命名。在我国从东北到西南的15个省和自治区的农村均有流行,其易感人群为2~6岁的儿童和育龄妇女,临床表现多样,有急性、亚急性、慢性和潜在性四种类型。

2. 大骨节病　是一种地方性变形性骨关节病。在少年时期发病,可使骨骺板提前骨化,表现为**侏儒型**;如在青春后期发病,则畸形不明显,主要表现为**骨关节炎症状,关节肿胀**,有少量积液,活动时有摩擦感;成人下肢发病多,因踝、膝肿胀疼痛,行走十分不便。

(二) 膳食防治指导

1. 选用硒盐　在开始前应先调查居民每日进食食盐的量,若不足或超过15g,则应按比例提高或降低硒盐中亚硒酸钠的浓度,居民食用硒盐半年后头发中硒含量方能提高至希望水平。

2. 病区中的相对富硒食物的选择　宣传病区居民多吃当地相对富硒食物,动物食品如猪肾、蛋类、禽肉,水产品小虾、鳝鱼、鳅鱼等以及海产动物食品含硒量较高,有助于改善硒的营养状态,但由于在低硒地区,主食含硒量虽有相对高低之别,但绝对含硒量仍属有限,且某些含硒量较高的动物性食品在目前某些病区内消耗量亦属有限,故尚不能作为当前解决问题的主要途径。

(刘国良)

 思考与练习

一、A1 型题

1. 干性脚气病以何系统症状为主
    A. 神经系统 　　　　　　　B. 消化系统 　　　　　　　C. 循环系统
    D. 内分泌系统 　　　　　　E. 运动系统
2. 以下哪项不属于维生素 A 缺乏所致表现
    A. 夜盲症 　　　　　　　　B. 眼干燥症 　　　　　　　C. 白内障
    D. 角膜软化症 　　　　　　E. 毕脱斑
3. 克山病与下列哪种元素的缺乏有关
    A. 钙 　　　　　　　　　　B. 铁 　　　　　　　　　　C. 锌
    D. 硒 　　　　　　　　　　E. 碘
4. 米面加工精度过高会导致何种营养素严重损失
    A. 维生素 A 　　　　　　　B. 维生素 B_1 　　　　　　C. 维生素 B_2
    D. 维生素 C 　　　　　　　E. 维生素 D
5. 胎儿时期缺碘易导致
    A. 克汀病 　　　　　　　　B. 克山病 　　　　　　　　C. 大脖子病
    D. 矮小症 　　　　　　　　E. 维生素 C 缺乏病

二、A2 型题

1. 某病人,主诉倦怠、乏力,检查发现牙龈肿胀出血、牙齿松动、贫血、关节肌肉疼痛、伤口难愈合、皮下出血。此病人可能是缺乏
    A. 维生素 A 　　　　　　　B. 维生素 B_1 　　　　　　C. 维生素 B_2
    D. 维生素 C 　　　　　　　E. 维生素 D
2. 儿童出现生长发育迟缓、消瘦、体重过轻、食欲不佳、味觉减退、伤口愈合缓慢、智力发育障碍,最可能的原因是缺乏
    A. 维生素 A 　　　　　　　B. 维生素 D 　　　　　　　C. 铁
    D. 锌 　　　　　　　　　　E. 钙
3. 某成年男性,因眼睛不适就诊;检查发现其暗适应能力下降,角膜干燥、发炎,球结膜出现泡状灰色斑点。此时应给病人补充
    A. 维生素 A 　　　　　　　B. 维生素 B_1 　　　　　　C. 维生素 B_2
    D. 维生素 C 　　　　　　　E. 维生素 D
4. 某病人,自诉疲乏、食欲缺乏、恶心、指趾麻木、肌肉酸痛、压痛,尤以腓肠肌为甚,并常有垂碗、垂足症状出现,此病人可能患有
    A. 干性脚气病 　　　　　　B. 湿性脚气病 　　　　　　C. 混合型脚气病
    D. 铅中毒 　　　　　　　　E. 神经麻痹

5. 1 岁男婴,母乳少,长期以米汤、稀饭喂养,不规律添加辅食,食欲差,精神差,皮下脂肪厚度为 0.50cm,诊断为Ⅰ度营养不良,下列表现往往最先出现的是

　　A. 皮肤干燥　　　　　　　　　　　　B. 肌肉松弛,肌张力下降

　　C. 身高低于正常　　　　　　　　　　D. 体重不增或减轻

　　E. 皮下脂肪减少

6. 某人常食用方便面类食品,近日出现牙龈肿痛出血,皮肤瘀点或瘀斑,乏力,失眠,腹泻,他最有可能患的营养素缺乏病是

　　A. 维生素 A 缺乏病　　　　　B. 维生素 B_1 缺乏病　　　　C. 维生素 B_2 缺乏病

　　D. 维生素 C 缺乏病　　　　　E. 维生素 D 缺乏病

7. 某地区居民多见甲状腺肥大,且该地区出现认知能力低下、呆小症、聋哑等症状的儿童,该地区居民有可能缺乏

　　A. 碘　　　　　　　　　　　　B. 锌　　　　　　　　　　　　C. 硒

　　D. 钙　　　　　　　　　　　　E. 铁

8. 女婴,1 岁。体重 10kg,生后母乳喂养,8 个月始添加辅食,因不能站立而就诊,查体:精神好,面稍苍白,消瘦,腹部皮下脂肪厚度为 0.3cm,肌肉松弛,可能的诊断为

　　A. 正常儿　　　　　　　　　　B. Ⅰ度营养不良　　　　　　　C. Ⅱ度营养不良

　　D. Ⅲ度营养不良　　　　　　　E. 佝偻病

9. 9 个月小儿,身高 80cm,体重 15kg,每天户外活动 2~3 小时,近日出现多汗、烦躁、夜惊,查体:枕秃,轻度肋缘外翻。该患儿患佝偻病的可能原因是

　　A. 未补钙　　　　　　　　　　B. 未加辅食　　　　　　　　　C. 生长过速

　　D. 未补充鱼肝油　　　　　　　E. 患有某些疾病

10. 3 岁小儿体检时发现鸡胸,血 Ca、P、AKP 正常,你认为最可能的诊断是

　　A. 佝偻病初期　　　　　　　　B. 佝偻病激期　　　　　　　　C. 佝偻病活动期

　　D. 佝偻病恢复期　　　　　　　E. 佝偻病后遗症期

11. 某病人临床表现为食欲减退,性发育迟缓,味觉下降,伤口愈合不良,首先应考虑

　　A. 锌缺乏　　　　　　　　　　B. 硒缺乏　　　　　　　　　　C. 碘缺乏

　　D. 铁缺乏　　　　　　　　　　E. 钙缺乏

12. 11 个月婴儿,出生后一直人工喂养牛奶,第 3 个月开始添加辅食鸡蛋。可是家长发现该婴儿消瘦,生长缓慢,而且面色苍白。你认为只喝牛奶吃鸡蛋的这位婴儿,最有可能

　　A. 锌缺乏　　　　　　　　　　B. 硒缺乏　　　　　　　　　　C. 碘缺乏

　　D. 铁缺乏　　　　　　　　　　E. 钙缺乏

13. 某女产后 8 个月,近来精神不振、疲劳、无力、面色灰白,经医院检查诊断为巨幼细胞贫血。考虑缺乏的营养素是

　　A. 铁　　　　　　　　　　　　B. 叶酸　　　　　　　　　　　C. 维生素 B_2

　　D. 硫胺素　　　　　　　　　　E. 钙

14. 患儿女,4 个月,被医生诊断为维生素 D 缺乏性佝偻病初期,此患儿主要症状是

　　A. 颅骨软化　　　　　　　　　B. 肋骨串珠　　　　　　　　　C. 肌肉松弛

　　D. 佝偻病手镯　　　　　　　　E. 神经精神症状

15. 患儿男,7 岁,食欲差,挑食,经常患上呼吸道感染,被诊断为营养不良Ⅰ度,判断营养不良程度的最重要指标是

　　A. 身高　　　　　　　　　　　B. 体重　　　　　　　　　　　C. 肌张力

　　D. 皮肤弹性　　　　　　　　　E. 腹部皮下脂肪

笔记

三、A3/A4 型题

（1~3题共用题干）

某女性,45岁,体检结果显示体重68kg,身高160cm,三酰甘油4.5mmol/L(参考值为0.56~1.7mmol/L),胆固醇5.1mmol/L(参考值为2.33~5.7mmol/L),血压18/11kPa。

1. 此女性BMI值为

    A. <16　　　　　　　　　B. 16~18　　　　　　　　C. 18~24

    D. 24~28　　　　　　　　E. >28

2. 此女性的体型应判断为

    A. 消瘦　　　　　　　　　B. 一般　　　　　　　　　C. 理想

    D. 超重　　　　　　　　　E. 肥胖

3. 该女性在饮食治疗时应注意严格控制

    A. 蛋白质　　　　　　　　B. 能量与脂肪　　　　　　C. 膳食纤维

    D. 维生素　　　　　　　　E. 矿物质

（4~5题共用题干）

某妊娠妇女,妊娠反应强烈,不愿吃动物性食品,只吃水果和谷类食物,至妊娠中期,该孕妇感到手脚麻木,关节痛,并有"抽筋"现象。

4. 该妇女产生抽筋现象最可能的原因是缺乏

    A. 维生素A　　　　　　　B. 维生素D　　　　　　　C. 铁

    D. 锌　　　　　　　　　　E. 钙

5. 在补充缺乏物质时,最好应同时补充

    A. 维生素A　　　　　　　B. 维生素D　　　　　　　C. 铁

    D. 锌　　　　　　　　　　E. 钙

第六章 住院病人营养风险筛查与营养支持

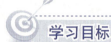 学习目标

1. 掌握营养支持输注途径、输注方式和护理要点。
2. 熟悉营养支持常见并发症的观察、营养风险筛查。
3. 了解营养支持常用制剂。
4. 能对住院病人进行营养风险筛查、营养支持输注和护理。

第一节 营养风险筛查

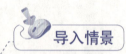 导入情景

工作情景：

朱大爷，男性，81岁，反复右下腹疼痛3个月，加重3小时，拟"升结肠肿瘤"入院。护士小张正在给他进行营养风险筛查，查体：贫血貌，消瘦、胃纳减退2个月余，3个月内体重下降6kg。血生化检查提示：血清白蛋白23g/L，血常规：Hb 86g/L。

请思考：

1. 你认为朱大爷存在营养风险吗？
2. 该如何进行营养风险筛查？

一、营养风险筛查概述

营养风险筛查（nutrition risk screening，NRS）是由临床医护人员（病区主管医生、经过培训的护士、营养医生和营养师）应用快速、简便的方法**判定病人是否存在营养风险**，它并不是指发生营养不良的风险，而是指现存的或潜在的营养和代谢状况对疾病或手术有关的**不良临床结局**的影响。营养风险筛查是营养咨询和评价的实施步骤，它可以协助医务人员决策给或不给肠外肠内营养支持及调整营养治疗方案。从2005年初开始，中华医学会肠外、肠内营养学分会全国协作组开展了营养风险筛查的具体工作，引用了欧洲营养风险评分《NRS 2002》，通过问诊及简便测量，在3分钟内即可完成。因无创、无医疗耗费，故病人易于接受。

二、营养风险筛查步骤

第一步：首次营养筛查。从4个方面来评定住院病人是否存在营养风险及程度如何，是否有营养支持的适应证以及预后如何。首次营养风险筛查项目见表6-1。

 笔记

92

表 6-1 首次营养风险筛查项目

筛查项目	是	否	筛查项目	是	否
1 病人的 BMI 是否 <20.5			3 病人在过去 1 周内饭量减少了吗		
2 病人在过去 3 个月体重是否下降			4 病人有严重疾病吗		

当表 6-1 中任一问题回答是,则进入第二步;如果任一问题回答否,每周复查一次。

第二步:最终筛查项目。**筛查内容包括营养状况受损情况、疾病严重程度及年龄** 3 个方面,总分为 0~7 分。最终筛查项目评定标准见表 6-2。

表 6-2 最终筛查项目评定标准

评定标准	营养状况受损情况	评定标准	疾病严重程度
0 分	营养状况正常	0 分	营养需求正常
1 分 (轻度)	3 个月内体重丢失大于 5% 或前一周食物摄入量为正常需求的 50%~75%	1 分 (轻度)	慢性疾病急性加重、慢性疾病发生骨折、糖尿病、肿瘤、肝硬化、血液透析、慢性阻塞性肺疾病(COPD)
2 分 (中度)	2 个月内体重丢失大于 5%,或 BMI 18.5~20.5,或前一周食物摄入量为正常需求的 25%~50%	2 分 (中度)	腹部大手术、脑卒中、严重肺炎、恶性血液肿瘤
3 分 (重度)	1 个月内体重丢失大于 5% 或 BMI<18.5,或血清白蛋白 <30g/L,或前一周食物摄入量为正常需求的 0%~25%	3 分 (重度)	脑损伤、骨髓移植、急性生理学与慢性健康状况评分(APACHE)>10 分的重症监护(ICU)病人

年龄:≥70 岁者加 1 分

总分 = 营养状况受损分值 + 疾病严重程度分值 + 年龄分值

当表 6-2 中总分值 ≥ 3,病人处于营养风险,开始制订营养计划;总分值 <3,每周复查营养风险筛查。

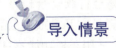

课堂练习

营养风险筛查练习

请你对导入情景中的朱大爷进行营养风险筛查。

第二节 肠内营养支持

导入情景

工作情景:

李女士,46 岁,因上腹部胀痛 8 小时,以"急性重症胰腺炎"入院,经抗炎、补液、抑制消化液分泌、禁食、胃肠减压等治疗 7 天后,病情好转不明显,仍有腹痛,胃管每日引流出胆汁样液 400ml,医生决定给予营养支持。

请思考:

1. 你认为应采取何种营养支持?

2. 你将怎样来实施营养支持?

　　肠内营养指经口或喂养管等胃肠道途径提供人体代谢所需的营养素。自从 20 世纪 80 年代中期认识了肠道的免疫和屏障功能后，临床上越来越重视肠内营养支持，"只要肠道有功能，就要应用它已成为共识"，在病情许可的情况下，尽早、尽量给予肠内营养支持。肠内营养支持适用于：①不能经口进食者，如意识障碍、口腔、咽喉（喉癌术后）、食管疾病（食管癌术后及术后并发瘘）；②消化道疾病稳定期，如消化道瘘、短肠综合征、炎症性肠病、重症急性胰腺炎等；③慢性消耗性疾病，如肿瘤、结核等；④处于高分解状态者，如严重感染、大面积烧伤、严重创伤、大手术后；⑤其他：如心、肺、肝等功能不良者；腹部外科手术后胃排空障碍者等。

一、常用肠内营养制剂

　　肠内营养制剂是指用于临床肠内营养支持的各种产品的统称，其营养成分主要包括**糖、脂肪、蛋白质、氨基酸、维生素、矿物质、膳食纤维**等；根据所含成分的不同及营养素预消化程度可以分为以下几种：

　　1. 匀浆膳　用牛奶、鱼、肉、蔬菜、水果等食物配制，家庭制作方便、经济，但是受食物种类的限制，**营养素不够全面**。

　　2. 要素膳　**化学成分明确、无须消化、无渣**，可以直接被消化道吸收和利用，适用于危重病人或胃肠消化功能弱的病人，但是它渗透压比较高，容易出现腹泻，使用时应加强护理。

　　3. 以整蛋白为主的制剂　如含膳食纤维的能全素、能全力等。

　　4. 短肽型预消化制剂　如肠内营养混悬液（SP）（百普力）、短肽型肠内营养剂（百普素）等，不含乳糖和膳食纤维，适用于消化吸收功能较差以及肠内营养耐受性欠好的病人。

　　5. 疾病特异型　①中链三酰甘油（medium chain triglyceride, MCT）：适合胆盐、胰酶缺乏的肝胆胰疾病者，能快速供能，保护肝脏；②康全力：适合于糖尿病病人；③其他：严重应激、肝病、肾病、肺部疾病、癌症等都有相应的制剂。

　　6. 组件制剂　如脂肪组件、维生素组件、糖类组件等供选择，从而满足个性化营养支持的需求。

二、肠内营养输注途径

　　肠内营养输入途径有经口摄入和经管饲摄入两种，经口摄入不足或受限的情况下经管饲给予，经管饲摄入又可分为以下两类：

（一）鼻饲管

　　1. 鼻胃管　将营养管经鼻腔放置于胃内，适用于胃功能良好者。

　　2. 鼻十二指肠管　将营养管经鼻腔放置于十二指肠内，适用于胃功能不良、易误吸和反流者。

　　3. 鼻空肠管　是术前与胃管一起放置于胃内，术中将营养管调整至胃肠吻合口以远 20~40cm 的空肠处，适用于腹部外科手术的病人；另外，可以内镜下放置鼻空肠管或盲插后（利用螺旋形鼻胃管蠕动功能进入空肠）经 X 线证实营养管头端在空肠，适用于胃功能不良、有误吸可能、重症胰腺炎、胃排空障碍的病人等。

（二）胃造口或空肠造口

　　胃造口或空肠造口适用于需要长期肠内营养的病人。可根据实际情况行经皮内镜下胃造口或空肠造口、腹腔镜或手术行胃造口或空肠造口术。

三、肠内营养输注方式

　　1. 鼻饲注入　适用于鼻胃管病人，将配制好的营养液，用专用的鼻饲注射器分次缓慢

笔记

注入(图6-1),注入前检查胃内的残留量,每次注入 100~300ml,注入速度宜慢,10~20分钟完成,每次鼻饲完毕用温开水冲洗干净,以防营养液残留管壁引起堵管;该方式比较经济,适合家庭。如需要鼻饲口服药必须充分研碎、溶解后注入。

2. 连续输注　采用专用的营养输注泵及泵管输注,根据病人情况及耐受程度调节输注速度,可以每小时几毫升到几百毫升不等,适用于外科胃肠、胰腺手术后早期肠内营养、耐受性较差及病情危重的病人,便于速度调节,尤其是需要记录出入量的病人,可以准确计算进入量,肠内营养连续输注见图6-2。

3. 重力滴注　近年来有专用的复尔凯重力滴注管供临床使用,将复尔凯重力滴注管与营养液连接,借助重力缓慢滴注,适用于肠内营养后期(如重症胰腺炎病人)或者对肠内营养耐受比较好的病人。

4. 其他　①间隙滴注法:24小时循环滴注,但有间隙休息期,如输注4小时,然后休息1小时或者输注3小时,休息2小时,病人可有较大的活动度;②夜间输注法:利用夜间时间输注,而白天可有更多自由活动时间。

该病人选择连续输注,专用的营养输注泵及泵管从 20ml/h 开始,维持2天后改为 40ml/h,逐渐增加至 90ml/h,每日量达到 1500ml 至出院。

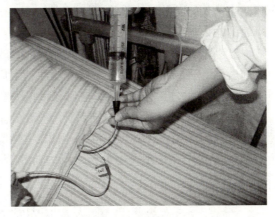

图 6-1　鼻饲注入

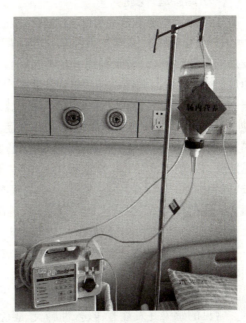

图 6-2　肠内营养连续输注

四、肠内营养护理

1. 解释　操作前向病人说明肠内营养目的,取得配合。

2. 固定　置入肠内营养管后予以固定,防止营养管脱出或移位,如为鼻胃管或鼻空肠管,在鼻部用 3M 弹力绷带固定(图6-3),期间做好鼻腔护理,防止鼻部压疮的发生;如为胃造口或空肠造口按要求固定好,防止移位或脱出,尤其移位入腹腔会引起腹膜炎,加重病情,注意观察;对神志不清、躁动不安、剧烈呕吐者妥善固定,防止管子意外拔出。

3. 安置体位　经鼻胃管或胃造口途径进行肠内营养时,取 30°~45° 半卧位。

4. 控制温度、速度　**肠内营养液温度控**制在 37~40℃(冬天或室温较低时可以用加温器在输入端自管外加热,应用加温器时注

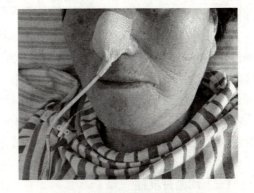

图 6-3　肠内营养鼻部固定法

意防止烫伤);用专用的营养泵控制速度,从 20ml/h 开始,以后根据病人具体情况逐渐增加每小时的输入量,最高增至 120ml/h。

5. 保持通畅　病人在输注过程中每 2~4 小时用温开水或生理盐水 20~40ml 冲管;在鼻饲前后、病人如厕、下床等活动后及输注结束后也应及时给予冲管,以防堵管。

6. 安全护理　任何时候、任何环境接受肠内营养的病人,必须有明显的肠内营养标识:①肠内营养管上有标识;②泵管管子起始端有标识;③莫菲滴管下端有标识;④靠近病人端有标识;⑤架子上悬挂肠内营养有标识。特别注明是非静脉用药。

7. 记录　在护理文书上记录肠内营养管置入长度、固定情况、肠内营养实施情况,每班进行交接班。

五、肠内营养并发症防治

(一) 胃肠道并发症

常见的胃肠道并发症有恶心、呕吐、腹胀、腹泻、便秘等,其防治措施为:

1. 恶心、呕吐、腹胀　①注意营养液配方的渗透压,越接近等渗,恶心、呕吐、腹胀等并发症的可能性越小;②倾听病人主诉,及时发现,及时处理;③减慢输注速度到原来能耐受的速度,然后逐渐上调输注速度;④少量多次或持续输注;对间隙输注或口服者,增加进食频率,减少进食量,或者间隙输注改为持续输注;⑤根据医嘱给予胃肠动力药。

2. 腹泻　为肠内营养最常见的并发症,其防治措施为:①加温:冬天或室温过低可以使用加温器加温,加温器放在靠近输入端,可避免因温度太低而出现的腹泻;②每 24 小时更换输注管,以防因细菌生长导致腹泻;③肠内营养液开启后 24 小时内用完,如没有用完应弃去,以免因细菌生长而发生腹泻;④如在实施肠内营养的过程中出现腹泻,注意及时更换无膳食纤维的制剂,根据病人的耐受程度,逐渐增加肠内营养的输注速度及供给量;⑤腹泻不止者予停用肠内营养,并做好肛周皮肤护理。

3. 便秘　有便秘者应及时调整配方,使用含有膳食纤维的营养液,增加液体摄入量,使用乳果糖软化大便,必要时可以采用灌肠。

(二) 感染并发症

常见的感染并发症有:吸入性肺炎、腹腔感染、造口周围感染或喂养管瘘等。

1. 吸入性肺炎的预防　预防吸入性肺炎关键是预防误吸:①安置合适体位,经鼻胃管或胃造口途径进行肠内营养时取 30°~45° 半卧位;②输注前评估胃内残留,如超过 150ml,应通知医生,暂停或减慢速度,防止反流和误吸;③长期插管者需警惕咳嗽反射消失,因插管抑制了咳嗽、纤毛运动等正常的肺部防御机制,促进鼻咽部分泌物的吸入;④注意观察病情变化,如体温升高、突然出现呛咳、呼吸急促或咳出类似营养液时则疑有误吸可能;⑤对需要长期肠内营养支持或有误吸可能的病人,宜采用胃造口或空肠造口;⑥一旦发生误吸,应立即停止输入,并抽出胃内容物。

2. 其他感染预防　①肠内营养之前,应抽吸胃液、注气听诊、X 线证实营养管在胃内或肠道内,期间注意观察营养管有无移位。如果导管位置异常未被发现而输入营养液,病人出现营养液输入肺内或胸腔内造成严重后果。②注意观察腹腔引流液的性状、量及其腹部体征,如有腹痛、腹胀、恶心、呕吐、肛门停止排气、排便,应及时停用,并给予禁食、胃肠减压或手术处理。③胃造瘘和空肠造瘘者,若造瘘管周围有胃液或肠液流出、周围皮肤发红、疼痛、糜烂甚至化脓,局部涂以氧化锌软膏保护,停用肠内营养,必要时予以吸引,及时换药,保持干燥。

(三) 代谢并发症

常见的代谢并发症有:高血糖、电解质紊乱、肝功能异常等。应注意监测水、电解质、酸碱平衡、肝肾功能及血糖变化,及时发现高血糖或低血糖现象,以能及时处理。

(四) 机械性并发症

常见的机械性并发症有:**鼻、咽、食管黏膜损伤,食管静脉曲张破裂出血、导管位置异常、管道堵塞、脱出、不能拔出**等。其防范措施为:①选用材质较好、相对细软的喂养管;②插管时动作轻柔,遇有阻力时,不可盲目蛮插;③如确因病情需要放置时间较长者选择胃造口或空肠造口,妥善固定肠内营养管,经常更换固定的胶布,防止鼻部压疮的形成;④经胃、空肠造口者,保持造口周围皮肤清洁、干燥,观察造口处有无出血、渗液、瘘、感染、梗阻;⑤在鼻饲前后及输注过程中按要求用温开水或生理盐水冲管;⑥长期鼻饲者做好口腔护理,定时更换鼻饲管,以防管道不能拔出或断裂。

第三节　肠外营养支持

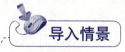
导入情景

工作情景:

王先生,男,79 岁,因上腹部隐痛 3 个月余,去医院行胃镜检查,怀疑胃癌,做病理检查证实是胃窦部中分化腺癌。王先生近来体重下降 5kg、食欲缺乏,生化检查提示:白蛋白 28g/L,护士为其做了营养风险筛查。

请思考:

1. 王先生术前需要营养支持吗?
2. 如需要应选择哪种营养支持? 如何实施?

肠外营养(parenteral nutrition,PN)是通过**静脉途径供应**病人所需要的葡萄糖、脂肪乳剂等能量物质及氨基酸、维生素、矿物质等**营养素**,使病人在无法正常进食的状态下仍可以维持营养状况。肠外营养分为完全肠外营养(total parenteral nutrition,TPN)和部分肠外营养(partial parenteral nutrition,PPN)。肠外营养支持适用于急性重症胰腺炎、短肠综合征、严重感染、大面积烧伤、腹部大手术前后、放疗及化疗期间胃肠道反应较重等各种原因引起的营养不良或有营养风险者。

一、常用肠外营养制剂

(一) 单一营养制剂

1. **葡萄糖**　是肠外营养的主要能源物质,临床常用的有 **50% 葡萄糖**,成人常用量为 4~5g/(kg·d)。患有糖尿病或者机体在创伤、应激情况下,可以适当减少葡萄糖的用量,同时按比例加入胰岛素(一般 8~10g 糖加入 1U 胰岛素)。

2. **脂肪乳剂**　是肠外营养的另一重要能源,供给机体非蛋白质热量需要的 20%~30%,成人常用量为 1~2g/(kg·d),常用制剂为 10%、20%、30% 的**英脱利匹特**,现在临床常用的为中 - 长链脂肪乳、结构脂肪乳等,即使机体出现应激创伤时代谢也不会受到影响;因为含有中链脂肪酸,能够减轻因为卡尼汀缺乏导致的脂肪代谢异常,快速提供能量,改善免疫功能,适用肝脏功能不良的病人;现在还有新型的脂肪乳剂,如含有橄榄油或鱼油的脂肪乳剂,其主要成分是 ω-3 脂肪酸,它能维护机体免疫功能、减少炎症反应和血小板聚集等功能。

3. **氨基酸**　是肠外营养的氮源,用于人体合成蛋白质,正常机体需要量为 0.8~1.0g/(kg·d),机体在创伤、应激时对蛋白质需要量增加,可按 1.2~1.5g/(kg·d) 供给。临床上有平

笔记

衡型和特殊型氨基酸两种制剂,①**平衡型氨基酸**:为人体所需要的必需氨基酸和非必需氨基酸,临床常用的氨基酸浓度有:5%、8.5%、11.4%;②**特殊型氨基酸**:专用于不同疾病也称治疗型氨基酸,如肝性脑病时应用的支链氨基酸、复方氨基酸(4.26%),专用于肾病、创伤和婴幼儿的氨基酸。丙氨酰谷氨酰胺为非必需氨基酸,适用于严重分解代谢的病人。

4. 维生素 包括水溶性维生素和脂溶性维生素,水溶性维生素在体内没有储备,肠外营养时应每日给予补充;脂溶性维生素在体内有储备,禁食时间超过 2 周以上需要补充。临床常用的维生素:①**水溶性维生素**:复方水溶性维生素——水乐维他(soluvit):内含维生素 B_1 3.0mg、维生素 B_2 3.6mg、烟酰胺 40mg、维生素 B_6 4.0mg、泛酸 15mg、维生素 C 100mg、生物素 60μg、叶酸 0.4mg、维生素 B_{12} 5.0μg、甘氨酸 300mg、依地酸二钠 0.5mg、对羟基安息香酸甲酯;②**脂溶性维生素**:维他利匹特(vitalipid),内含维生素 K_1、维生素 D_2、维生素 A、维生素 E 四种维生素。

5. 电解质 凡是营养支持的病人常伴有电解质紊乱,需相应地补充钾、钠、氯、钙、镁、磷等矿物质。临床常用的有 10% 氯化钾、10% 氯化钠、10% 葡萄糖酸钙、25% 硫酸镁及甘油磷酸钠注射液。

6. 微量元素 临床常用多种微量元素注射液(Ⅱ),如安达美,含人体所需的锌、铜、铁等。

7. 水 正常成人需水量为 30ml/(kg·d)。肠外营养时可有高渗性利尿作用,若供水不足,可使细胞内脱水易产生高渗性非酮性昏迷,故肠外营养者如心肺功能良好者应按 50ml/(kg·d)补充水分,每天补液量可达 3000~3500ml。

(二) 复合营养制剂

目前,临床上通常根据病人实际需要将以上制剂通过全合一"**三升袋**"或全合一"**三腔袋**"输入。

1. 全合一"**三升袋**" 全营养混合液是指将人体的所需要的葡萄糖注射液、复方氨基酸注射液、脂肪乳注射液、脂溶性与水溶性维生素、各种电解质、多种微量元素以及磷制剂等所有的基本营养物质在无菌条件下在静脉营养袋中混合形成的均匀无菌液体,又称为"全合一(all in one)混合液",一般根据病人的需要设计营养处方,在输注前由医院静脉药物配制中心混合配制。全合一"三升袋"见图 6-4。

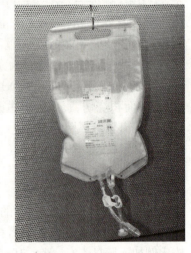

图 6-4 全合一"三升袋"

2. 全合一"**三腔袋**" 通用名为脂肪乳氨基酸(17)葡萄糖(11%)注射液,是从"全合一"基础上发展起来的工业化生产的全合一营养液,在严格无菌的生产环境下将葡萄糖、氨基酸、脂肪乳剂分别置于三腔之中(图 6-5、图 6-6)。在临床使用时,只需将两个密封条撕开,用力将三腔内的葡萄糖 - 氨基酸 - 脂肪乳混在一起即可完成"全合一"营养液的混合过程,数秒钟即能完成,最大限度地简化了操作,在减少医院配制中心工作量的同时,也杜绝了污染和剂量误差。临床也可以根据病人情况加入适量电解质、维生素、丙氨酰谷氨酰等。

二、肠外营养输入途径

肠外营养输入途径可经周围静脉和中心静脉输入,临床上可根据营养液渗透压、输注时间、病人具体情况合理选择肠外营养输注途径。

1. 从周围静脉肠外营养支持(peripheral parenteral nutrition,PPN) 常用于术前短期营养支持的病人。

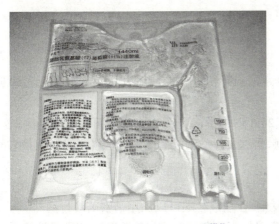

图 6-5 未混合的全合一"三腔袋"

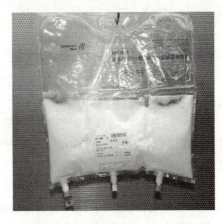

图 6-6 已混合的全合一"三腔袋"

2. 从中心静脉肠外营养支持(central parenteral nutrition,CPN) 可从**颈内静脉、锁骨下静脉、股静脉**穿刺,近几年来也有**经外周置入中心静脉置管**(PICC)或**输液港**进行肠外营养支持,需有专业人员操作,价格相对昂贵,适用于周围静脉穿刺困难、需要长期进行肠外营养、输注量较大、渗透压较高的病人。

3. 颈外静脉穿刺置管 用普通周围静脉留置针从颈外静脉穿刺置管输液,在解决病人输液难的同时也减少了病人的费用。

三、肠外营养护理

(一)肠外营养液配制

近年来国内大型医院陆续成立静脉药物配制中心(pharmacy intravenous admixture services,PIVAS),由专职的技术人员在万级洁净、密闭环境下,局部百级洁净的操作台上进行规范配制(图 6-7)。确保药品质量和输液安全。

其配制步骤如下:

1. 核对 确认有效医嘱并打印出治疗单据,根据治疗单据准备营养液制剂,经第二人核对无误后进行营养液配制。

2. 营养液配制

(1) 第一步:先将电解质、微量元素、水溶性维生素、胰岛素加入到葡萄糖液或氨基酸中(磷酸盐和钙剂需稀释于不同的溶液中)。

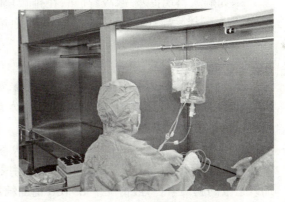

图 6-7 肠外营养液配制

(2) 第二步:将脂溶性维生素用脂肪乳溶解后加入脂肪乳剂中。

(3) 第三步:将上述第一步配制好的葡萄糖液和氨基酸液注入 3 升袋中,最后将第二步配制的脂肪乳剂注入 3 升袋中(葡萄糖→氨基酸→脂肪乳依次注入)。

3. 核对、检查 再次核对,检查营养液性状,排气,封口,检查有无渗漏,贴上标签,写上配制日期、具体时间及配制者备用。

(二)营养液输注护理

按核对→排气→扎止血带→消毒→静脉穿刺→固定→注明穿刺日期、时间及签名→调节滴速等步骤输注营养液。配制好的营养液要求在 24 小时内输完。如配制好的营养液暂时不输注,需用无菌治疗巾包好后放入 4℃的冰箱中保存,输注前在室温下复温,避免液体过冷给病人带来不适。

(三) 导管护理

主要的导管护理过程如下:

1. 封管　每次输液结束后用稀释的肝素液封管,防止血栓形成,保持导管通畅,肝素帽如有血迹要及时更换。

2. 使用透明敷贴并及时更换　置管后24小时内予以更换1次,以后可以每周更换2次,如有局部渗血、敷贴卷边等情况应随时更换,每次更换后写上置管时间、置入深度、更换时间及更换者姓名等。

3. 每周进行导管评估并记录。

4. 为了减轻发热、静脉炎等并发症的发生,在输液终端可以加用精密药液过滤器。

5. 防止导管意外脱出或移位　输注期间加强宣教,让病人有意识地自我保护静脉导管,防止静脉导管压在病人肩膀下面或翻身活动时牵拉导致接头处脱出、导管移位或脱出。

四、肠外营养并发症防治

(一) 与静脉穿刺置管有关的并发症

穿刺方法不当可致气胸、空气栓塞、导管移位、血栓性静脉炎、血管损伤、胸导管或神经损伤,置管后可引起**穿刺部位感染、导管性感染、导管性脓毒症等并发症**。应重在预防:

1. 中心静脉输液时请专业护士或者请麻醉科医生进行静脉穿刺,穿刺过程中严格执行无菌操作、妥善固定、接头连接紧密等,一旦出现气胸表现即应给予胸腔穿刺引流等相应处理,若导管移位致液体外渗即应拔管并作局部处理。

2. 周围静脉留置输注者,**导管留置时间不超过3天**,如出现沿静脉走向的红、肿、热、痛等静脉炎表现,应立即拔除,局部用33%硫酸镁湿敷。

3. 如病人出现畏寒、寒战、高热,在排除其他感染的同时应考虑导管性感染或导管性脓毒症,遵医嘱拔除导管、导管尖端送培养、抽血培养标本送检,并予以心理安慰、物理降温、遵医嘱使用激素等相应的处理。

(二) 代谢并发症

肠外营养时,病人易发生**高血糖、低血糖、高渗性非酮性昏迷、肝功能异常、氨基酸代谢异常、电解质及微量元素缺乏**等代谢相关并发症,应根据医嘱定期检测血糖、电解质、肝、肾功能以及血尿常规,如有异常及时汇报医生。

1. 高血糖、低血糖　在严重创伤、应急状态、病人有糖尿病情况下,营养液输注过快,糖浓度相对过高可使血糖急骤升高。对合并糖尿病的病人实施肠外营养支持时,要按照比例加入适量的胰岛素(一般情况下**8~10g葡萄糖加1单位的普通胰岛素**);输注过程中注意胰岛素的吸附(胰岛素溶液在流经输液装置时部分胰岛素吸附到输液器表面的现象)和洗脱(吸附的胰岛素被流经的液体从输液器表面冲洗到液体中的现象)作用,防止低血糖的发生,及时监测血糖的变化,并根据血糖值及时调整胰岛素的用量,必要时可以采用静脉微量泵控制滴速。如病人出现头昏、脉搏加快、出冷汗,疑有低血糖休克,应立即测血糖并采取相应措施。

2. 代谢性骨病　营养液中的钙和磷有限,有可能在配制时钙、磷没有充分稀释就混合,形成不溶于水的磷酸钙而沉淀,导致钙、磷摄入不足而发生代谢性骨病,预防的方法为:配制时将磷酸盐和钙剂稀释于不同的溶液中,使其稀释后再混合。

3. 维生素B_1缺乏症　长期完全肠外营养容易产生维生素B_1缺乏,甚至并发韦尼克(Wernicke)脑病。及时补充维生素B_1是预防及治疗长期胃肠外营养病人发生Wernicke脑病的关键。

4. 其他代谢并发症　如长期不用脂肪乳,则可发生必需脂肪酸缺乏,最好每日补充脂肪乳剂作为供能物质之一,至少每周 2 次,每次 50g。但如长期超量输入脂肪乳和葡萄糖,因其不能完全被利用,可引起肝脂肪变性,血脂、总胆红素、谷丙转氨酶升高等肝功能损害表现,停用脂肪乳后症状即能缓解。一旦发现神志改变、尿量突然增多,应疑有高渗性非酮性昏迷。过多输入含氯高和游离氨高的氨基酸,可引起高氯性酸中毒和高氨血症,出现转氨酶、碱性磷酸酶、血清胆红素升高等肝毒性反应,多为氨基酸耐受不良所致。营养液输注过快时病人会出现恶心、呕吐,有的甚至出现发热、心慌、全身骨骼肌疼痛等脂肪超载综合征,或发生高血糖、渗透性利尿等情况。

（金如燕　季兰芳）

思考与练习

一、A1 型题

1. 关于肠外营养的护理正确的是
   - A. 首选中心静脉途径
   - B. 不可以经中心静脉输入
   - C. 葡萄糖、氨基酸和脂肪乳最好单独输注
   - D. 怀疑导管败血症时,首选抗生素治疗
   - E. 不可经中心静脉采血

2. 肠内营养最常见的消化道并发症是
   - A. 腹泻
   - B. 便秘
   - C. 恶心、呕吐
   - D. 黑便
   - E. 腹胀

3. 关于全营养液,下列错误的是
   - A. 一般由营养小组的护士或药师在配制中心配制
   - B. 节省护理时间
   - C. 3 升袋内营养成分全面
   - D. 较单瓶输注更容易出现并发症
   - E. 有较好的热氮比,具有节氮效果

4. 关于肠内营养错误的是
   - A. 昏迷病人不能用肠内营养支持
   - B. 肠内营养比肠外营养更符合生理
   - C. 只要肠道有功能,尽量采用肠内营养支持
   - D. 输入营养液初始速度要慢
   - E. 营养液的温度应接近体温

5. 下列不是肠外营养适应证的是
   - A. 大面积烧伤
   - B. 大手术后
   - C. 胃排空障碍
   - D. 失血性休克
   - E. 重症急性胰腺炎

二、A2 型题

1. 男性,73 岁,胃大部切除术后,肠内营养过程中出现腹泻频繁,需要行肠外营养支持,考虑输注途径是中心静脉还是周围静脉,最重要的是要依据
   - A. 病人的经济条件
   - B. 肠外营养的配方
   - C. 病人的依从性
   - D. 肠外营养的天数和需要量
   - E. 病人的基础疾病

2. 男性,60 岁,因阻塞性黄疸入院,检查后确诊为胰腺癌,拟行手术治疗,如术后需要营养支持,合适的途径是
   - A. 经内镜下结肠造口术
   - B. 经鼻留置胃管
   - C. 经皮内镜下胃造口
   - D. 经皮内镜下空肠造口
   - E. 术前放置营养管至胃内,术中调整到胃肠吻合口以远 20~40cm 处

3. 男性,54 岁,两次肠梗阻术后出现肠瘘,给予肠外营养支持 30 天后,检查发现谷丙转氨酶升高、三酰甘油增高,B 超:胆囊结石,有效的措施是

　　A. 胆囊切除　　　　　　　　　　　B. 停用肠外营养支持

　　C. 病情许可下改肠内营养　　　　　D. 护肝治疗

　　E. 预防感染

4. 女性,65 岁,因喉癌行放疗后不能经口进食 2 个月,腹腔镜下胃造口术后 5 天予肠内营养支持,在肠内营养支持过程中病人出现腹痛、发热等症状,需要考虑的并发症是

　　A. 造口管脱出　　　　　B. 造口管反折　　　　　C. 肠梗阻

　　D. 胃出血　　　　　　　E. 腹腔出血

5. 男性,45 岁,外伤性肠破裂术后 3 天,经颈内静脉置管输注营养液 9 天,突然出现畏寒、寒战、高热,病人无咳嗽、咳痰,床边胸片未见异常,无腹痛不适,床边 B 超,腹腔未见明显积液,可能是

　　A. 血、气胸　　　　　　B. 肺部感染　　　　　　C. 膈下脓肿

　　D. 导管感染　　　　　　E. 导管反折

6. 女性,67 岁,卵巢癌行结肠造瘘术后,在输注全合一"三腔袋"过程中出现发热、胸闷、心慌、全身多处疼痛,该病人可能出现的并发症是

　　A. 急性左心衰　　　　　B. 脂肪超载综合征　　　C. 低血糖

　　D. 导管移位　　　　　　E. 气胸

7. 女性,56 岁,因脑外伤入院,手术后经鼻置入胃管一根,以肠内营养使用,在使用过程中,病人出现呛咳、呼吸急促,可能的情况是

　　A. 胃肠道不耐受　　　　B. 误吸　　　　　　　　C. 合并血气胸

　　D. 急性胸膜炎　　　　　E. 原发病加重

8. 女性,76 岁,十二指肠慢性穿孔术后,在输注肠外营养液期间出现畏寒、寒战,随后出现高热,考虑导管性脓毒症,予相应的处理,你认为在预防导管性脓毒症方面最有效的措施是

　　A. 更换营养液　　　　　B. 退热　　　　　　　　C. 拔除导管

　　D. 大剂量抗生素　　　　E. 局部处理

9. 男性,78 岁,车祸伤致十二指肠三四段交界处破裂,手术后出现十二指肠瘘,行肠内营养期间(50ml/h),病人出现恶心、腹胀,考虑可能的原因是

　　A. 肠梗阻　　　　　　　B. 便秘　　　　　　　　C. 胃肠道不耐受

　　D. 反流　　　　　　　　E. 病人主观不愿意

10. 男性,45 岁,高位小肠瘘,在实施肠内营养过程中,为了防止堵管,下列措施错误的是

　　A. 输注前后用 20~40ml 温开水冲洗营养管

　　B. 停用时用 20~40ml 温开水冲洗营养管

　　C. 如需喂口服药,允许情况下口服药必须充分研碎,溶解后再注入

　　D. 输注期间每 2~4 小时用 20~40ml 温开水冲洗营养管

　　E. 快速输注,以免黏附于管壁

11. 女性,75 岁,肝硬化、门脉高压症,消化性溃疡穿孔急诊入院,入院后,需要采取肠外营养支持,该病人既往有多次手术及住院史,外周静脉穿刺困难,需要中心静脉置管,在置管过程中不可能出现的并发症是

　　A. 空气栓塞　　　　　　B. 血栓性浅静脉炎　　　C. 血管损伤

　　D. 神经损伤　　　　　　E. 气胸

笔记

12. 女性,55 岁,因胰头癌行胰十二指肠切除术后,每天自鼻肠管实施肠内营养 500ml,在实施过程中,病人出现腹痛,随之出现腹泻,考虑与温度过低有关,为避免类似情况发生,

下列正确的做法是

    A. 将肠内营养制剂连瓶一起加热至 65℃再输

    B. 在输注管远端自管外加热营养液,温度控制在 47~50℃

    C. 在输注管远端自管外加热营养液,温度控制在 50~70℃

    D. 在输注管近端自管外加热营养液,温度控制在 37~40℃

    E. 在输注管近端自管外加热营养液,温度控制在 70℃

13. 女性,78 岁,近端胃癌根治术后 5 天,开始肠内营养支持,在巡视病房时发现没有明显肠内营养的标识,为了保证营养液输注的安全,下列正确的做法是

    A. 与静脉输液挂在一起　　　　　　B. 用输液器进行肠内营养

    C. 规范进行肠内营养标识,区分于静脉输液

    D. 用 50ml 注射器冲洗营养管　　　E. 用 20ml 注射器冲洗营养管

14. 女性,65 岁,壶腹部癌行胰十二指肠切除术后,肠内营养支持,在重力滴注营养液过程中,病人出现呕吐、腹胀、腹泻等不耐受表现,有效的处理是

    A. 心理安慰

    B. 应用胃肠动力药

    C. 停用肠内营养,改为肠外营养

    D. 减慢营养液输注速度,采用泵连续输注

    E. 使用止吐药

15. 男性,80 岁,54kg,因咳嗽伴咳痰 20 余年,胸闷、气短 8 天急诊入院,病人消瘦,近 1 周胃纳减退,白蛋白:25.4g/L,根据营养风险筛查该病人存在营养风险,该病人营养支持应选择

    A. 口服

    B. 肠外营养

    C. 先治疗原发病,再考虑是否需要营养支持

    D. 肠外营养 + 肠内营养,以肠外营养为主

    E. 治疗原发病同时置管行肠内营养支持

三、A3/A4 型题

(1~3 题共用题干)

女性,43 岁,幽门梗阻入院,检查发现:血清钾:3.1mmol/L,血清钠:131.3mmol/L,血清氯:89.3mmol/L,白蛋白:26.4g/L。

1. 对该病人进行营养支持,处理正确的是

    A. 立即 TPN　　B. 纠正电解质紊乱同时予肠内营养

    C. 先纠正电解质紊乱,再予肠外营养支持

    D. 先纠正电解质紊乱,再予肠内营养支持

    E. 肠内营养支持 + 肠外营养支持

2. 在输注营养液过程中,发现输注部位红肿、呈条索状,局部发硬,应考虑是

    A. 血栓性深静脉炎　　　B. 营养液过敏　　　C. 局部蜂窝织炎

    D. 血栓性浅静脉炎　　　E. 浅静脉曲张

3. 引起的原因可能是

    A. 营养液量过多　　　B. 病人抵抗力低下　　　C. 外周静脉循环比较差

    D. 营养液渗透压过高　　E. 输注速度太快

(4~5 题共用题干)

男性,75 岁,胰腺癌切除术后肠梗阻,平时有糖尿病病史,在输注内有普通胰岛素的"全

合一"营养液即将结束时,病人主诉头昏、恶心、胸闷,随即出现表情淡漠等表现,床边测血糖:2.1mmol/L。

4. 该病人出现此症状可能的原因是

A. 酮症酸中毒　　　　　B. 高脂血症　　　　　C. 低血糖

D. 意识障碍　　　　　　E. 脑血管意外

5. 为了保持营养液的稳定性,配制后的营养液需在多长时间内输完

A. 12 小时　　　　　　B. 24 小时　　　　　C. 10 小时

D. 16 小时　　　　　　E. 20 小时

笔记

第七章 常见病膳食营养防治

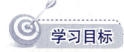

学习目标

1. 掌握呼吸系统、心血管、内分泌代谢、泌尿系统、肝胆胰等常见病病人的膳食原则。
2. 熟悉呼吸系统、心血管、内分泌代谢、泌尿系统、肝胆胰等常见病病人的的营养需求。
3. 了解呼吸系统、心血管、内分泌代谢、泌尿系统、肝胆胰等常见病病人的营养相关因素。
4. 能对冠心病、高血压、肥胖症、糖尿病、骨质疏松症、痛风、肾小球肾炎、肝胆胰疾病等病人进行正确的膳食指导。
5. 具有关爱他人的服务意识。

第一节 呼吸系统疾病膳食营养防治

营养与呼吸系统两者密切相关,经肺脏的气态交换,人体可将外界吸入的氧气供给全身各器官、组织和细胞,满足各种营养素的代谢需要;同时从外界摄入及在体内储存的各种营养素可满足肺脏、呼吸肌的做功和新陈代谢、组织修复及改善呼吸肌疲劳的作用。

一、慢性阻塞性肺疾病膳食营养防治

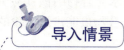

工作情景:

朱先生,年龄65岁,确诊为慢性阻塞性肺疾病。护士跟他亲切沟通后,给他测量体温36.5℃,身高172cm,体重67kg,并咨询了日常饮食情况和身体活动情况。

请思考:

1. 为朱先生计算全日能量摄入量。
2. 为朱先生进行膳食营养指导。

(一)概述

慢性阻塞性肺疾病(chronic obstructive pulmonary disease,COPD)是一种以气道气流受阻为特征的呼吸道疾病。当慢性支气管炎、肺气肿病人肺功能检查出现气流受阻,并且不能完全可逆时,即能诊断为COPD。吸烟、各种矿物粉尘、化学烟雾和有机尘埃等环境污染、反复呼吸道感染等是慢性阻塞性肺疾病的主要原因。对慢性阻塞性肺疾病病人进行营养治疗,能使病人维持良好的营养状态,维持理想体重,增强呼吸肌力,改善体力活动能力,维持有效呼吸通气功能,增强机体免疫力,有利于减轻急性呼吸道感染等并发症,并降低急性并发症

发生频率。

（二）营养相关因素

1. 高能量消耗　COPD病人每日呼吸耗能是正常人的10倍，消耗能量高于摄入能量，导致体重下降，病情越严重，体重下降速度越快。

2. 蛋白质分解加速　肺部慢性炎症，使蛋白质分解加速，导致蛋白质-能量营养不良，免疫功能低下，因此应保证蛋白质的摄入。但过量的蛋白质会增加COPD病人的呼吸功，使病人呼吸困难，还会导致尿钙增多，使钙需要量增加和体液失衡。

（三）膳食营养防治

1. 急性期或伴有感染时　病人出现急性呼吸道感染或病情突然加重，做面罩或人工气道辅助机械通气时，应提供鼻饲等胃肠内营养支持。若出现严重的胃肠道反应，如恶心、呕吐、腹胀、便秘等应先做短期的胃肠外静脉营养，1~2天症状缓解后再改为肠内营养支持。

2. 稳定期

（1）摄入充足能量：能量消耗计算公式如下：

每日能量 = 基础能量消耗（BEE）× 活动系数 × 体温系数 × 应激系数 × 校正系数

男性 BEE（kcal）= 66.4730+13.75 × 体重（kg）+ 5.0033 × 身高（cm）- 6.7550 × 年龄（岁）

女性 BEE（kcal）= 655.0955+9.463 × 体重（kg）+1.8496 × 身高（cm）- 4.6756 × 年龄（岁）

活动系数为卧床1.2，下床轻度活动1.25，正常活动1.3；体温系数为38℃取1.1，39℃取1.2，40℃取1.3，41℃取1.4；应激系数为体温正常1.0，发热1.3；校正系数男性是1.16，女性是1.19。

（2）摄入适量蛋白质：为了维持氮平衡，蛋白质供给量按1.0~1.5g/（kg·d），蛋白质供能占总能量的15%~20%。保证鱼、禽、蛋、瘦肉等动物性食物的摄入，每天喝奶，以摄入适量的蛋白质。

（3）增加脂肪的摄入：脂肪具有较低的呼吸商，能减少二氧化碳的产生，对COPD病人有利，尤其对高碳酸血症及通气受阻的病人。脂肪供能占总能量的30%~35%，其中饱和脂肪酸摄入不宜过高，可增加不饱和脂肪酸的摄入，必要时可用中链脂肪酸代替。通过植物油和动物性食物摄入一定量的脂肪，摄入花生米、核桃、芝麻等坚果类增加脂肪的摄入。

（4）适量碳水化合物：大量的碳水化合物摄入会增加二氧化碳生成，对于严重的通气功能障碍病人，特别是对患有高碳酸血症的病人不利，但过分限制碳水化合物的饮食易引起酮症，导致组织蛋白的过度分解以及体液和电解质的丢失。碳水化合物供能占总能量的50%~55%为宜，每日至少有50~100g碳水化合物摄入。

（5）补充维生素和微量元素：COPD病人容易缺乏各种维生素和矿物质，造成氧自由基对机体的损伤，加重呼吸肌无力。维生素A缺乏降低呼吸道上皮细胞的修复能力和导致黏膜分泌细胞的退化，增加机体对感染的易感性。同时注意膳食补充富含维生素C、维生素E、硒等维生素和微量元素丰富食物，提高机体免疫力。如选用动物肝脏、深色蔬菜、水果等。

（6）少量多餐：采取少量多餐，促进食物的消化吸收，减轻一次性摄入高能量食物对胃肠道的负担。

（7）食谱示例

案例：朱先生，年龄65岁，身高172cm，体重67kg，确诊为COPD，体温正常，病情稳定，能够正常活动。计算朱先生全日能量，并为他推荐一日高能量高脂肪适量碳水化合物食谱。

能量及产能营养素摄入目标如下：

BEE=66.47+（13.75 × 67kg）+（5.00 × 170cm）- 6.76 × 65 岁 =1398kcal

全日能量摄入=1398 × 1.3 × 1.0 × 1.16 kcal =2108kcal

蛋白质 =（1.0~1.5g/kg）× 67kg = 67~111g

脂肪 = 全日能量的 30%~35%=2108kcal ×（30%~35%）÷9=70~82g

碳水化合物 = 全日能量的 50%~55%=2108kcal×(50%~55%)÷4=264~290g

慢性阻塞性肺疾病一日食谱示例见表 7-1。

表 7-1 慢性阻塞性肺疾病一日食谱示例

餐次	食谱名称	原材料名称及用量
早餐	小米粥	小米 25g
	包子	面粉 50g、猪肉 25g、大白菜 100g
	卤花生	花生米 10g
加餐	牛奶	牛奶 250g
中餐	米饭	稻米 100g
	排骨炖萝卜	排骨 75g、萝卜 50g
	炒木耳油菜	木耳 50g、油菜 50g
	芝麻酱拌豆角	芝麻酱 10g、豆角 50g
加餐	香蕉	香蕉 200g
晚餐	大米饭	稻米 100g
	炸黄花鱼	黄花鱼 75g
	豆腐干炒西芹	豆腐干 50g、西芹 150g
全日用油		豆油 25g

营养分析：该食谱提供 2103kcal 能量,其中蛋白质 82g、占总能量的 16%,脂肪 72g、占总能量的 30%,碳水化合物 281g、占总能量的 54%。三餐膳食结构主副食、荤素搭配合理。在食物的用量上选择了鸡蛋、鱼、瘦肉等动物性食物提供足量的优质蛋白质和微量元素,利用牛奶、豆制品提供足量的钙,蔬菜量充足,可以提供充足的维生素。膳食高能量、高脂肪、碳水化合物适量,能够满足上述慢性阻塞性肺疾病病人营养治疗需要。

二、肺结核膳食营养防治

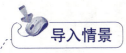 导入情景

工作情景：

费女士,46 岁,家政服务人员。她于 1 个月前受凉后出现低热、咳嗽自认为"感冒",服用各种治疗感冒药物和止咳药,症状未见好转。近来自觉体重下降,乏力感逐渐加重,遂来医院就诊,诊断为肺结核。护士与她亲切沟通后,先为她测量了体温 37.2℃,身高 160cm,体重 43kg,然后咨询了日常饮食情况。

请思考：

1. 计算费女士的 BMI,并判断体重是否正常。

2. 进行肺结核病膳食营养指导。

(一)概述

肺结核是结核分枝杆菌引起的肺部慢性传染性疾病。其症状主要表现为咳嗽、咯血、潮热、乏力、盗汗、食欲缺乏、体重减轻等。当过度疲劳、过量饮酒等在造成机体免疫力下降时,受到结核杆菌的感染,就容易引起发病。通过肺结核的营养治疗可减少药物治疗的不良反应,加速结核病灶的钙化,提高机体免疫力,促进机体康复。

 笔记

（二）营养相关因素

1. 基础代谢升高　肺结核是慢性消耗性疾病,体温升高使基础代谢增加,特别是长期发热和盗汗使能量的消耗更加明显。

2. 蛋白质分解加速　肺结核病人长期的能量消耗使体内蛋白质分解加速,疾病病灶的修复需要大量的蛋白质,充足的蛋白质有助于生成体内免疫球蛋白。

3. 贫血、缺钙　肺结核病人因咯血,可能会出现贫血。另外,结核病康复过程中出现的"钙化"需要大量的钙。

（三）膳食营养防治

1. 能量充足　膳食高能量,增加食物的摄入量,如在一日三餐的同时加餐 1~2 次,按理想体重供能量为 40~50kcal/(kg·d)。脂肪供能不宜过高,占总能量的 25%~30%。

2. 足量蛋白质　蛋白质供给量按理想体重计算应达到 1.5~2.0g/(kg·d),其中优质蛋白质占 1/3~2/3。每餐吃鱼、禽、蛋、瘦肉等动物性食物,保证摄入足量的优质蛋白质。

3. 富含维生素　维生素 A 能增强呼吸系统上皮细胞抵抗力;维生素 C 能健全肺部和血管的功能;B 族维生素能促进食欲,参与体内代谢,帮助机体恢复,特别是维生素 B_1 和维生素 B_6 能减少抗结核药的不良反应;维生素 D 有助于钙的吸收。应多选用新鲜的蔬菜、水果、鱼虾、动物内脏和蛋类等食物提供丰富的维生素。

4. 补充钙和铁　奶及奶制品、豆类及其制品含钙丰富,应每天食用。动物肝脏、动物血、瘦肉含铁多而且吸收率高。

5. 膳食多样化　食物多样化不仅能摄入各种营养素,还能摄入更多有益的植物化学物质,提高机体的免疫力,更有利于机体康复。

6. 食谱示例

案例:费女士,46 岁,身高 160cm,体型消瘦。因咳嗽、胸痛、低热、乏力 1 个月余,到医院诊断为肺结核。计算费女士一日能量摄入,并为她设计一份高能量高蛋白高维生素食谱。

能量及产能营养素摄入目标如下:

全日总能量的摄入 = (160−105) × (40~50kcal) = 2200~2750kcal

蛋白质 = (160−105) × (1.5~2.0g/kg) = 83~110g

脂肪 = 全日能量的 25%~30%

肺结核病人一日食谱示例见表 7-2。

表 7-2　肺结核病人一日食谱示例

餐次	食谱名称	原材料名称及用量
早餐	小米粥	小米 25g
	包子	面粉 100g、瘦猪肉 75g、香菇 50g
加餐	梨	梨 200g
中餐	二米饭	稻米 100g、小米 25g
	猪肝青椒	猪肝 50g、青椒 100g
	豆腐炖海带	豆腐 100g、海带 50g
	金针菇拌黄瓜	金针菇 30g、黄瓜 30g
加餐	牛奶	牛奶 300g
晚餐	大米饭	大米 125g
	西红柿炒鸡蛋	西红柿 100g、鸡蛋 100g
	木耳炒百合	木耳 50g、百合 50g
	拌莴苣	莴苣 50g
全天用油		豆油 40g

营养分析:该食谱提供2515kcal能量,其中蛋白质96g、占总能量的15%,脂肪75g、占总能量的27%,碳水化合物355g、占总能量的57%,产能营养素提供能量比例合理。三餐膳食结构主副食、荤素、干湿搭配合理。在食物的用量上选择了鸡蛋、鱼、瘦猪肉、猪肝等动物性食物提供足量的优质蛋白质和铁,利用牛奶、豆制品提供足量的钙,蔬菜量充足,可以提供充足的维生素C。食谱高能量、高蛋白、高维生素,能够满足上述肺结核病人营养治疗需要。

(郑玉荣)

第二节　心血管疾病膳食营养防治

由于社会经济的发展,人们生活水平不断提高,不良的生活方式和不合理的饮食结构,使心血管疾病日渐成为威胁人类健康的主要疾病。心血管疾病的危险因素包括:吸烟、总胆固醇(TC)和低密度脂蛋白胆固醇(LDL-C)水平升高、三酰甘油(TG)升高、载脂蛋白(α)水平增加、超重和肥胖、高血压、糖尿病、高密度脂蛋白(HDL-C)水平降低、缺少运动的生活方式等。此外,还包括年龄、性别、遗传等因素。通过膳食和生活方式的调控,对心血管疾病的发病和防治具有重要的作用。

一、血脂异常膳食营养防治

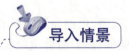 **导入情景**

工作情景:
刘先生,50岁,体检结果:身高173cm,体重80kg,三酰甘油、LDL-C偏高,HDL-C偏低,血糖、血压正常,医生建议先通过饮食疗法改善血脂水平。护士与他亲切沟通后,咨询了他的日常饮食及身体活动情况。
请思考:
1. 计算BMI,并判断体重是否正常。
2. 进行血脂异常膳食营养指导。

(一)概述

血脂是血浆中的胆固醇、三酰甘油和类脂如磷脂等的总称。由于脂肪代谢异常或转运异常使血浆中的一种或几种脂质高于正常称为高脂血症,可表现为高胆固醇血症、高甘油三酯血症或两者兼有。高密度脂蛋白胆固醇降低也是一种脂代谢紊乱,因此称血脂异常更为全面、准确地反映脂代谢紊乱状态。我国人群的血脂水平分层标准见表7-3

表7-3　血脂水平分层标准

分层	TC	LDL-C	HDL-C	TG
合适范围	<5.18mmol/L (200mg/dl)	<3.37mmol/L (130mg/dl)	≥1.04mmol/L (40mg/dl)	<1.70mmol/L (150mg/dl)
边缘升高	5.18~6.19mmol/L (200~239mg/dl)	3.37~4.12mmol/L (130~159mg/dl)		1.70~2.25mmol/L (150~199mg/dl)

续表

分层	TC	LDL-C	HDL-C	TG
升高	≥6.22mmol/L (240mg/dl)	≥4.14mmol/L (160 mg/dl)	≥1.55mmol/ L (60mg/dl)	≥2.26mmol/L (200mg/dl)
降低			<1.04mmol/L (40mg/dl)	

摘自：中国成人血脂异常防治指南制定联合委员会.中国成人血脂异常防治指南.中华心血管病杂志,2007,35(5):394

(二)营养相关因素

1. 能量摄入过多　过多的能量将转化为脂肪,超重不利于高脂血症的控制,每天能量不能超过需要量,对于超重或肥胖的血脂异常病人应减少能量摄入。

2. 高脂肪膳食　易导致血浆胆固醇水平升高。脂肪不仅能促进胆汁分泌,其水解产物还有利于形成混合微胶粒,并能促进胆固醇在黏膜细胞中进一步参与乳糜微粒,转运入血,从而使血浆胆固醇水平升高。胆固醇摄入量增加,引起血清胆固醇升高,每增加100mg胆固醇摄入,男性血清胆固醇水平增加0.038mmol/L,女性增加0.073mmol/L。饱和脂肪酸抑制低密度脂蛋白受体活性,膳食中饱和脂肪酸含量过高,可使血清胆固醇水平升高。反式脂肪酸摄入量过高会导致血脂异常。单不饱和脂肪酸有降低血清胆固醇和低密度脂蛋白,同时升高血清高密度脂蛋白的作用。亚油酸和α-亚麻酸等多不饱和脂肪酸可使血清胆固醇和低密度脂蛋白水平降低。

3. 碳水化合物摄入过多　摄入过多的碳水化合物,尤其是蔗糖、果糖,可使血浆三酰甘油水平升高。过多的碳水化合物除了转化为糖原外,大部分又变成脂肪储存,导致体重增加。

(三)膳食营养防治

1. 控制能量摄入　每天能量摄入不能超过需要量,对于超重和肥胖的病人应严格控制能量,一般摄入1500~2000kcal/d。蛋白质提供的能量占总能量的15%~20%。脂肪摄入水平不能超过总能量的15%,膳食胆固醇不超过200mg/d。碳水化合物提供的能量占总能量的60%~65%。

2. 吃适量的鱼、禽、蛋、瘦肉,少吃肥肉和荤油　膳食动物蛋白质摄入过多时,往往也会增加动物性油脂和胆固醇摄入,使血清胆固醇水平升高;若以大豆蛋白替代,则可以使血清胆固醇水平下降。动物性和植物性食物来源的蛋白质比例为1:1。严格控制脂肪及胆固醇,忌用肥肉、黄油、动物内脏、油炸食品等高脂肪和高胆固醇食物。烹饪油应以橄榄油、豆油、花生油等不饱和脂肪酸含量高的植物油为主。多食不饱和脂肪酸含量高的食物,如海鱼和大豆类等。

3. 主食粗细搭配　主食多选用全谷、燕麦、玉米、高粱米等加工粗糙的谷类,以增加膳食纤维的摄入量和B族维生素的摄入量。

4. 多吃蔬菜水果　蔬菜水果中含有丰富的β-胡萝卜素、维生素C、钾、膳食纤维和植物化学物质等成分,有助于降低血脂和保护血管。每天应食用蔬菜400~500g、水果200~400g。

5. 食谱示例

案例:中年男性,肥胖,轻体力劳动。体检结果:三酰甘油、低密度脂蛋白偏高、高密度脂蛋白偏低,血糖、血压正常,医生建议先通过饮食疗法改善血脂水平。请为他设计一日参考食谱。血脂异常病人一日食谱示例见表7-4。

表 7-4 血脂异常病人一日食谱示例

餐次	食谱名称	原材料名称及用量
早餐	燕麦粥	燕麦片 25g
	素馅包子	面粉 75g、鸡蛋白 25g、韭菜 150g
	苹果	苹果 200g
中餐	二米饭	稻米 50g、高粱米 50g
	清蒸鱼	鲑鱼 100g
	炒西芹木耳	西芹 100g、木耳 50g
晚餐	糙米饭	糙米 100g
	小白菜炖豆腐	小白菜 100g、豆腐 100g
	海蜇拌黄瓜	海蜇 25g、黄瓜 50g
	脱脂酸奶	脱脂酸奶 250g
全天用油		豆油 15g

营养分析：该食谱提供 1672kcal 能量,其中蛋白质 74g、占总能量的 18%,脂肪 31g、占总能量的 17%,碳水化合物 267g、占总能量的 65%,产能营养素提供能量比例合理。三餐膳食结构主副食、荤素、粗细、干湿搭配合理。在食物的用量上选择了鱼、瘦肉、豆制品等食物提供足量的优质蛋白质,利用脱脂酸奶、豆制品提供足量的钙,蔬菜量充足,其中深色蔬菜占一半以上,可以提供充足的维生素 C 等微量营养素和膳食纤维。食谱低能量、低脂、低胆固醇,能够满足上述血脂异常病人营养治疗需要。

二、冠心病膳食营养防治

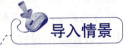 **导入情景**

工作情景:

张先生,50 岁,高血压、高血脂,经诊断有冠心病。护士与他亲切沟通后,先给他测量了身高 175cm,体重 80kg,并咨询了日常饮食情况和运动情况。

请思考:

1. 计算张先生 BMI,并判断体重是否正常。

2. 进行冠心病膳食营养指导。

(一) 概述

冠心病(coronary heart disease,CHD)是指冠状动脉硬化使血管腔狭窄、阻塞和(或)因冠状动脉功能性改变(痉挛)导致心肌缺血缺氧或坏死而引起的心脏病。冠心病是动脉粥样硬化导致器官病变的最常见类型,也是严重危害人类健康的常见病。长期进食高脂肪膳食会使血脂水平升高,特别是胆固醇、三酰甘油的增高会促进动脉硬化的发生和发展,总胆固醇或低密度脂蛋白胆固醇越高,发生冠心病的危险越大。

(二) 营养相关因素

1. 能量摄入过多　控制能量摄入,使体重在正常范围内,防止超重或肥胖。过量的碳水化合物以脂肪的形式储存,使体重增加。

2. 脂肪摄入过多　高脂肪膳食可增加血浆中乳糜微粒(CM)合成,部分高脂蛋白血症病人空腹血浆中出现高密度 CM,CM 的代谢残骸可被巨噬细胞表面受体识别而摄入,因而

 笔记

可能与动脉粥样硬化有关。膳食中饱和脂肪酸具有升高胆固醇的作用,低密度脂蛋白是血浆中胆固醇含量最多的一种脂蛋白,是所有血浆脂蛋白中首要的致动脉粥样硬化性脂蛋白,与冠心病的发生有着极为密切的关系。相反,不饱和脂肪酸有促进胆固醇分解而降低胆固醇的作用。如,单不饱和脂肪酸有降低血清胆固醇和低密度脂蛋白,同时升高血清高密度脂蛋白的作用。高密度脂蛋白是一种抗动脉粥样硬化的血浆脂蛋白,能将周围组织中包括动脉内的胆固醇转运到肝脏进行代谢,具有抗 LDL 的作用,并能促进损伤内皮细胞修复,因此是冠心病的保护因子。

(三) 膳食营养防治

1. 控制能量摄入　根据体重和活动情况计算全日能量摄入量,**严禁能量摄入过多**。**防止过饱餐**,进行**适当的体力活动**,选择适合自己、易于坚持的有氧运动,如散步、慢跑、打太极拳、做操、跳舞等。

2. 食物多样、谷类为主　碳水化合物供能占总能量的 60%~65%,主要来源于谷薯类食物。主食**粗细搭配,多选用粗粮、杂粮**;可用土豆、山药、藕、芋艿、荸荠等含淀粉多的根茎类蔬菜,代替部分主食;**少吃各种糖果、冰激凌、巧克力**等含**单糖、蔗糖**高的甜食。

3. 减少脂肪摄入　脂肪摄入过多是引起肥胖、动脉粥样硬化等多种慢性疾病的危险因素之一。**脂肪供能占总能量的 20% 以下,限制饱和脂肪酸,**适当增加不饱和脂肪酸的摄入,植物油与动物油脂比例不低于 2:1,胆固醇的摄入量限制在 300g/d 以下。若原有高脂血症,动物油脂摄入比例应适当降低,胆固醇严格限制在 200mg/d 以下。禁食肥肉、动物内脏及煎炸食品、沙拉酱等高能量、高脂肪食物。烹调用油用植物油,摄入量不超过 20g/d。

4. 适量摄入蛋白质　蛋白质供能**占总能量的 15%~20%**,来源于动物性食物和植物性食物的蛋白质质量之比为 1:1。**动物性食物首选鱼和禽类**。鱼、禽类与畜肉比较,脂肪含量较低,特别是鱼类,含有较多的多不饱和脂肪酸,有些海产鱼类富含二十碳五烯酸(EPA)、二十二碳六烯酸(DHA),对预防血脂异常和心脑血管病等有一定作用,为首选食物。蛋类富含优质蛋白质,各种营养成分比较齐全,是很经济的优质蛋白质来源,所含卵磷脂具有降低血清胆固醇的作用,但蛋黄中的胆固醇含量较高,不宜过多食用。瘦肉中脂肪含量相对较低,可适当食用。

5. 膳食清淡少盐　限制钠的摄入量以降低冠心病和脑卒中的危险,食盐的摄入量不超过 4g/d。要注意减少酱菜、腌制食品以及其他过咸食品的摄入量。习惯过咸味食物者,可在烹制菜肴时放少许醋,提高菜肴的鲜香味,帮助自己适应少盐食物。烹制菜肴时放糖会掩盖咸味,所以不能仅凭品尝来判断食盐是否过量,应该使用量具更准确。不要摄食过多的动物性食物和油炸、烟熏、腌制食物。

6. 多吃蔬菜水果　蔬菜水果中的膳食纤维,如果胶和木质素可部分阻断胆固醇和胆汁酸的肝肠循环,增加鹅脱氧胆酸的合成,促进肠道中胆固醇和胆汁酸的排出,从而降低血清胆固醇浓度,预防动脉粥样硬化发生。多吃新鲜蔬菜和水果,经常吃有降血脂、降血压作用的大蒜、木耳、香菇、平菇、蘑菇、银耳、海带等食物。

7. 食谱示例

案例:张先生,50 岁,体重超重,高血压、高血脂,经诊断有冠心病。请为张先生推荐一份低能量低脂食谱。

能量及产能营养素摄入目标:①全日总能量 =1500~2000kcal。②蛋白质 = 占总能量 15%~20%。③脂肪 < 总能量 20%。④胆固醇 <200mg。

冠心病病人一日食谱示例见表 7-5。

表 7-5　冠心病病人一日食谱示例

餐次	食谱名称	原材料名称及用量
早餐	小米粥	小米 25g
	素馅包子	面粉 50g、鸡蛋白 25g、圆白菜 150g
	橙子	橙子 200g
中餐	二米饭	稻米 50g、玉米糁 50g
	茄汁鲅鱼	鲅鱼 50、番茄 50g
	金针菇拌青椒	金针菇 50g、青椒 50g
晚餐	糙米饭	糙米 100g
	茭白炒肉片	茭白 50g、瘦猪肉 50g
	拌干豆腐黄瓜丝	干豆腐 50g、黄瓜 50g
	脱脂酸奶	脱脂酸奶 250g
全天用油		豆油 15g
全天用盐		食盐 4g

营养分析：该食谱提供 1700kcal 能量，其中蛋白质 74g、占总能量的 17%，脂肪 34g、占总能量的 18%，碳水化合物 270g、占总能量的 65%，产能营养素提供能量比例合理。三餐膳食结构主副食、荤素、粗细搭配合理。在食物的用量上选择了鱼、瘦肉、豆制品等动物食物提供足量的优质蛋白质，利用酸奶、豆制品提供足量的钙，蔬菜量充足，其中深色蔬菜占一半以上，可以提供充足的维生素 C 等微量营养素和膳食纤维。食谱低能量、低脂、低胆固醇、低盐，能够满足上述冠心病病人营养治疗需要。

三、高血压膳食营养防治

 导入情景

工作情景：

高先生，软件设计工程师，45 岁，高血压病史 3 年，尚未发现明显的心血管疾病及肾脏并发症，因血压控制不理想到医院进行营养咨询。护士与他亲切沟通后，先为他测量血压值为 160/100mmHg，身高 175cm，体重 80kg，并咨询了日常饮食情况和身体活动情况。高先生不喜欢吃蔬菜，口味重，每餐离不开咸菜，吃饭速度较快。下班后，喜欢与朋友聚会喝酒，平均每日喝 3 瓶啤酒。平时开车上下班，工作时间基本坐在电脑前编程序。

请思考：

1. 高先生的哪些生活习惯不利于高血压的控制。

2. 进行高血压病膳食营养指导。

（一）概述

在未使用降压药物的情况下，非同日 3 次测量血压，**收缩压≥140mmHg 和（或）舒张压≥90mmHg** 可诊断为高血压。高血压是心脑血管病最主要的危险因素，可导致脑卒中、心力衰竭及慢性肾脏病等并发症，严重影响病人的生存质量，给家庭和国家造成沉重负担，因此高血压的防治任务十分艰巨。

(二) 营养相关因素

原发性高血压是在一定的遗传背景下,由多种后天环境因素作用,使正常血压调节机制失代偿所致。其中遗传因素占 40%,环境因素占 60%。在环境因素中,与血压相关的营养因素主要有:

1. 高钠、低钾膳食　膳食钠(氯化钠)摄入量与血压水平和高血压患病率呈正相关,而与钾摄入量水平呈负相关。膳食钠/钾比值与血压的相关性更强。我国 14 组人群研究表明,膳食钠摄入量平均每天增加 2g,收缩压和舒张压分别增高 2.0mmHg 和 1.2mmHg。高钠、低钾膳食是导致我国大多数高血压病人发病的主要危险因素之一。

2. 超重和肥胖　脂肪含量与血压水平呈正相关。人群调查结果显示,体质指数(BMI)与血压水平呈正相关,BMI 每增加 $3kg/m^2$,4 年内发生高血压的风险,男性增加 50%,女性增加 57%。BMI≥24 kg $/m^2$ 者发生高血压的风险是体重正常者的 3~4 倍。身体脂肪的分布与高血压发生也有关。腹部脂肪聚集越多,血压水平就越高。男性腰围≥90cm 或女性腰围≥85cm,发生高血压的风险是腰围正常者的 4 倍以上。超重和肥胖已成为我国高血压患病率增长的又一重要危险因素。

3. 饮酒　在我国,饮酒人数众多,过量饮酒也是高血压发病的危险因素,人群高血压患病率随饮酒量增加而升高。虽然少量饮酒后短时间内血压水平会有所下降,但长期少量饮酒可使血压轻度升高;过量饮酒则使血压明显升高,且血压上升幅度随着饮酒量增加而增大。饮酒还会降低降压治疗的效果,而过量饮酒可诱发脑出血或心肌梗死。

(三) 营养防治

1. 减少食盐摄入量　高血压病人应采用**低盐膳食,食盐摄入量为 1~4g/d**。

(1) 用量具称量:要纠正口味过咸而过量添加食盐和酱油的不良习惯,对每天食盐摄入采取总量控制,用量具量出,每餐按量放入菜肴。如果菜肴需要用酱油和黄酱,应按比例减少其中食盐用量。一般 20ml 酱油中含有 3g 食盐,10g 黄酱含盐 1.5g。烹制菜肴时如放糖会掩盖咸味,所以不能仅凭品尝来判断食盐是否过量,应该使用量具更准确。

(2) 菜肴加醋:烹制菜肴时可放少许醋,提高菜肴的鲜香味,以帮助适应少盐食物。

(3) 少吃腌制品:减少酱菜、腌制食品以及其他过咸食品的摄入量。

(4) 少喝汤:尽量不吃带汤面条和各种汤。用同样量的食物,分别做成炒菜和汤时,要品尝到同样的咸味,汤中需要加入更多的食盐。

(5) 少吃含钠调味品:**少吃发面做的主食**,忌在烹饪过程中加味素等调味品。馒头、发糕等通过发面做的面食中含有小苏打(碳酸氢钠),味精(谷氨酸钠)等调味品含有钠。

2. 控制能量和体重,减少膳食脂肪,增加体力活动　体重正常的高血压病人按体力活动强度摄入能量;超重及肥胖高血压病人要减少能量摄入,与相应体力劳动的健康成年人相比每天减少 500~700kcal,建议每天能量摄入量为 1500~2000kcal。少吃肥肉和荤油、忌用油炸食品、巧克力、炸薯片、糖果、甜点和含糖饮料,不吃或少吃高能量零食。脂肪提供能量不超过总能量的 25%,胆固醇不超过 300mg/d,烹调油 20~25g/d。做慢跑、游泳、太极拳等有规律的有氧运动,有助于降低血压和减少体重。运动强度要达到最大心率(220- 年龄)的 50%~70%,每周 3~5 次,每次 30~60 分钟。运动强度和时间要考虑年龄和身体状况。

3. 多吃蔬菜、水果和粗粮　蔬菜中含有丰富的 β- 胡萝卜素、维生素 C、钾、膳食纤维和植物化学物质等成分,有助于血压下降和保护血管。且蔬菜中水分多、能量低,可以多吃,能增加饱腹感。蔬菜品种繁多,如根茎类、叶菜、瓜果类所含营养素都各有特点,在条件允许的情况下,尽可能选择多种蔬菜食用。深色蔬菜富含胡萝卜素尤其是 β- 胡萝卜素,使其占到蔬菜总摄入量的一半。同时还要注意增加十字花科蔬菜、菌藻类食物的摄入。食谱配制应首先鼓励选择新鲜和应季蔬菜。以免储存时间过长,造成一些营养物质的流失。吃马铃薯、芋头、山药、南瓜等含淀粉较多的蔬菜时，要适当减少主食，以免能量摄入过多。水果可补充蔬菜摄入的不足，但蔬菜与水果不能互相替换，水果摄入过多会导致摄入过多的单糖和双糖。水果食用前不用加热，不要用加工的水果制品代替新鲜水果。相对于精加工的大米、白面来说，粗加工使谷类中膳食纤维、B 族维生素和矿物质的含量损失大大减少。建议摄入蔬菜 400~500g/d，水果 200~300g/d，谷类粗细搭配 250~300g/d。

4. 补充适量优质蛋白质　蛋白质提供能量**占总能量的 15%~20%**，合理利用大豆及其制品，应尽量做到一天有一餐以上的豆制品，不仅可补充优质蛋白质，也会相应增加钙和维生素的摄入量。用鱼肉、禽肉代替部分猪肉，适当减少猪肉摄入比例，可以减少脂肪和胆固醇的摄入水平。动物性食物建议参考摄入量：肉类 50g/d、鱼虾贝类 50 g/d、蛋类 25g/d。

5. 增加钙的摄入　缺钙可以加重高钠引起的血压升高，**每天坚持吃豆类及其制品、喝牛奶或酸奶以增加钙的摄入**，建议喝牛奶 250~300g/d。

6. 改变不良饮食行为

(1) 采购食物：采购食物时选购提倡多吃的食物，不买忌用或少用食物。多选用新鲜蔬菜、菌藻类、乳类、大豆类、鱼类等食物。不买肥肉、动物内脏等脂肪和胆固醇含量高的食物，不买香肠、酱肉等含盐多的食物。

(2) 改变饮食行为：改变不良进食行为，如细嚼慢咽、放慢吃饭的速度。

(3) 限制饮酒：减少饮酒量和限制外出饮酒的次数。如饮酒，建议一天饮用酒中的酒精量不超过 25g，相当于啤酒 750ml，或葡萄酒 250ml，或 38 度的白酒 75ml。

(4) 烹调方法：烹调方法多采用拌、蒸等，不用或少用油的方法，少食用油炸食物。

7. 食谱示例

案例：高先生患有高血压，体重超重，从事轻体力劳动，请为他推荐一日低盐低脂食谱。

能量及产能营养素摄入目标：①全天能量 = 轻体力劳动能量推荐摄入量 –(500~700kcal) =2400–(500~700kcal) =1700~1900kcal；②蛋白质 = 占总能量 15%~20%；③脂肪 < 总能量 25%、胆固醇 <300mg；④碳水化合物 = 占总能量的 60%~65%。高血压病人一日食谱示例见表 7-6。

表 7-6　高血压病人一日食谱示例

餐次	食谱名称	原材料名称及用量
早餐	小米粥	小米 25g
	素馅包子	面粉 75g、鸡蛋 25g、香菇 25g、西葫芦 100g
	苹果	苹果 200g
中餐	二米饭	稻米 50g、玉米糁 50g
	肉丝芹菜	瘦猪肉 50g、芹菜 100g
	蒜泥拌海带丝	大蒜 10g、湿海带 50g
晚餐	糙米饭	糙米 100g
	鳕鱼炖豆腐	鳕鱼 50g、豆腐 100g
	拌菠菜	菠菜 150g
	牛奶	牛奶 250g
全天用油		豆油 20g
全天用盐		食盐 4g

营养分析：该食谱提供 1817kcal 能量，其中蛋白质 73g、占总能量的 16%，脂肪 43g、占总能量的 21%，碳水化合物 277g、占总能量的 63%，产能营养素提供能量比例合理。三餐膳食

结构主副食、荤素、粗细、干湿搭配合理。在食物的用量上选择了鸡蛋、鱼、瘦猪肉等动物食物提供足量的优质蛋白质,利用牛奶、豆制品提供足量的钙,蔬菜量充足,可以提供充足的维生素C等微量营养素和膳食纤维。食谱低脂、低盐,能够满足上述高血压病人营养治疗需要。

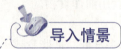
课堂讨论

　　郑先生,50岁,身高175cm,体重80kg,某私营企业总经理,高血压病史7年,服用降压药物3年。每日体力活动40分钟,外出进餐较多,每日吸烟30支,饮酒平均每日白酒5两。生活不规律,每日睡眠较差。尚未发现明显的心血管病及肾脏并发症。

　　请讨论:
　　1. 郑先生的营养问题是什么?
　　2. 请为郑先生进行营养指导。

(郑玉荣)

第三节　内分泌代谢疾病的营养防治

一、肥胖症病人的营养防治

导入情景

工作情景:

　　小贾,男,18岁,身高175cm,体重102kg。平素喜食肉食、油腻食物。查体:重度脂肪肝,血压160/96mmHg。近日感疲乏、头晕,遂来医院营养科就诊。人体脂肪含量测定结果提示:身体脂肪率为35%。

　　请思考:
　　1. 计算并判定肥胖程度。
　　2. 对该病人进行减肥指导。

(一)概述

　　肥胖症(obesity)是指体内脂肪堆积过多和(或)分布异常导致健康损害的一种慢性代谢性疾病,表现为脂肪细胞数目增加和(或)体积增大。

　　通常按脂肪分布的部位,分为上身性肥胖(以腹部或内脏肥胖为主,又称苹果形肥胖)和下身性肥胖(以臀部和大腿肥胖为主,又称洋梨形肥胖)两种类型。其中上身性肥胖明显增加患心血管疾病和糖尿病的危险,而下身性肥胖患上述疾病的危险相对较低。

　　肥胖症的常用诊断方法是人体测量法,通过测量身高、体重、腰围、臀围计算标准体重、体质指数(BMI)和腰臀比。

　　1. 标准体重法　是WHO推荐的衡量肥胖的传统方法。公式如下:

标准体重(kg)=身高(cm)−105

肥胖度(%)=实际体重(kg)−标准体重(kg)/标准体重(kg)×100%

肥胖度>10%~20%为超重,>20%为肥胖,>20%~30%为轻度肥胖,>30%~50%为中度肥胖,>50%为重度肥胖。

　　2. 体质指数(BMI)　是衡量不同性别、不同年龄的成人最常用的超重和肥胖的标准,可

笔记

反映体脂增加的百分含量。但同一 BMI 的不同个体肥胖水平可能不同，尤其是肌肉发达的个体。

　　BMI= 体重（kg）/ 身高（m²）

　　在我国，BMI 处于 18.5~23.9 为正常，24~27.9 为超重，≥28 为肥胖。

　　3. 腰围（WC）、臀围（HC）和腰臀比（WHR）　腰围是反映腹部脂肪分布的重要指标，臀围是反映臀部脂肪分布的重要指标，腰臀比反映了人体的脂肪分布特点和肥胖特点。WHO 规定 WHR **男性≥0.9，女性≥0.8 为上身性肥胖**（或中心性肥胖）的标准。我国规定 WC **男性≥85cm，女性≥80cm** 为上身性肥胖。

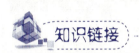

课堂练习

请判断导入情景中病人的肥胖程度

　　小贾，男，18 岁，身高 175cm，体重 102kg。请分别用体质指数、标准体重法判定其肥胖程度。

知识链接

腰围（WC）、臀围（HC）测量方法

　　1. 腰围测量方法　采用最低肋骨下缘与髂嵴最高点连线的中点作为测量点，在平静呼气状态下，被测者取直立位，用软尺水平环绕测量部位，松紧应适度，测量过程中避免吸气，并应保持软尺各部分处于水平位置。

　　2. 臀围测量方法　被测者自然站立，臀部放松，呼吸自然。将软尺置于臀部的最高点和股骨大粗隆水平两个测量点，水平围绕臀部一周进行测量。

（二）营养相关因素

　　1. 饮食结构不合理　主要表现为肉类、蛋类食物和油脂类的摄入量明显增加，导致脂肪的供能比增加，这在导致肥胖的作用中非常重要。

　　2. 饮食习惯不科学　暴饮暴食、进食速度过快、吃夜宵、晚餐过饱可导致肥胖。调查显示，父母的饮食习惯直接影响子女，因此，肥胖的父母容易喂养出肥胖子女。人工喂养的婴儿过早添加固体食物、过食和高渗奶喂养也是导致儿童肥胖的高危因素。

课堂练习

请判断导入情景中病人的肥胖类型

　　小贾，男，18 岁，身高 175cm，体重 102kg。请分别用软尺测量其腰围和臀围，并判定其肥胖类型。

（三）肥胖症的营养防治

　　营养防治原则：控制总能量摄入，调整宏量营养素的构成、增加低血糖指数（glycemic index，GI）的食物、补充维生素、矿物质和生物活性物质。建议养成健康的饮食习惯，多摄入富含膳食纤维食物、蔬菜和水果，减少高脂食物摄入。

　　1. 控制总能量摄入　能量控制应循序渐进，不宜减少过多，以免影响健康。每天 1200kcal 以上的饮食为**低热量平衡饮食**，800~1200kcal 为**低热量饮食**，低于 800kcal 为极低热量饮食（very low calorie diets，VLCD）。VLCD 治疗一般仅限于医疗监护下的短时间治疗，仅适用于中青年病人。轻度肥胖病人每天减少 250kcal，每月可减少体重 1kg。中度以上肥胖病人每天减少 550kcal，每周可减少体重 0.5kg。

　　2. 调整宏量营养素构成　目前公认的减肥膳食构成是：**蛋白质、脂肪和碳水化合物的供能比分别是** 20%~25%、20%、45%~50%，即**高蛋白、低脂肪、低碳水化合物膳食**，减肥效果最佳。这种膳食可增加饱腹感和依从性，有利于减肥后体重的维持。

　　3. 增加低 GI 的食物　**低 GI 膳食**可增加饱腹感，减少能量摄入，改善代谢紊乱。低 GI 食物有牛奶、蔬菜和豆类等。

4. 补充维生素、矿物质和生物活性物质 补充 B 族维生素、不饱和脂肪酸、钙、硒、异黄酮、皂苷等可改善代谢紊乱,利于减肥。

5. 烹调方式及三餐分配 烹调宜采用蒸、煮、烧、汆等方式,忌油炸、煎等方法。三餐的能量分配为 27%、49% 和 24%,晚餐宜清淡、低能量、易消化。

6. 改善饮食习惯 细嚼慢咽、饮食规律有度,改变挑食、偏食、喜吃零食和甜食的习惯,多素少荤,少喝咖啡和浓茶。

7. 食谱示例 每日 1000kcal 和 1200kcal 的减肥食谱分别见表 7-7、表 7-8。

表 7-7 每日 1000kcal 的减肥食谱

餐次	食谱名称	原料名称和用量
早餐	馒头	面粉 100g
	牛奶	牛奶 250g
	咸菜	20g
午餐	蒸米饭	大米 200g
	清炖蘑菇	蘑菇 200g、莴笋 100g、植物油、料酒等少许
	鸡肉扒白菜	鸡肉 50g、小白菜 150g、植物油 5g、料酒和葱姜等少许
	瓜片汤	冬瓜 100g、海米 3g、香菜 3g、植物油、精盐少许
晚餐	小窝头 1 个	玉米面 25g、豆面 25g
	小米粥	小米 20g
加餐	甜橙	甜橙 200g

表 7-8 每日 1200kcal 的减肥食谱

餐次	食谱名称	原料名称和用量
早餐	馒头	面粉 100g
	煮鸡蛋	鸡蛋 50g
	小米粥	小米 25g
	炝芹菜	芹菜 200g、虾片、香干各 10g、植物油 3g、调料少许
午餐	蒸米饭	大米 200g
	草鱼炖豆腐	草鱼块 150g、豆腐 100g、茭白片和雪菜各 10g、调料少许
	口蘑扒菜心	口蘑 50g、菜心 150g、香油 2g、植物油和料酒等少许
晚餐	面片	面片 100g
	清蒸虾	虾 30g、甜面酱等调料少许
	拌油菜	嫩油菜 200g、水发海米 20g、香油 2g、料酒等少许
加餐	草莓	草莓 300g

(四) 肥胖症的健康教育

1. 正确认识肥胖 肥胖是多种慢性疾病的危险因素,应引起重视。

2. 减肥应持之以恒 树立减肥信心,采取有效措施如通过饮食日记加强自我管理、控制进餐过程。增加有氧运动如慢跑、游泳、骑自行车等,使心率达到 100~120 次 / 分,每天 30~60 分钟。

二、糖尿病的营养防治

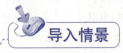 导入情景

工作情景:

王女士,57 岁,农民,身高 158cm,体重 68kg。患糖尿病 10 年,平素口服二甲双胍控制血糖在 7~9mmol/L,发病以来体重未见明显改变。目前偶尔出现手指麻木,遂入院治疗。

请思考:

1. 为病人制订标准营养食谱。

2. 对其进行营养指导。

(一)概述

糖尿病(diabetes mellitus)是一组由于胰岛素分泌减少和(或)作用缺陷导致的碳水化合物、脂肪、蛋白质等代谢紊乱,以长期高血糖为特征的代谢性疾病。WHO 将糖尿病分为 1 型糖尿病、2 型糖尿病、妊娠糖尿病和其他类型糖尿病,其中 2 型糖尿病约占我国糖尿病病人的 90%~95%。糖尿病病人常伴有心脑血管、肾脏、神经系统和眼部病变等并发症。

糖尿病诊断:空腹血糖(FPG)≥7.0mmol/L 或口服葡萄糖耐量试验(OGTT)2 小时血糖或任意时间血糖≥11.1mmol/L。

(二)营养相关因素

1. 高碳水化合物、高脂肪膳食 长期高碳水化合物或(和)高脂肪膳食使血糖维持在较高水平,影响胰岛 β 细胞的结构和功能,导致胰岛素分泌相对或绝对不足,增加发生糖尿病的危险。

2. 低膳食纤维膳食 膳食纤维有延缓碳水化合物吸收、降低餐后血糖的作用,是降低 2 型糖尿病的重要膳食因素。

3. 其他 膳食中缺乏铬、硒、维生素 B、维生素 C、维生素 E 及烟酸等均可诱发或加重糖尿病。

(三)糖尿病的营养防治

营养防治的原则:控制每日总能量的摄入,蛋白质、脂肪和碳水化合物的供应比例要适当,补充微量营养素,食物丰富多样,合理的饮食结构和餐次分配。

通过营养防治,纠正代谢紊乱,保护胰岛功能,减少并发症的发生;维持或达到理想体重,保证机体的正常生长发育和正常活动。

1. 能量 能量摄入量以达到或维持标准体重为宜。每日总能量摄入量应结合病人的体型、体力活动、生理状况、病情等进行计算(表 7-9)。

表 7-9 糖尿病病人每日能量摄入量(kcal/kg)

体型	卧床	轻体力劳动	中体力劳动	重体力劳动
消瘦	25~30	35	40	45~50
标准	20~25	30	35	40
肥胖	15	20~25	30	35

2. 碳水化合物　碳水化合物的供给量**占总能量的 50%~60%,**一般成人轻体力活动强度时每日摄入碳水化合物 150~300g,相当于主食 250~400g,主食每日不能少于 150g。**粗细粮搭配,**粗粮膳食纤维含量较高,膳食纤维可延缓食物在胃肠道的吸收,缓解餐后血糖升高。可选用燕麦、玉米、红薯等。建议成人每日摄入膳食纤维 14g/1000kcal。**限制双糖、单糖**及其制品。多选用低血糖指数(glycemic index,GI)的食物。

课堂练习

请计算导入情景中病人所需的能量

王女士,57 岁,农民,身高 158cm,体重 68kg。平素口服二甲双胍控制血糖在 7~9mmol/L。请计算其所需能量。

GI 是反映不同分子量和结构的碳水化合物对餐后血糖影响程度的指标。高 GI 的食物进入胃肠后消化快、吸收率高,葡萄糖释放快,血糖升高明显;反之低 GI 食物则葡萄糖释放缓慢,有利于血糖浓度保持稳定。一般 **GI<55 为低 GI 食物;GI 55~75 为中等 GI 食物;>75 为高 GI 食物**。食物的 GI 值受食品的成熟度、食品的酸性、烹调时间和个体的消化速度的影响。常见食物 GI 值见表 7-10。

表 7-10　常见食物 GI 值

食品种类	GI	食品种类	GI	食品种类	GI
二合面窝头	65	黄豆(浸泡,煮)	18	樱桃	22
荞麦面馒头	67	花生	14	鲜桃	28
油条	74.9	豆腐干	23.7	香蕉	52
馒头(富强粉)	88.1	酸奶(加糖)	48	杏干	31
面条(小麦粉)	81.6	牛奶	27.6	梨	36
荞麦面条	59.3	藕粉	33	苹果	36
大米饭	83.2	蔗糖	65	葡萄	43
小米粥	62	蜂蜜	73	猕猴桃	52
玉米面粥	50.9	巧克力	49	菠萝	66
油炸土豆片	60.3	南瓜	75	西瓜	72
苏打饼干	72	胡萝卜	71	四季豆	27

注:本表数据摘自:杨月欣.营养配餐和膳食评价实用指导.北京:人民卫生出版社,2009

3. 脂肪　脂肪摄入量**占总能量的 25%~30%,**其中饱和脂肪酸的摄入应低于总能量的 7%,宜选用含单不饱和脂肪酸丰富的花生油和橄榄油等植物油,忌食动物油、猪皮、鸡皮、鸭皮、奶油。胆固醇每日摄入量应低于 300mg,相当于一个鸡蛋中胆固醇的含量,避免过多摄入动物脑、内脏、蛋黄、鱼子、虾子、蟹黄等高胆固醇食物。烹调中避免食用油炸,多采用蒸、煮、烧、凉拌等方法。

4. 蛋白质　糖尿病病人糖异生作用增强,蛋白质消耗增加,为维持机体的正常功能,应保证蛋白质的摄入量**占总能量的 12%~20%,**其中 1/3 来自优质蛋白质。成年病人约为 1.2~1.5g/(kg·d),儿童、孕妇、乳母为 1.5~2.0g/(kg·d),伴肾功能损害者应适当减少蛋白质的摄入。

5. 维生素和矿物质　糖尿病病人应**补充糖异生过程消耗的 B 族维生素**。同时为纠正代谢紊乱和防治并发症,应摄入足够的**维生素 C、维生素 E 和 β-胡萝卜素,控制钠盐摄入;**

笔记

适当增加锌、铬、硒、镁、钙、钾等,以利于胰岛素的合成和分泌、改善糖耐量。

6. 饮酒 酒是高能量食物,吸收快但不能维持血糖水平,并可使糖负荷后的胰岛素分泌增加,使接受降糖药治疗的病人容易出现低血糖。长期饮酒会损害肝脏。因此**血糖控制不佳的病人应禁酒。**

7. 餐次及时间安排 根据病人的病情、用药情况及饮食习惯等合理分配餐次,一日三餐分别占总能量的 1/5、2/5、2/5,或 1/3、1/3、1/3;尽量定时、定量。**易出现低血糖病人适时加餐 2~3 次**,分别为上午 10 点、下午 3 点或睡前,做到**加餐不加量。**

(四) 糖尿病的健康教育

1. 糖尿病自我管理教育(diabetes mellitus self-management education,DMSE) 是糖尿病护理的基础组成部分,其核心是有效的自我管理和改善生活质量。通过提高糖尿病病人的知识水平、自我管理能力,提高临床疗效,达到最佳的生活质量。

2. 改变生活方式 包括改变饮食习惯、超重或肥胖者应适度减肥(减少原体重的 7%);病人根据自身情况,定期进行至少 150 分钟 / 周的有氧运动,如步行、慢跑、骑自行车等,使心率达到靶心率(靶心率 =170 − 年龄),每周至少运动 3 天,以减少糖尿病并发症的发生风险。

3. 预防低血糖 药物过量、用药时间与进食时间间隔过长、食量不足、酗酒、空腹或剧烈运动均可导致低血糖。因此应定时定量用药、定时定量就餐、不空腹运动、外出随身携带点心和糖尿病卡、睡前可用低 GI 食物加餐。

三、骨质疏松症的营养防治

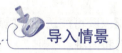 **导入情景**

工作情景:

王奶奶,65 岁,身高 156cm,体重 51kg。因腰酸背痛到医院就诊。经检查发现骨质疏松。

请思考:

1. 分析她骨质疏松症的危险因素。
2. 对其进行预防骨质疏松症的营养指导。

(一) 概述

骨质疏松症(osteoporosis)是一组以骨量低下、骨微结构破坏导致骨脆性增加、易发生骨折为特征的全身代谢性骨病,发病过程缓慢。一般原发性骨质疏松症多见于老年人。

(二) 危险因素和风险评估

1. 危险因素 除人种、年龄、母系家族史、应用影响骨代谢药物、不良生活方式(吸烟、酗酒、缺乏户外体力活动)外,营养不良、蛋白质摄入过多或不足、高钠、低钙、低维生素 D 摄入等均可导致骨质疏松症。

2. 风险评估 亚洲人骨质疏松自我筛查工具表(osteoporosis self-assessment tool for asians,OSTA)(体重 − 年龄)× 0.2,结果评定:

风险级别 OSTA 指数:低:>−1,中:−1~−4,高:<−4。

> **课堂练习**
>
> **请计算导入情景中病人的骨质疏松症风险指数**
>
> 王奶奶,女,63 岁,身高 156cm,体重 55kg。请计算病人的骨质疏松症风险指数。

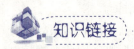 知识链接

(三) 骨质疏松症的营养防治

1. 摄入充足的钙 保证**每日 800~1000mg 钙**的供应。**更年期后的妇女和老年人**,每日摄入钙约 1000~1500mg。多摄入含钙高的食物,如牛奶、乳制品、鱼类、豆类等。咖啡中的咖啡因可减少钙吸收,因此应**防止咖啡的过多摄入**。

2. 摄入适量磷 保证每天 1~1.5g 磷的摄入,但不能过高。过量摄入磷可能诱发骨质疏松症,肝脏等内脏含有极高量的磷。因此,应**禁食高磷酸盐食物添加剂和内脏**。

3. 补充维生素 D 适当**增加日光浴**,每天 15~30 分钟暴露颈部以上以及前臂部位即可获得 800IU 的维生素 D,可促进钙吸收。增加富含维生素 D 的膳食,多选用沙丁鱼、鳜鱼、青鱼等含维生素 D 的食物;可以增加适量的鱼肝油,但须注意不能过量摄入。

4. 适量的蛋白质 蛋白质摄入增加导致尿钙增加:成人每代谢 1g 蛋白质丢失尿钙 1mg;蛋白质摄入高于 75g/d,钙摄入低于 600mg/d 时,出现负钙平衡。因此,高蛋白摄入可能减少峰值骨密度,增加骨钙丢失的危险。但蛋白质摄入过少可导致营养不良,不利于骨质形成。因此应保证适量优质蛋白质的摄入。

5. 其他 **低盐膳食,避免嗜烟、酗酒**,慎用影响骨代谢的药物,适当增加户外活动,有助于骨健康的体育锻炼和康复治疗。

6. 食谱示例 骨质疏松症食谱见表 7-11。

表 7-11 骨质疏松症食谱

餐次	食谱名称	原料名称和用量
早餐	馒头	富强粉 50g
	豆浆	豆浆 275g
午餐	蒸米饭	大米 150g
	肉末豆腐	瘦肉 50g、豆腐 200g、豆油 8g
	虾皮菠菜汤	虾皮 10g、菠菜 200g、香油少许
晚餐	蒸米饭	大米 100g
	芹菜炒肉丝	芹菜 50g、瘦肉 100g、豆油 9g
	拌生菜	生菜 150g
加餐	橘子	橘子 220g

 笔记

四、痛风的营养防治

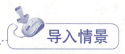 导入情景

工作情景:

李爷爷,68岁,身高165cm,体重78kg。饮用2瓶啤酒后,第一跖趾关节出现红肿,疼痛难忍,遂到医院外科就诊。诊断为痛风。

请思考:

1. 分析他痛风发生的原因。

2. 对其进行预防痛风的营养指导。

(一) 概述

痛风(gout)是嘌呤代谢紊乱或尿酸排泄障碍导致血尿酸增高的一种多基因遗传性疾病。多见于40岁以后的男性,临床表现为**高尿酸血症**和反复发作的**急性关节炎**,尤以第一跖趾关节为甚。

(二) 营养相关因素

1. 高蛋白、高嘌呤膳食　高蛋白膳食导致嘌呤摄入增加,而食物中的嘌呤绝大部分生成尿酸,使血液中尿酸含量上升,诱发痛风发作。

2. 过度饮酒　乙醇代谢产生的乳酸可抑制尿酸的排泄。另外,酒精性饮料中含有嘌呤,其嘌呤含量依次为:啤酒 > 普通黄酒 > 白酒。

3. 高能量饮食　高能量饮食导致的超重和肥胖是高尿酸血症的危险因素。

4. 矿物质和维生素　膳食中缺乏维生素B、维生素C、维生素E和钙、铁、锌时可诱发痛风发作。但维生素B和铁摄入过多时也可诱发痛风。

(三) 痛风的营养防治

人体尿酸的20%来自富含嘌呤或核蛋白的食物,80%来自体内氨基酸、核酸等物质代谢。虽然高尿酸血症主要由内源性嘌呤代谢紊乱所致,但高嘌呤饮食可诱发痛风发作,停止摄入后血尿酸水平明显降低。因此,减少高嘌呤食物摄入、促进尿酸排泄是痛风的基本食疗原则。

1. 限制高嘌呤食物摄入　高尿酸血症和痛风病人应**严格限制膳食嘌呤的摄入量**。低嘌呤饮食多为低蛋白饮食,可减轻痛风病人的肾脏负担。**食物中嘌呤的含量为:内脏 > 肉 > 鱼 > 干豆 > 坚果 > 叶菜 > 谷类 > 水果**。常用食物嘌呤含量见表7-12。

表 7-12　常用食物嘌呤含量(mg/100g)

含量		食　　物
<50	谷薯类	大米、小米、糯米、荞麦、面粉、麦片、白薯、马铃薯、芋头
	蔬菜类	白菜、卷心菜、芹菜、空心菜、茼蒿、韭菜、黄瓜、苦瓜、冬瓜、南瓜、丝瓜、西葫芦、菜花、茄子、豆芽、青椒、萝卜、洋葱、番茄、莴苣、葱、姜、蒜、荸荠
	水果类	橙、橘、苹果、梨、桃、西瓜、哈密瓜、香蕉
	蛋乳类	鸡蛋、鸭蛋、皮蛋、牛奶、奶粉、奶酪、酸奶、炼乳
	坚　果	瓜子、杏仁、栗子、莲子、花生、核桃仁
	其　他	枸杞、茶、咖啡、小苏打、巧克力、可可、油脂(限量使用)、猪血、猪皮、海参、海蜇皮、海藻、红枣、葡萄干、木耳、蜂蜜

续表

含量		食　物
50~149	豆　类	绿豆、红豆、花豆、豌豆、菜豆、豆腐干、豆腐、青豆、豌豆、黑豆、
	谷胚糠	粗粮、米糠、麦麸、麦胚
	肉　类	猪肉、牛肉、羊肉、鸡肉、兔肉、鸭、鹅、鸽、火腿
	水产类	鳝鱼、鲤鱼、草鱼、鳕鱼、鲑鱼、大比目鱼、虾、龙虾、乌贼、螃蟹
	蔬菜类	鲜蘑、芦笋、四季豆、鲜豌豆、昆布、菠菜
150~1000	内脏类	猪肝、牛肝、牛肾、猪小肠、脑、胰脏
	水产类	带鱼、白鲇鱼、沙丁鱼、凤尾鱼、鲢鱼、小鱼干、牡蛎、蛤蜊
	肉汁等	浓肉汁、浓鸡汤、鱼汤、火锅汤、酵母粉

本表数据摘自:孙长颢 . 营养与食品卫生学 . 第 7 版 . 人民卫生出版社,2012

正常人每天的嘌呤摄入量为 600~1000mg。**痛风急性期嘌呤摄入量应低于 150mg**,以减少外源性嘌呤的摄入,可选用**低嘌呤的食物**,缓解期可适量选用中等量嘌呤的食物。

2. 限制总能量　研究显示高 BMI 是高尿酸血症的危险因素,约 50% 的痛风病人为超重或肥胖。但减肥过快易导致脂肪分解产生酮体等酸性代谢产物增多,抑制尿酸排出,诱发痛风发作。因此减肥应循序渐进,保持理想体重。一般每天能量不超过 25~30kcal/kg 理想体重。

3. 低脂肪、低蛋白饮食　高蛋白食物提供大量氨基酸,使尿酸生成也多,因此高蛋白膳食可能诱发痛风发作。高脂饮食可导致肥胖,继发痛风。蛋白质应占总能量的 10%~15%,每天约 50~70g。可选用植物蛋白、牛奶和鸡蛋。脂肪占总能量的 20%~25%,每天约 40~50g。

4. 低盐饮食　食盐摄入过多,尿钠增加,与尿酸结合生成尿酸钠沉积于肾脏,影响肾功能。另外痛风病人多有高血压,宜低盐饮食,每日食盐摄入量低于 6g。

5. 增加蔬菜水果　机体缺乏 B 族维生素和维生素 C 可导致尿酸排出减少,诱发痛风发作。铁、锌、钙严重缺乏导致核酸代谢障碍,嘌呤生成增加。蔬菜水果含丰富的维生素、无机盐和膳食纤维,促进尿酸排出。

6. 足量饮水　**每天饮水 2000~3000ml** 可增加尿量,促进尿酸排出,防止尿酸盐形成和沉积,减少肾脏的进行性损害。睡前或夜间补充水分,防止尿浓缩,预防尿路结石。

7. 限制饮酒　血尿酸含量与饮酒量密切相关。乙醇的代谢产物乳酸可抑制尿酸排泄。酒精性饮料也含嘌呤,代谢可产生尿酸。不同**酒类的嘌呤含量为:陈年黄酒 > 啤酒 > 普通黄酒 > 白酒**。酗酒常是痛风急性发作的诱因,因此应忌酒。

8. 其他　**肉类采用蒸、煮、炖等方式烹调,去汤后食用,减少嘌呤摄入。禁用辣椒、咖喱等刺激性食物和调料。**尽管茶和咖啡的嘌呤含量少,但其中的咖啡因可使交感神经兴奋,导致高血压、心悸等反应,易加重高尿酸血症伴发的高血压、心血管疾病,因此应少饮茶和咖啡。

9. 食谱示例　急性痛风发作期食谱示例见表 7-13。

表 7-13　急性痛风发作期食谱示例

餐次	食谱名称	原料名称和用量
早餐	馒头	面粉 100g
	牛奶	牛奶 250g

笔记

续表

餐次	食谱名称	原料名称和用量
午餐	蒸米饭	大米 150g
	猪肉炖土豆	瘦猪肉 55g、土豆 120g、豆油 8g
	冬瓜汤	冬瓜 200g、香油少许
晚餐	馒头	面粉 50g
	清炒卷心菜	卷心菜 120g、豆油 8g、调料少许
	西红柿鸡蛋汤	番茄 120g、鸡蛋 1 个
加餐	苹果、香蕉	苹果 150g、香蕉 150g

（杨　芳）

第四节　胃肠疾病膳食营养防治

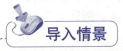**导入情景**

工作情景：

张先生，42 岁，高中教师，1 年前开始感觉右上腹部时而疼痛，因工作忙未及时治疗。一天上课时突然感觉上腹持续性疼痛、恶心、腹胀，呕吐物为褐色，类似咖啡样物质，呕吐后腹痛减轻，感觉心悸、头晕。到医院就诊后诊断为急性胃炎。

请思考：

1. 急性胃炎的营养相关因素有哪些？

2. 急性胃炎的营养防治原则是什么？

一、胃炎膳食营养防治

胃炎是指由于各种原因引起的胃黏膜疾病，常伴有上皮损伤和细胞再生，临床上分为急性胃炎和慢性胃炎。

（一）急性胃炎膳食营养防治

1. **概述**　急性胃炎是由外源性因素和内源性因素所致的急性胃黏膜炎症。主要表现为胃黏膜充血、水肿、渗出、糜烂和出血。

2. **营养相关因素**

（1）不良饮食习惯：发病与进食过冷、过热或过于粗糙的食物、浓茶、咖啡、烈酒、刺激性调味品等有关，感染所致的急性单纯性胃炎，一般于发病之前有饮食不当或进食不洁食物史。

（2）消化不良：常见症状可有上腹不适或饱胀、上腹疼痛、食欲缺乏等症状，严重者可剧烈呕吐。

3. **营养防治**

（1）急性期

1）腹痛明显或**持续性呕吐**者，应**禁食**，卧床休息，由**静脉输液补充水分和电解质**。中度以上营养不良者可采用肠外营养。

2）病情较轻者采用**低脂、低盐、无渣、适当增加蛋白质的饮食**，如豆浆、鸡蛋汤等，持续时间为 1~3 日。

3）**每日 5~7 餐**，每餐量为 200~250ml，每日流食总量为 1200~1800ml，以避免增加胃的负荷和对胃黏膜的刺激。急性期流质饮食食谱示例见表 7-14。

表 7-14　急性胃炎急性期流质饮食食谱示例

餐次	食谱名称	原料名称和用量
早餐	米汤	大米 15g、白糖 10g
加餐	牛奶	鲜牛奶 250ml
午餐	藕粉	藕粉 15g、白糖 5g、开水 250ml
加餐	果汁	新鲜果汁 200ml
晚餐	蛋花汤	鸡蛋 50g、盐少量、豆油 5ml
加餐	麦乳精	麦乳精 30g、开水 250ml

（2）缓解期：在度过急性期后，疼痛和呕吐缓解，采用**低盐、低脂、少渣半流质饮食或低盐、低脂、少渣、低膳食纤维软食**。急性胃炎缓解期低脂少渣半流质食谱示例见表 7-15。

表 7-15　急性胃炎缓解期低脂少渣半流质食谱示例

餐次	食谱名称	原料名称和用量
早餐	大米粥 蒸嫩蛋羹 烤面包	大米 50g 鸡蛋 50g 烤面包 1 片
加餐	脱脂牛奶	脱脂牛奶 200ml
午餐	肉末碎冬瓜烂面 番茄烩土豆	面条 100g、肉末 50g、冬瓜 50g、番茄 50g、土豆 100g
加餐	烤苹果	苹果 150g
晚餐	蘑菇末鸡末粥 烩丝瓜	大米 50g、蘑菇 50g、鸡末 50g 丝瓜 100g
加餐	脱脂牛奶冲藕粉	牛奶 200ml、藕粉 25g

（3）恢复期：疼痛和呕吐停止，采用低盐、低脂、少渣软食，如肉末粥、芝麻糊等。

（4）食物禁忌：粗杂粮和高纤维蔬菜，刺激性调味品，未发酵的面食，烟酒，甜食。

（二）慢性胃炎膳食营养防治

1. 概述　慢性胃炎是一种由多种原因引起的胃黏膜非特异性慢性炎症，按病理改变分为慢性浅表性胃炎和慢性萎缩性胃炎。

2. **营养相关因素**

（1）不良饮食习惯：长期服用对胃黏膜有强烈刺激的饮食及药物、食用粗糙食物、过度吸烟等均可导致胃黏膜的损伤。

（2）消化不良：慢性浅表性胃炎可表现为餐后上腹部不适或腹胀、食欲减退、恶心和呕吐等，伴轻度反酸、嗳气，无规律的上腹部隐痛。慢性萎缩性胃炎表现为厌食、食欲差、腹泻、慢性进行性消瘦、贫血、蛋白质 - 热能营养不良等。

3. 营养防治

(1) 充足的热能和蛋白质：**热能供给按 30~35kcal/(kg·d)，蛋白质按 1~1.5g/(kg·d)**，对出现贫血或蛋白质 - 热能营养不良者，可适当补充奶、蛋等优质蛋白质。

(2) 适量的脂肪：脂肪**占总热能的 25%**，减少饱和脂肪酸的摄入。

(3) 适量的碳水化合物：碳水化合物供给可与正常人相同，选用膳食纤维含量低的**精制米面**，以减少对胃黏膜的刺激。

(4) 适量的维生素和矿物质：**增加茄子、冬瓜等膳食纤维含量少的蔬菜和水果**，满足机体对维生素 C、B 族维生素和铁的需要。

(5) 适当的烹调方法：疼痛发作期给予**少渣半流或软食，应少食多餐，缓解期应一日三餐**，适量增加清淡、少油、发酵加碱、无或极少刺激性食物。

(6) 食物禁忌：高脂肪食物，刺激性调味品，浓茶，浓咖啡，烟酒。

(7) 食谱示例：慢性胃炎食谱示例见表 7-16。

表 7-16　慢性胃炎食谱示例

餐次	食谱名称	原料名称和用量
早餐	大米粥 花卷 煮鸡蛋 橄榄菜	大米 50g 面粉 50g 鸡蛋 50g 橄榄菜 15g
加餐	牛奶 饼干	牛奶 250ml 饼干 25g
午餐	软米饭 清蒸鲤鱼 西红柿炒鸡蛋	大米 100g 鲤鱼 100g 西红柿 150g、鸡蛋 50g
加餐	豆浆 蛋糕	豆浆 250ml 蛋糕 25g
晚餐	大米粥 发糕 肉末土豆丝	大米 50g 面粉 50g 猪肉 50g、土豆 100g
加餐	水果泥	水果 150g

二、消化性溃疡膳食营养防治

消化性溃疡是发生在胃和十二指肠球部的慢性溃疡病变，可分为胃溃疡和十二指肠球部溃疡，任何年龄均可发病，以 20~50 岁为多见。

(一) 概述

消化性溃疡与幽门螺杆菌的感染密切相关，药物作用、精神因素、遗传因素以及吸烟、长期大量饮酒等可造成胃肠黏膜充血水肿导致消化性溃疡。

(二) 营养相关因素

1. 不良饮食习惯　暴饮暴食或不规则进食破坏胃分泌的节律性而致病，咖啡、浓茶、烈酒、辛辣调料、泡菜等食品均可能导致本病发生。

2. 消化不良　本病尚可伴有唾液分泌增多、胃灼热、反酸、嗳气、恶心、呕吐等胃肠道症状，溃疡疼痛与饮食之间的关系具有明显的相关性和节律性。胃溃疡病人常有进食痛，因惧怕疼痛而不敢进食,以致体重减轻。

(三) 营养防治

1. 保证热能　热能供给按 30kcal/(kg·d),碳水化合物对胃酸的分泌无明显影响,供给时可按正常人标准,但单糖、双糖可刺激胃酸分泌,补充时应注意。

2. 控制脂肪　脂肪可刺激胆囊收缩素的分泌,易造成胆汁反流,加重对胃黏膜的腐蚀作用。富含脂肪食物延长胃排空时间,刺激胃酸分泌,加重黏膜损伤。脂肪**占总热能 20%~25%** 为宜。

3. 适量蛋白质　摄入过多可以增加胃酸分泌,不利于病情控制。蛋白质占**总热能 12% 左右**为宜。

4. 戒烟酒　酒类可刺激胃酸分泌,加重病情。

5. 烹调方法　以**蒸、煮为主,禁用煎炸、熏烤和腌制**等。

6. 良好饮食习惯　要**细嚼慢咽、不暴饮暴食**、生活规律、起居有序、精神愉快。

7. 食物禁忌　粗粮和杂豆类,多纤维或易产气蔬菜类,各类油炸食品,有刺激性的调味品,咖啡、浓茶等。

胃溃疡如救治不及时可导致并发症的发生,常见胃溃疡并发症的营养防治原则见表 7-17。

表 7-17　胃溃疡并发症的营养防治原则

并发症	营养防治原则
出血	少量冷流质,如牛奶、豆浆、稀藕粉等,每次 100~150ml,每日 6~7 次
幽门梗阻	完全梗阻病人应禁食。胃潴留量少于 250ml 时可进食米汤,藕粉等清流质(不完全梗阻病人也可进食清流质)饮食,由少量逐渐增加
急性穿孔	严格禁食

 课堂讨论

　　田女士,42 岁,3 年来餐后 1 小时左右上腹部隐痛,无反酸、烧灼感,感觉饱胀、嗳气,多于秋季复发,每次发病持续 3~5 天不等,服用药物后缓解,近两个月上腹持续疼痛加重,药物无效,食欲缺乏,消瘦,体重减轻 5kg,四肢无力,间断黑便,每次量约 50g。入院初步诊断为胃溃疡。为进一步确诊病情,医院决定做隐血试验。

　　请讨论:

　　田女士做隐血试验前的饮食应如何安排?

三、腹泻膳食营养防治

腹泻是消化道系统疾病常见的临床症状,表现为排便次数增加,粪质稀薄,或含未消化食物或脓血、黏液等,按病程分为急性腹泻和慢性腹泻。

(一) 急性腹泻膳食营养防治

1. 概述　急性腹泻由食物中毒、急性肠道感染、化学中毒、药物不良反应以及其他疾病如变态反应等引起,起病急,病程在 2 个月以内。

2. 营养相关因素

(1) 不良饮食习惯:夏天进食冷食可导致胃肠功能紊乱、肠蠕动加快,引起腹泻。

（2）消化不良：进食过多、进食不易消化的食物，或者由于胃动力不足导致食物在胃内滞留，引起腹胀、腹泻、恶心、呕吐、反酸、嗳气等症状。

（3）食物中毒：进食被细菌及其毒素污染的食物，或摄食未煮熟的食品引起的急性中毒性疾病，病人出现呕吐、腹泻、腹痛、发热等急性胃肠道症状。

（4）代谢紊乱：大量腹泻时可引起脱水、电解质紊乱、代谢性酸中毒。

3. 营养防治

（1）禁食：**急性水泻期，应暂禁食，**使肠道完全休息，脱水过多应静脉输液以补充水和电解质。

（2）低脂饮食：不需禁食者可选用**清淡流质饮食，**如果汁、米汤等。禁用牛奶、蔗糖等产气流质。**症状缓解后，可供给低脂流质或低脂、少渣半流质饮食，**如鸡蛋汤、米粥等。病情好转进入恢复期，可供给低脂、少渣软饭，如面条、粥、瘦肉泥等，以减少对肠道的刺激。**食物温度不宜过冷，**以免刺激肠蠕动。急性腹泻食谱示例见表 7-18。

表 7-18　急性腹泻食谱示例

餐次	食谱名称	原料名称和用量
早餐	米汤冲鸡蛋	大米 25g、鸡蛋 40g
加餐	甜豆浆	豆浆 300g、糖 15g
午餐	果汁冲藕粉	果汁 200g、藕粉 20g、糖 10g
加餐	菜汁鸡蛋汤	菜汁 300g、鸡蛋 40g、香油 3g
晚餐	面片汤	面粉 50g
加餐	鲜橘汁	鲜橘汁 150g

（3）补充维生素：注意 B 族维生素和维生素 C 的补充。

（4）食物禁忌：酒类，咖啡，冷饮，高脂肪食品。

（二）慢性腹泻膳食营养防治

1. 概述　慢性腹泻可由多种原因引起，如胃肠源性疾病，肝胆、胰腺疾病，胃肠道肿瘤以及全身性疾病等，也可由急性腹泻发展而来，腹泻持续或反复发作，病程超过 2 个月。

2. 营养相关因素

（1）消化不良：慢性胃炎、胃癌、胃切除术后及慢性胰腺炎、胰腺癌等导致消化功能紊乱引起腹泻。

（2）营养不良：长期腹泻导致营养素缺乏、体重减轻，甚至出现营养不良性水肿。

3. 营养防治

（1）高热量：慢性腹泻病程长，反复发作，影响食物消化吸收，并造成体内贮存的能量消耗，应供给 **35~45kcal/（kg·d）**。

（2）高蛋白：为补偿由于长期腹泻导致的营养损耗，应供给**高蛋白饮食，**供给量为 1.5g/（kg·d）或 100g/d 左右。选用含脂肪少的食物如瘦肉、鱼、豆制品等作为提供蛋白质的主要来源。

（3）充足的维生素和矿物质：一是补偿由于腹泻所引起的丢失，二是维生素和矿物质也有促进其他营养素代谢的作用。当腹泻次数多时，最好不吃或少吃蔬菜和水果，可供给鲜菜汁、鲜果汁或菜泥、果泥等以补充维生素 B_2 和维生素 C 的量。

（4）限制脂肪：脂肪摄入过多不易消化并加重胃肠负担，刺激胃肠蠕动加重腹泻。**每天供给脂肪 40g 左右。**

129

（5）限制膳食纤维：膳食纤维能刺激肠道蠕动,加重腹泻,故应**限制膳食纤维的摄入**。

（6）烹调方法：**蒸、煮、烩为主,禁用油煎、炸、爆炒**等。

（7）少食多餐：因消化吸收能力差,应采取逐渐加量的补充方法。

（8）食物禁忌：含膳食纤维多的粗杂粮,蔬菜和水果,坚硬肉类,浓烈调味品,酒类。

（9）食谱示例：慢性腹泻食谱示例见表7-19。

表 7-19　慢性腹泻食谱示例

餐次	食谱名称	原料名称和用量
早餐	米粥 花卷 鸡蛋羹 腐乳	大米 40g 面粉 50g 鸡蛋 40g 腐乳 5g
加餐	豆浆 饼干	豆浆 300g、白糖 15g 饼干 25g
午餐	软米饭 牛肉烩冬瓜 鸡蛋汤	大米 150g 牛肉 75g、冬瓜 150g 鸡蛋 40g
加餐	苹果泥	苹果 150g
晚餐	猪肝面片汤	猪肝 50g、面粉 50g、青菜 150g
加餐	牛奶 面包	牛奶 300g、糖 15g 面包 25g

四、便秘膳食营养防治

便秘是指大便次数减少,每周少于 3 次,粪便干结,排便困难等常见症状。按病因分为结肠性便秘和直肠性便秘。

（一）结肠性便秘膳食营养防治

1. 概述　结肠性便秘又称为弛缓性便秘,是由于结肠紧张度降低,即肠平滑肌松弛,肠蠕动减弱,致使食物残渣在结肠中运行迟缓,引起便秘。

2. 营养相关因素

（1）不良饮食习惯：进食量少或膳食纤维来源不足、消化道疾病所致的食欲减退者,均可导致便秘。

（2）消化不良：长期持续的结肠便秘,会出现腹胀、腹痛、食欲减退,结肠性梗阻导致的便秘可表现为腹胀、呕吐等。

3. 营养防治

（1）高膳食纤维：膳食纤维可吸收水分、增加粪便容积、刺激胃肠蠕动,增强排便能力。**多选用粗粮、新鲜蔬菜和水果**等。

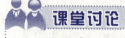　课堂讨论

　　便秘病人为什么要选择膳食纤维丰富的食物?说说富含膳食纤维的食物有哪些?富含果胶的食物有哪些?

笔记

(2) 高脂肪:脂肪可润肠,且分解产物脂肪酸有刺激肠蠕动作用,**每天脂肪总量可达100g**。宜用炖、煮的加工方法,不宜用油煎、炸、烤的加工方式。

(3) 丰富的 B 族维生素:尤其是维生素 B_1 可促进消化液分泌,维持和促进肠蠕动,有利于排便。**多食用含 B 族维生素丰富的食物**如粗粮、酵母等。

(4) 多饮水:每日清晨空腹饮 1~2 杯温热淡盐水,一日饮 1500~2000ml 水,使肠内保持足够软化粪便的水分,以利粪便排出。

(5) 食物禁忌:烟酒,辛辣及不利通便的食物,如辣椒、姜、生柿子、糯米、山药等。

(6) 食谱示例:结肠性便秘食谱示例见表 7-20。

表 7-20　结肠性便秘食谱示例

餐次	食谱名称	原料名称和用量
早餐	粥	小米 25g
	窝头	玉米面 50g
	煮鸡蛋	鸡蛋 40g
	凉拌菜心	白菜心 100g、香油 3g
加餐	西红柿	西红柿 100g
午餐	米饭	大米 100g
	猪肉炒芹菜	猪肉 100g、芹菜 150g
	小白菜虾皮汤	小白菜 50g、虾皮 5g、植物油 15g
加餐	玉米汁	玉米 150g
晚餐	烙饼	面粉 150g
	白萝卜烧牛肉	牛肉 50g、白萝卜 100g
	拌黄瓜	黄瓜 100g、植物油 25g
加餐	香蕉	香蕉 100g

(二) 直肠性便秘膳食营养防治

1. 概述　直肠性便秘是粪便已到达直肠,但因为神经反应迟钝,不能引发便意,致使大肠不能蠕动而引起排便困难。

2. 营养相关因素

(1) 不良饮食习惯:进食太少、水分缺乏或食物缺乏膳食纤维。

(2) 不良生活习惯:常用泻剂,吸烟过多,饮用浓茶、咖啡和酒等导致直肠黏膜感受器敏感性减弱。

3. 营养防治

(1) 正常进食:足够的食物量可以刺激肠蠕动,正常排便。

(2) 适当增加膳食纤维:**宜食含粗纤维丰富的主食、蔬菜和水果**,增加对肠道的刺激。

(3) 适当增加脂肪:以达到润肠通便的功能。

(4) 养成良好生活习惯:养成按时排便的习惯,使直肠对排便运动产生条件反射。多食富含 B 族维生素及润肠的食物。

(5) 多饮水:养成经常喝开水的习惯,以保持肠道内有足够的水分软化大便。

(6) 食物禁忌:烈酒、浓茶、咖啡、刺激性调味品。

(7) 食谱示例:直肠性便秘食谱示例见表 7-21。

表 7-21 直肠性便秘食谱示例

餐次	食谱名称	原料名称和用量
早餐	粥	大米 50g
	花卷	面粉 50g
	鸡蛋羹	鸡蛋 50g
	凉拌菜	青菜 50g、香油 3g
加餐	苹果	苹果 150g
午餐	烙饼	面粉 100g、植物油 20g
	白菜豆腐汤	白菜 120g、豆腐 50g、猪肉 50g、
加餐	藕粉	藕粉 30g、白糖 10g
晚餐	馄饨	猪肉 50g、小白菜 80g、面粉 100g、植物油 15g
加餐	牛奶	鲜牛奶 250g

(冯晓昕)

第五节 泌尿系统疾病膳食营养防治

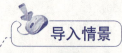 导入情景

工作情景：

小韩,男性,22 岁,大四学生。暑假期间和同学打篮球,回家后洗冷水澡后休息,一天后出现发热、咳嗽、乏力等上呼吸道感染症状,自行用药治疗半个月未愈,开始出现血尿、水肿,入院后诊断为急性肾小球肾炎。

请思考：

1. 急性肾小球肾炎的营养相关因素有哪些?

2. 急性肾小球肾炎采取哪些营养防治措施?

一、肾小球肾炎膳食营养防治

肾小球肾炎又称肾炎,是发生于双侧肾脏肾小球的变态反应性疾病。分为急性和慢性两种。

(一) 急性肾小球肾炎膳食营养防治

1. 概述 急性肾小球肾炎是由溶血性链球菌感染后的变态反应所引起的双侧肾小球弥漫性损害疾病,起病急,病程短,好发于 4~14 岁儿童,男性多于女性。

2. 营养代谢因素

(1) 尿量异常:发病多以少尿开始,或逐渐少尿,甚至无尿。

(2) 水肿:约半数病人在开始少尿时出现水肿,以面部及下肢为重。

(3) 高血压:部分病人伴有高血压,血压一旦增高,呈持续性,不易自行下降。

3. 营养防治

(1) 限制蛋白质摄入:根据病情确定供给量,症状较轻者**每日**控制在 **20~40g**,以减轻肾脏的负担,可采用**麦淀粉饮食**。低蛋白饮食时间不宜过长,防止发生贫血。一旦血中尿素氮、肌酐清除率接近正常,无论有无蛋白尿,蛋白质供给量应逐步增加至每日 0.8g/kg,以利于肾功能

 笔记

修复。选用含必需氨基酸多,而非必需氨基酸少的优质蛋白,如鸡蛋、牛奶、瘦肉等。若肾功能损害不严重,食物中蛋白质不必严格限制,一般每日低于 1g/kg,其中优质蛋白质占 50% 以上。

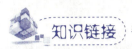

麦淀粉饮食

　　麦淀粉是将小麦粉中的蛋白质分离去掉加工而成,加工后**蛋白质含量**从 7%~10% 降低至 0.4%~0.6% 以下。肾病病人不能把氮代谢产物正常排出,因此需限制膳食中的蛋白质摄入量,为了改善病人的蛋白质营养状况,在允许摄入的蛋白质总量内选用适量的奶、蛋、瘦肉类优质蛋白质。以麦淀粉代替部分或大部分主食,可以使蛋白质摄入总量控制在肾病病人肾功能能够承受的范围内,以达到既减轻肾脏负荷又改善蛋白质营养不良的状况。

麦淀粉食谱示例见表 7-22。

表 7-22　麦淀粉食谱示例

餐次	食谱名称	原料名称和用量
早餐	牛奶 麦淀粉饼	牛奶 200ml、糖 20g 麦淀粉 100g
午餐	米饭 肉末炒粉丝 土豆泥	大米 50g 肉末 50g、粉丝 100g 土豆 100g
晚餐	麦淀粉蒸饺 芹菜炒鸡丝 丝瓜汤	麦淀粉 150g、青菜 100g、木耳 10g 芹菜 100g、鸡丝 30g 丝瓜 50g

　　(2) 充足碳水化合物供给:**补充足够碳水化合物**,防止热能不足,也使食物供给的少量蛋白质完全用于组织修复和生长发育。

　　(3) 适量脂肪供给:不需严格限制脂肪总量,但急性肾炎常伴有高血压,应限制含动物油脂多及油煎、炸类食物,以防血脂升高。

　　(4) 适宜热能:因热能消耗降低,每天供给热能不必过高,按 25~30kcal/(kg·d),全天以 1500~2000kcal 为宜。

　　(5) 控制钾摄入:**少尿或无尿时,应严格控制钾供给量**,避免食用含钾高的食品。

　　(6) 限制钠及液体摄入量:根据病情、尿量及水肿情况,给予**低盐、无盐或少钠饮食**,除控制盐或酱油外,还要避免用含钠高的食品。

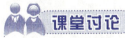

　　小赵,男,20 岁,学生。上呼吸道感染后血尿、水肿 1 周余而入院。小赵半月前出现感冒症状,伴轻度咽痛、低热,但未见扁桃体肿大,自服药物后症状稍好转后停药,10天前出现食欲缺乏,时感恶心,未作特殊处理。1 周前自感颜面及两下肢稍水肿,体重增加 2.5kg,且小便颜色渐加深,转为茶红色,且伴腰痛,无尿频、尿急、尿痛。在家卧床休息,症状未见好转而入院,诊断为急性肾小球肾炎。

　　请讨论:

　　急性肾小球肾炎应采用何种饮食?请为小赵设计一日饮食。

（7）供给充足的维生素：**维生素 A、B 族维生素、维生素 C、叶酸、铁等**，均有利于肾功能恢复及预防贫血。

（8）食物禁忌：香料及刺激性食品，含钾高的食品。

（二）慢性肾小球肾炎膳食营养防治

1. 概述　慢性肾小球肾炎由多种原因引起，发病隐匿，病程较长，可发生不同程度的肾功能减退，严重者可发展为肾衰竭和尿毒症。

2. 营养代谢因素

（1）水肿：水肿程度可轻可重，轻者仅早晨起床后发现眼眶周围、面部肿胀或午后双下肢踝部出现水肿，严重病人可出现全身水肿。

（2）高血压：血压升高可以是持续性的，也可以间歇出现，并以舒张压升高（高于 12.7kPa）为特点。

3. 营养防治

（1）适量蛋白质：若病程长而肾功能损害尚不严重者，膳食中蛋白质不必严格限制，但**每日蛋白质不应超过 1g/kg**，其中**优质蛋白质占 50% 以上**。

（2）充足的热能：热能需要约为 30~35kcal/（kg·d）。

（3）限制钠盐：水肿和高血压病人，每日**食盐**限制在 2~3g，水肿严重时，控制食盐在每日 2g 以下，或给予无盐饮食。同时定期检查血钾、钠水平，防止因病造成体内钠含量不足。

（4）补充各种维生素和矿物质：应**多摄取新鲜的水果和蔬菜**，出现高血钾时应慎重选择食物种类。

（5）食物禁忌：含钠高的盐腌食品，**有持续少尿和高血钾时，避免吃含钾高的食品**，肾功能不全时应控制各种动物蛋白质的摄入。

（6）食谱示例：慢性肾小球肾炎食谱示例见表 7-23。

表 7-23　慢性肾小球肾炎食谱示例

餐次	食谱名称	原料名称和用量
早餐	粥 花卷	大米 50g、白糖 15g 面粉 50g
加餐	牛奶	牛奶 200g、白糖 20g
午餐	米饭 炒茭白	大米 100g 猪肉 40g、茭白 150g
加餐	苹果	苹果 150g
晚餐	米饭 清蒸鱼	大米 100g 青鱼 100g、青菜 150g

二、肾病综合征膳食营养防治

肾病综合征是多种病因、多种病理变化引起的一组具有相似临床症状与体征的综合征。

1. 概述　该病病因至今不明，可能与免疫有关，可分为原发性和继发性两大类，最常见的病因是急、慢性肾小球肾炎，最严重的并发症是急性肾衰竭。

2. 营养代谢因素

（1）低蛋白血症：血清清蛋白 <30g/L，病人体内蛋白质分解增加和丢失，加之食欲差，蛋白质摄入不足，造成低蛋白血症。同时还出现血清球蛋白下降、血清铁、锌、铜减少和内分泌

笔记

紊乱。

（2）水肿：水肿程度与低蛋白血症呈正相关，但不平行。

（3）血脂异常：与低蛋白血症共存，常表现为总胆固醇、三酰甘油和低密度脂蛋白胆固醇升高，高密度脂蛋白胆固醇降低。

3. 营养防治

（1）充足的热能：充足的热能可提高蛋白质的利用率，热能供应为 30~35kcal/（kg·d）。

（2）适量蛋白质：当热能供给为 35kcal/（kg·d）、蛋白质供给为 0.8~1.0g/（kg·d）时，清蛋白的合成率接近正常，蛋白质的分解下降，低蛋白血症得到改善，蛋白质适宜的供给量在热能供给充足的条件下为 0.8~1.0g/（kg·d），如用极低蛋白膳食应同时加 10~20g/d 必需氨基酸。

（3）适量脂肪：高血脂和低蛋白血症并存，应首先纠正低蛋白血症，脂肪应**占总热能的 30% 以下，**限制胆固醇和饱和脂肪酸摄入量，增加多不饱和脂肪酸和单不饱和脂肪酸摄入量。

（4）充足的碳水化合物：碳水化合物供给应占**总热能的 60% 以上。**

（5）限制钠盐：**水肿时应选用低盐饮食，**一般以每日食盐量不超过 2g 为宜。

（6）控制液体摄入量：明显水肿者，应**限制液体摄入量。液体摄入量 = 前一日尿量 +500ml。**

（7）补充维生素和矿物质：病人肾小球基底膜的通透性增加，可造成矿物质和维生素的丢失，应适当补充。**根据血钾水平及时补充钾制剂和富钾食物。**

（8）增加膳食纤维：能辅助降低血氨，减轻酸中毒。

（9）食物禁忌：腌制食品，辛辣的调味品，含饱和脂肪酸丰富的动物油脂等。

（10）食谱示例：肾病综合征食谱示例见表 7-24。

表 7-24　肾病综合征食谱示例

餐次	食谱名称	原料名称和用量
早餐	粥 馒头 煮鸡蛋	大米 50g 面粉 50g 鸡蛋 50g
加餐	牛奶	牛奶 200g、白糖 20g
午餐	米饭 鸡肉炒卷心菜	大米 100g 鸡肉 100g、卷心菜 100g
加餐	牛奶	牛奶 200g、白糖 20g
晚餐	米饭 牛肉丸子冬瓜汤	大米 100g 牛肉 100g、冬瓜 200g
加餐	苹果	苹果 150g

三、肾衰竭膳食营养防治

肾衰竭是指肾脏功能部分或全部丧失的病理状态。按其发作之急缓分为急性和慢性两种。

（一）急性肾衰竭膳食营养防治

1. 概述　急性肾衰竭是指由各种原因引起的肾功能急剧减退、代谢产物潴留而导致的体内水电解质紊乱及酸碱平衡失调等临床综合征。

2. 营养代谢因素

（1）酸中毒：少尿期可出现代谢产物的蓄积导致的血尿素氮、肌酐等升高，出现代谢性酸中毒。

（2）电解质紊乱：少尿期可有高血钾、低血钠、高血镁、高血磷、低血钙等症。尤其是高钾血症，严重者可导致心搏骤停。

（3）水平衡失调：少尿期易产生过多的水潴留，严重者导致心力衰竭、肺水肿或脑水肿。

3. 营养防治

（1）少尿期或无尿期

1）充足的热能：充足的热能可以提高蛋白质的利用率，降低脂肪和蛋白质分解。热能供给标准为 35kcal/（kg·d），热能来源以易消化的碳水化合物为主。

2）限制蛋白质：选用**高生物价的低蛋白质饮食**，在少尿期，每日应供给 15~20g。如果少尿期持续较长、丢失蛋白质较多时，除补充高生物价的低蛋白膳食外，尚要酌情配以要素膳。

3）限制液体摄入量：**少尿期要控制液体摄入量**，防止体液过多而引起急性肺水肿和稀释性低钠血症，一般每日液体摄入量 = 前一日尿量 +500ml 计算，发热病人可适当增加液体摄入量。

4）适量的维生素和矿物质：在计算好液体摄入量的前提下，可适当进食各种新鲜水果或菜汁以供给维生素 C、矿物质等。

5）限制钠和钾的摄入量：根据不同水肿程度、排尿量情况及血钠测定结果，分别采用**少盐、无盐或少钠饮食**。若血钾升高，酌量减少饮食中钾的供给量，以免加重高钾血症。

（2）多尿期：多尿早期的饮食治疗原则与少尿期相同。进入多尿期 5~7 日后，随着病情好转，适当增加营养物质，以利于机体的修复。每日提供热能 2000~3000kcal，提供蛋白质 0.5~0.8g/（kg·d），其中优质蛋白质应占 50% 以上，液体摄入量取决于前一日的尿量，同时补充含钾丰富的水果和蔬菜。

（3）恢复期：每日热能按 3000kcal 供给，蛋白质供给量可随血液中尿素氮的下降而逐渐提高，从 0.5~1g/（kg·d）逐步提高到 1g/（kg·d）以上，优质蛋白质占 30%~50%。

（4）食物禁忌：酒、咖啡、刺激性食物和调味品、动物内脏及油炸食品，钠盐与酱油。

（5）食谱示例：急性肾衰竭食谱示例见表 7-25。

表 7-25　急性肾衰竭食谱示例

餐次	食谱名称	原料名称和用量
早餐	粥 烙饼	大米 50g 麦淀粉 70g
加餐	牛奶	牛奶 250g
午餐	米饭 素烧冬瓜 番茄炒蛋	大米 50g 冬瓜 200g 鸡蛋 50g、番茄 200g
加餐	苹果	苹果 150g
晚餐	麦淀粉蒸饺	麦淀粉 100g、青菜 200g、瘦猪肉 25g

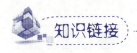

血液透析病人的饮食护理

血液透析病人的营养问题极为重要,其营养状况直接影响病人的存活时间及生活质量。蛋白质的摄入量为每日 1.1~1.2g/kg,50% 以上为优质蛋白质;能量供给每日 ≥35kcal/kg,其中脂肪占总能量的 35%~40%,碳水化合物占 60%~65%,以多糖为主;钠的摄入每日 0.75~2g/kg;注意补充锌及多种维生素;限制入水量,两次透析之间体重增长不宜超过 2.5kg。

(二) 慢性肾衰竭膳食营养防治

1. 概述　是指各种肾脏病导致肾脏功能渐进性不可逆性减退,直至功能丧失所出现的一系列症状和代谢紊乱所组成的临床综合征。

2. 营养代谢因素

(1) 蛋白质代谢紊乱:由于发病及蛋白质摄入不足等因素出现蛋白质分解增加、合成减少。

(2) 脂肪和糖代谢紊乱:由于肾脏功能清除能力降低等原因可出现高脂血症和葡萄糖耐量降低。

(3) 水、电解质和酸碱失衡:病人常有低钠血症、低钙和高磷血症、钾平衡失调和高镁血症。

(4) 代谢性酸中毒:代谢产物如磷酸、硫酸等酸性物质在体内潴留,从而出现尿毒症性酸中毒,临床表现为呼吸深长、食欲差、恶心、呕吐,重者可出现昏迷、血压下降、心力衰竭等。

3. 营养防治

(1) 充足的热能:充足的热能可以提高蛋白质的利用率,降低脂肪和蛋白质分解,按30~35kcal/(kg·d)供给,热能来源主要为碳水化合物和脂肪。

(2) 限制蛋白质:根据病情和肾小球滤过率决定膳食蛋白质的供给量,肾功能不全代偿期为0.7~0.8g/(kg·d);肾功能早期失代偿期为0.6~0.7g/(kg·d);肾功能失代偿期为0.5g/(kg·d);终末期为0.4~0.3g/(kg·d)。

(3) 适量的脂肪:脂肪不宜过多,占总热能的30%,其中饱和脂肪酸应小于10%,胆固醇摄入量每日应小于300mg。

(4) 适量的碳水化合物:以满足病人对热能的需求,碳水化合物主要来源应为粮食、淀粉及麦淀粉。

(5) 适宜的液体摄入量:病人尿量减少不明显时不必严格限制液体摄入量,出现少尿时,液体摄入量 = 前一日液体排出量 +500ml,出现水肿和心衰时应严格控制液体摄入量。

(6) 低盐、低钾、低磷:出现水肿和高血压应采用低盐饮食甚至无盐饮食。病人出现少尿或合并高血钾时,应限制含钾食物的摄入。高磷血症可加重肾衰竭,使血清钙下降,病人应采用低磷膳食,每日磷小于600mg。

(7) 充足的维生素:病人由于饮食控制,易出现维生素缺乏,应适当补充。

(8) 食物禁忌:含非必需氨基酸丰富的食物,含镁丰富的食物,含钾高的食物和水果,咸菜和腌制品等含钠丰富的食物。

(9) 食谱示例:慢性肾衰竭食谱示例见表 7-26。

表 7-26 慢性肾衰竭食谱示例

餐次	食谱名称	原料名称和用量
早餐	玉米粥	玉米面 40g
	馒头	麦淀粉 50g
	鸡蛋羹	鸡蛋 50g
加餐	牛奶	牛奶 250g、白糖 15g
午餐	米饭	米饭 50g
	红烧草鱼	草鱼 50g
	素炒菜花	菜花 100g
加餐	西瓜	西瓜 250g
晚餐	发糕	玉米面 50、麦淀粉 50g
	冬瓜丸子汤	冬瓜 150g、瘦肉 30g

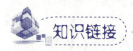

腹膜透析病人的饮食护理

由于腹膜透析时丢失大量蛋白质及其他营养成分,通过饮食补充极为重要。一般要求蛋白质摄入量为每日 1.2~1.5g/kg,其中 50% 以上为优质蛋白质;能量为每日 35kcal/kg,脂肪占总能量的 30%~40%,其余由碳水化合物供给。钠的摄入量为每日 1~2.5g,补充锌、铁和多种维生素等。水的摄入应根据每日的出入量而定,如果超出量在 1500ml/d 左右,无明显高血压、水肿等,可正常饮水。

四、泌尿系结石膳食营养防治

泌尿系结石可见于肾、膀胱、输尿管和尿道的任何部位。但以肾与输尿管结石为常见。临床表现因结石所在部位不同而有异。

1. 概述 泌尿系结石是泌尿系统的常见病,包括肾结石、输尿管结石、尿道结石和膀胱结石。肾结石是由草酸钙组成的化学物质,可引起肾绞痛。

2. 营养代谢因素

(1) 不良饮食习惯:高蛋白低纤维膳食导致饮食中动物蛋白、精制糖增多,纤维素减少,促使上尿路结石形成。饮水少也可以导致尿中晶体形成。

(2) 代谢紊乱:甲状腺功能亢进、特发性尿钙症等代谢紊乱引起的尿钙增高、痛风时的尿酸排泄增加、肾小管酸中毒时磷酸盐的大量增加均可导致结石的发生。

3. 营养防治

(1) 低蛋白、低脂肪膳食:调整膳食结构能够预防结石复发。根据尿石成分的不同,饮食调理应该采取不同的方案,如草酸钙结石病人宜少食草酸钙含量高的食品。

(2) 丰富的膳食纤维:饮食应多样化,**多吃富含膳食纤维和维生素的食物**。

(3) 多饮水:养成多饮水的习惯,一般**每天应饮水 1500~2000ml** 为好,还可饮果汁、淡茶及其他饮料。

(4) 食物禁忌:高胆固醇食物,含草酸、钙丰富的食品,酒、浓茶、浓咖啡等。

(5) 食谱示例:泌尿系结石食谱示例见表 7-27。

表 7-27　泌尿系结石食谱示例

餐次	食谱名称	原料名称和用量
早餐	粥	大米 30g
	南瓜饼	南瓜 150g、面粉 50g
	拌黄瓜	黄瓜 150g
加餐	苹果汁	苹果 200g
午餐	米饭	大米 50g
	烧茄子	茄子 75g
	冬瓜丸子汤	冬瓜 75g、瘦肉 50g
加餐	西瓜	西瓜 250g
晚餐	粥	大米 30g
	花卷	面粉 50g
	素炒胡萝卜豆芽	胡萝卜 40g、豆芽 100g

（冯晓昕）

第六节　肝胆胰疾病膳食营养防治

一、病毒性肝炎的膳食营养防治

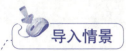 导入情景

工作情景：

病人,男,45 岁,因乏力、纳差、尿黄、眼黄、右上腹隐痛 5 天入院。入院时发热,肝区叩痛,诊断为急性病毒性肝炎。护士对他进行了相关的营养测评并对其作了详细膳食的指导。

请思考：

1. 病人可能存在哪些营养问题？

2. 如何对该病人进行营养指导？

病毒性肝炎是由多种肝炎病毒感染引起的肝脏炎症,它的发生发展都与膳食营养密切相关。

（一）急性肝炎膳食营养防治

1. 概述　急性肝炎是因多种致病因素侵害肝脏,肝脏功能受损,继而引起人体出现一系列不适症状。

2. 营养相关因素

（1）乙醇:乙醇进入人体后主要在肝脏进行分解代谢,主要代谢产物是乙醛。长期大量摄入乙醇,可损伤肝细胞,引起肝细胞炎症、坏死。

（2）长期营养失调:食物中长期缺乏蛋白质、B 族维生素、维生素 E 和抗脂肪因子(主要是胆碱)等会影响肝脏代谢,导致肝细胞坏死。

3. 营养防治　急性期营养治疗的目的是减轻肝脏负担,减少肝细胞损害,促进肝细

 笔记

再生,保护肝功能,提高机体免疫力。

（1）急性期:**低脂、高蛋白半流质或软食**。

1）能量与营养素需求:急性期能量与营养素需求见表7-28。

表 7-28　急性期能量与营养素需求

能量 / 营养素	具体需求
能量	30~35kcal/（kg·d）
供能营养素	蛋白质 1~1.5g/（kg·d）,脂肪 20%~25%,碳水化合物 55%~60%
维生素	充足:适当增加绿叶蔬菜、水果摄入量,以补充维生素 C、维生素 K、B 族维生素等
矿物质	适量:注意补充铁、锌、硒等
水	适量增加:可多饮水和果汁

2）餐次:**少量多次,清淡易消化**。

3）烹调方式:以**炖、煮、蒸**等为宜,禁止刺激性食物,**禁烟酒**。

4）饮食禁忌:腹胀明显时,**少食产气多的食物,**如牛奶、豆制品。

（2）缓解期:**高蛋白、高维生素饮食**。

1）能量与营养素需求:缓解期能量与营养素需求见表7-29。

表 7-29　缓解期能量与营养素需求

能量 / 营养素	具体需求
能量	35~40kcal/（kg·d）
蛋白质	1.5~2.0g/（kg·d）
碳水化合物	55%~60%,单糖不超过总能量 5%
脂肪	20%~25%
维生素	足量
矿物质	足量
膳食纤维	>30g/d
水	多饮水

2）烹调方式:采用炖、煮为宜,不宜煎炸。

3）餐次:食欲不佳者,可适当加餐,保证营养摄入。

4）戒烟酒。

（二）慢性肝炎膳食营养防治

1. 概述　慢性肝炎是由多种原因引起的、以肝脏损害为主的全身性疾病。

2. **营养相关因素**

（1）食物污染:长期食用变质、污染黄曲霉素、亚硝胺的食物,如霉变的大米、花生,腌制的咸菜、隔夜的食物等。黄曲霉素、亚硝胺对肝脏有极强的毒性,容易导致肝细胞受损、变性甚至坏死。

（2）酒精中毒:乙醇主要在肝脏分解代谢,主要代谢产物是乙醛。长期大量摄入乙醇,可损伤肝细胞,引起酒精性肝炎。

（3）营养不良:可直接引起肝细胞损伤,同时营养不良也更易使肝细胞遭受有毒物质或感染侵袭。

3. 营养防治　营养治疗的目的是减轻肝脏负担,促进肝组织和肝细胞修复,纠正营养不良,预防肝性脑病发生。

（1）适量的能量:能量供给要防止能量过剩和能量不足。能量过剩加重肝脏负担,同时易发生脂肪肝、糖尿病和肥胖。一般成人每天以 2000kcal 左右为宜,结合病情作调整。

（2）足量优质蛋白:蛋白质按 1.5~2.0g/（kg·d）。应富含必需氨基酸且种类齐全的,如鱼、虾、鸭、去皮鸡肉、牛奶、黄豆、玉米、小米、糯米、菜花、小红枣等含**支链氨基酸丰富的食物**,适当增加植物性优质蛋白。

（3）适量的碳水化合物:碳水化合物可保护肝细胞、节约蛋白质、增强肝细胞对毒素的抵抗力。每日供能比占总能量的 55%~65% 为宜。

（4）适量脂肪:对慢性肝炎病人,不应特别限制脂肪。脂肪可刺激胆汁分泌。一般每天供给 50~60g,占总热量的 20%~25%,以采用易消化的植物油为宜。胆固醇摄入量不超过 300mg/d,限制胆固醇高的食物,如猪油、动物内脏、蛋黄、乌贼鱼、贝类等。

（5）充足的维生素:维生素 E、维生素 A、维生素 C 等有保护肝脏的作用。维生素 K、维生素 C、维生素 E 与药物协同作用可快速降低转氨酶,维生素 K_3 可减轻肝炎的肝区疼痛。

（6）充足的微量元素:补充含微量元素和矿物质的食物,如海藻、牡蛎、香菇、芝麻、大枣、枸杞子等。硒对肝细胞有较好的保护作用。

（7）补充丰富的膳食纤维和水分:应进食含纤维素丰富的煮软蔬菜,蔬菜每日摄入约 400g,以绿叶菜为主。总进水量约 1500~2000ml。如有水肿,应限制饮水量。

（8）培养良好的饮食习惯:少食多餐,定时定量,食物应清淡、易消化,原料新鲜,严禁暴饮暴食;戒酒。

（9）食谱示例:慢性肝炎食谱示例见表 7-30。

表 7-30　慢性肝炎食谱示例

餐次	食谱名称	原料名称和用量
早餐	馒头	面粉 50g、白糖 35g
	牛奶	牛奶 250g
	鸡蛋	鸡蛋 50g
加餐	香蕉	香蕉 100g
午餐	米饭	粳米 150g
	清蒸鱼	黄花鱼 80g
	清炒生菜	生菜 150g、花生油 12g
	番茄紫菜汤	番茄 100g、紫菜 10g
加餐	猕猴桃	猕猴桃 100g
晚餐	猪肝青菜面	面粉 100g、猪肝 50g、青菜 150g、花生油 12g
加餐	葡萄	葡萄 100g

141

二、脂肪肝膳食营养防治

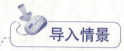 导入情景

工作情景：

马先生,34岁,办公室职员,体型较胖,在单位体检中B超查出轻度脂肪肝,自觉无不明显不适。

请思考：

如何对该病人进行营养指导？

（一）概述

脂肪肝系一种多病因引起肝细胞内脂质蓄积过多的病理状态。蓄积在肝内的脂类主要是三酰甘油,其余为磷脂、糖脂或固醇酯。

（二）营养相关因素

1. 营养不足　过度节食、长时间饥饿、神经性厌食、肠道病变引起营养素吸收不良、能量供应不足、蛋白质供应低下都会导致脂肪动员增加。

2. 营养过剩　偏食荤菜、甜食,摄入过多的脂肪和碳水化合物,在引起高血脂的同时,还使肝内脂肪代谢紊乱,造成肝内脂肪蓄积。

3. 膳食纤维　膳食纤维过少也易引起脂肪肝。

4. 肥胖　肥胖者血液中含有大量的游离脂肪酸,并进入肝脏,超过了肝脏的运输代谢能力,造成肝脏脂肪的堆积,引起肥胖性脂肪肝。

5. 糖尿病　约有50%的糖尿病病人伴发脂肪肝。2型糖尿病病人50%~80%有肥胖,血浆脂肪酸增高,糖类利用障碍而导致血糖升高,形成脂肪肝。

6. 乙醇　乙醇对肝细胞有较强的直接毒害作用,可使转运到肝脏的脂肪增加,肝内脂肪的分解代谢降低,运出减少,脂肪堆积于肝脏,引起"酒精性"脂肪肝。

（三）营养防治

营养治疗的目的是消除或减轻肝脏脂肪沉积,阻止脂肪肝发展和恶化;改善肝功能,保证机体营养需要,防止并发症。治疗原则包括：

1. 纠正营养不良　对营养不良性脂肪肝病人**应给予高蛋白饮食**。高蛋白可保护肝细胞,并能促进肝细胞的修复与再生,有利于脂蛋白的合成和清除肝内蓄积的脂肪。蛋白质以 1.2~1.5g/(kg·d)计算,每天供给 90~120g。优质蛋白质应占适当比例,蛋氨酸、胆碱、卵磷脂称为抗脂肪肝物质,因此,每日**供给适量的动物性蛋白和蛋氨酸食物**,如瘦肉、蛋、鱼、豆类及豆制品等。

2. 控制能量的摄入　对从事轻体力活动、**体重在正常范围的脂肪肝病人**,能量以 30~35kcal/(kg·d)计算。**肥胖或超重者**以 20~25kcal/(kg·d)计算,使体重降至正常范围内。为避免出现饥饿感,引起全身衰弱和低血糖反应,应逐步减少能量的摄入量。

课堂练习

病人,女,24岁,文职人员,身高162cm,体重44kg,因"减肥"后不适就医,体检为轻度脂肪肝,请计算该女士每天的蛋白质摄入量为多少？如何安排高蛋白饮食？

课堂练习

病人,男,34岁,办公室职员,身高167cm,体重78kg,在一次常规体检中B超查出轻度脂肪肝。请问该病人每天的能量摄入量是多少？如何安排低能量食谱？

 笔记

3. 限制脂肪和碳水化合物的摄入　脂肪和碳水化合物分别以 0.5~0.8g/(kg·d)和 2~4g/(kg·d)计算。宜选用植物油或含不饱和脂肪酸多的食物,如鱼类;少吃或不吃煎炸食品;全天植物油的用量不超过 20g,**脂肪不超过 40g**,胆固醇摄入量每天不超过 300mg。碳水化合物主要由粮谷供给。

4. 供给充足的维生素、矿物质及膳食纤维　尤其应注意供给富含叶酸、胆碱、维生素 B_6、维生素 B_{12}、维生素 C、钾、锌、镁的食物。保证新鲜蔬菜尤其是绿叶蔬菜的供应,每天食用新鲜蔬菜 500g。饮食不宜过分精细,主食应粗细搭配,多吃杂粮。

5. 限制食盐,适量饮水　每天食盐的用量以不超过 6g 为宜。每日摄水 1200~1500ml,适量的饮水可以减轻体重、促进肝内脂肪代谢。肥胖者因体内水分比正常人少 15%~20%,故每日需饮水 1400~1800ml。

6. 增加富含蛋氨酸食物的摄入　小米、莜麦面、芝麻、油菜、菠菜、菜花、甜菜头、海米、干贝、淡菜等食品富含蛋氨酸。

7. 饮食清淡　忌辛辣和刺激性食物,少用肉汤、鸡汤、龟汤等含氮浸出物高的食物,绝对禁酒。

8. 选用降脂食物　牛奶、兔肉、萝卜、大蒜、洋葱、芹菜、黄瓜、蘑菇、海带、黑木耳、苹果、红枣、山楂、大豆制品、燕麦、麦麸、花生、魔芋、玉米以及茶叶均有降脂作用。

9. 食谱示例　每天 1400kcal 的脂肪肝食谱示例见表 7-31。

表 7-31　每天 1400kcal 的脂肪肝食谱示例

餐次	食谱名称	原料名称和用量
早餐	馒头	面粉 100g
	稀饭	大米 25g
	凉拌豌豆苗	豌豆苗 50g
午餐	米饭	大米 100g
	青椒肉片	猪瘦肉 50g、青椒 100g、玉米油 5g
	香菇炒青菜	青菜 200g、玉米油 5g、干香菇 10g
	木耳豆腐汤	豆腐 50g、黑木耳 10g
晚餐	苋菜鸡蛋面	湿面 150g、鸡蛋 50g、苋菜 25g、花生油 2g
	蒜蓉生菜	生菜 150g、花生油 5g、大蒜少许
加餐	黄瓜	黄瓜 200g

三、肝硬化膳食营养防治

(一) 概述

肝硬化系不同病因引起的慢性、进行性、弥漫性肝病,在肝细胞广泛变性和坏死基础上产生肝脏纤维组织弥漫性增生,并形成再生结节和假小叶,导致肝小叶正常结构和血管解剖的破坏。晚期常出现上消化道出血、肝性脑病、继发感染、脾功能亢进、腹水、癌变等并发症,死亡率高。

(二) 营养相关因素

1. 低白蛋白血症　肝脏是合成蛋白质的主要场所,白蛋白的合成几乎全由肝脏合成,肝功能受损,造成制造不足。

2. 消瘦　病人因食欲缺乏、腹胀、胃肠功能紊乱甚至吸收不良综合征,肝源性糖尿病,可出现多尿、多食、体重减轻等症状。

3. 维生素缺乏　肝脏在维生素的贮存、吸收、运输、改造和利用等方面具有重要作用,肝硬化时储存能力下降。如维生素 A、维生素 D、维生素 K、维生素 B_2、维生素 PP、维生素 B_6、维生素 B_{12} 等在体内主要贮存于肝脏。严重肝病时,维生素 B_1 的磷酸化作用受影响,从而引起有关代谢的紊乱;由于维生素 K 及维生素 A 的吸收、储存与代谢障碍而表现为出血倾向及夜盲症。

4. 矿物质缺乏

(1) 缺铁性贫血:肝硬化时常因蛋白质不足、酗酒或蛋白质合成减少使血清铁蛋白降低。此外,消化道出血可增加铁的丢失。

(2) 锌缺乏:与摄入不足或吸收减少有关。

(3) 硒缺乏:与摄入不足、吸收减少及丢失过多有关。硒缺乏加重肝损伤。

5. 脂肪吸收不良　胆汁分泌减少,影响肠道对脂肪的消化、吸收。

6. 水钠潴留　由于体内内分泌功能紊乱、肾脏有效循环血量减少等原因,使醛固酮增多和糖皮质激素灭活障碍,抗利尿激素增多,导致水钠潴留,腹水生成和少尿。

7. 糖代谢紊乱　肝病严重时可发生低血糖,可能与肝糖原储备不足或有关糖原代谢酶系功能不足有关。肝硬化时,糖代谢异常,葡萄糖耐量试验异常,对葡萄糖利用能力下降,肝脏不能充分利用葡萄糖作为基质供能,外加胰岛素抵抗,部分病人出现肝源性糖尿病。

(三) 肝硬化的营养防治

饮食治疗的目的是通过饮食治疗增进食欲,改善消化功能;纠正病因,控制病情发展;供给丰富的营养素,增强机体抵抗能力,促进肝细胞修复再生,以及肝功能恢复。

1. 提供高能量食物　充足的能量可减少对蛋白质的消耗,减轻肝脏负担。为纠正蛋白质 - 能量营养不良,能量供给应较正常人为高。**每天所供能量以 2500~2800kcal 为宜**。

2. 高碳水化合物　肝糖原储备充分时,可防止毒素对肝细胞损害。**主食以选用粳米、面粉为宜**,每天 350~450g 左右。可选用葡萄糖、白糖、蜂蜜、果汁、水果等易于消化的低分子糖。

3. 高蛋白质　高蛋白饮食可促进受损肝细胞修复和再生,并能纠正低蛋白血症,有利于腹水和水肿消退。建议给予 **1.5~2g/(kg·d)**,约摄入蛋白质 100~120g/d,不少于 1g/(kg·d),注意供给一定量的**优质蛋白质**,如牛奶、鸡蛋白、鱼虾、瘦肉、豆制品等。但若处于肝功能失代偿期,如肝性脑病等,则应严格控制蛋白质摄入。

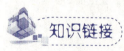　知识链接

肝性脑病病人蛋白质的合理选用

1. 低蛋白　根据病情决定蛋白质的摄入量

(1) 严重肝性脑病,暂不宜供给动物蛋白,可补充植物蛋白质,如豆类,以后逐渐增加产氨少的动物蛋白(产氨量:牛奶 < 蛋类 < 肉类)。

(2) 血氨正常、有神经系统症状:24 小时内给无动物蛋白质,若血氨正常,按 0.2~0.3g/(kg·d)酌情增加。

(3) 血氨极高,出现神经系统症状:48~72 小时内,完全非动物性蛋白 0.3g/(kg·d)。好转时,改用奶类为主的优质蛋白。

(4) 血氨轻、中度增高,未出现神经系统症状:第 1~2 天低蛋白饮食,0.5g/(kg·d),好转后调整。

2. 补充支链氨基酸丰富的蛋白质　如豆类、小米、红枣、鸡肉、牛奶、鱼、虾等。

笔记

4. 高维生素　维生素 C 可促进肝糖原形成,保护肝细胞、增加抵抗力及促进肝细胞再生。腹水中维生素 C 浓度与血液中相等,故伴有腹水时维生素 C 更应大量补充。**维生素 K** 与凝血酶原合成有关,对凝血时间延长及出血病人要及时补充。可选用含 B 族维生素丰富的酵母,可促进食欲。

5. 适量脂肪　每天可摄入脂肪 40~50g,尽量选用植物油,避免油炸食品。胆汁性肝硬化病人应给予低脂肪、低胆固醇饮食。

6. 钠与水　肝硬化代偿期食盐摄入不超过 5g/d,有水肿和轻度腹水病人应低盐饮食,**食盐量不超过 2g/d;严重水肿时无盐饮食,钠限制在 0.5g/d 左右**,禁用咸肉、熏火腿、土豆片、苏打饼干、虾皮、麦片粥等含钠多的食物。待水肿消退、病情好转后可缓慢加量。每天进水量限制在 1000ml 以内。

7. 矿物质
(1) 铁的补充:**多吃含铁质丰富的动物肝脏、肾脏**;其次是**瘦肉、鸡、鱼、虾**和豆类以及绿叶蔬菜等。

(2) 锌的补充:病人血清锌含量低,尿锌排出增加,应予以**补充含锌丰富的食物**,如牛肉、羊肉、海鲜、瘦肉、鸡蛋等食物。

(3) 镁的补充:补充含镁丰富的食物,如绿叶蔬菜、豌豆、乳制品和谷类等。

8. 适量膳食纤维　膳食纤维可减少肠道产氨作用,还可以利胆、通便。但对伴有食管静脉曲张者,应避免大量粗纤维食物(如芹菜、韭菜、黄豆芽等)的摄入,以防止静脉破裂出血。蔬菜以叶类、瓜类、茄果类为主,食用时宜切碎煮烂;水果宜做成果泥、果汁食用。保持大便畅通,避免腹压增加。

9. 膳食调配
(1) **均衡饮食、少量多餐**,严禁暴饮暴食。

(2) 烹调方法:宜采用蒸、煮、炖、熬、烩等烹调方法,食物应制成细软、易消化、少纤维、少产气的软食或半流质。

(3) 禁忌食物
1) 戒酒:戒各种酒类。

2) 忌用硬壳类:如花生、核桃等;带骨鱼刺、鸡骨的菜肴及干、糙的硬食,以防食管静脉曲张使静脉破裂发生大出血。

3) 忌用肉汤、鸡汤、鱼汤等食物:因其含有的大量嘌呤物质和含氮物质在肝内代谢,加重肝脏负担。

4) 忌用食物:忌用含铅及添加剂的罐头食品,如水果罐头、霉变米、花生米;忌用亚硝酸盐含量较高的食物,如腌制蔬菜、熟剩菜、咸鱼、火腿、香肠等食品。

10. 合理休息,忌发怒忧愁。

11. 食谱示例　肝硬化食谱示例见表 7-32。

表 7-32　肝硬化食谱示例

餐次	食谱名称	原料名称和用量
早餐	馒头	富强粉 100g
	小米粥	小米 50g、肉松 20g
	豆浆	豆浆 300 ml、白糖 20g
加餐	牛奶	牛奶 250g、白糖 25g
	葡萄	葡萄 150g

续表

餐次	食谱名称	原料名称和用量
午餐	米饭	粳米 150g
	清蒸鱼	黑鱼 150g
	炒油麦菜	油麦菜 200g、豆油 15g、盐 3g
加餐	藕羹	藕粉 20g、白糖 20g
晚餐	米饭	粳米 100g
	鸭肉炖豆腐	鸭肉 95g、豆腐 50g
	素炒胡萝卜丝	胡萝卜 150g、豆油 10g、盐 3g

四、胆囊疾病膳食营养防治

(一)概述

胆管疾病中最常见的是胆石症和胆囊炎,两者常同时存在,互为因果。病因多样,但饮食等营养因素与本病发生、发展和防治有密切的关系。

(二)营养相关因素

1. 肥胖、高能量、高胆固醇摄入 肥胖,高能量、高胆固醇食物摄入过多,可使血胆固醇增高。

2. 高糖类、低蛋白、低脂肪饮食 饮食蛋白质、脂肪低下时胆汁葡萄糖二酸 1,4- 内酯减少,有利于非结合胆红素增多,促进胆石形成。

3. 膳食纤维缺乏 膳食纤维可与胆酸结合,使胆汁中胆固醇的溶解度增加。

4. 胆管蛔虫 胆管蛔虫带入大肠杆菌产生大量 β- 葡萄糖醛酸苷酶,引起非结合胆红素大量生成,促进胆石形成。

5. 维生素缺乏 维生素 A 有预防胆结石的作用,有助于胆管上皮的生长和病变胆道的修复。维生素 K 对内脏平滑肌有解痉镇痛作用,对缓解胆管痉挛和胆石引起的疼痛有良好的效果。

(三)营养防治

营养防治的原则是控制膳食中的脂肪和胆固醇,给予高碳水化合物,满足机体能量的需要;消除促进胆石形成的因素。

1. 胆囊炎急性期

(1) 禁食:**急性期和手术前应禁食,**由静脉补充营养,使胆囊得到充分休息,缓解疼痛,保护肝脏。为维持水和电解质平衡,可**多饮水,**在饮料中注意补充钠和钾。**疼痛缓解后或症状较轻**能经口进食时,可采用**清淡流质饮食或低脂肪、高蛋白质、高碳水化合物、多维生素的饮食,**如米汤、豆浆、藕粉等,并根据病情循序渐进地调整饮食。

(2) 手术后的饮食调配:**术后 24 小时完全禁食,**给予肠外营养。当肠蠕动恢复,无腹胀,并有食欲时,可少量进食**低脂肪清流食。**以后逐步过渡到易于消化的低脂肪半流质饮食和低脂肪、少渣软饭。

2. 胆囊炎慢性期

(1) 适当能量:供给正常或稍低于正常量的能量,约 2000kcal/d,对肥胖者应限制能量,而对消瘦者应适当地增加能量。

(2) 严格控制脂肪:脂肪促进胆囊素的分泌,使胆囊收缩,引起疼痛。**需严格将脂肪的摄入量限制在 20g/d,**病情好转可逐渐增加到 40~50g/d。严格限制动物性脂肪,植物油脂有助于胆汁排泄,可以适量选用,但应均匀地分布于三餐中。

(3) 低胆固醇:摄入量应小于 300mg/d,重度高胆固醇血症时应控制在 200mg/d 以内,少食含胆固醇高的食物。

(4) 适量蛋白质:每天供给蛋白质 50~70g。在胆囊炎处于静止期时,供应充足的蛋白质可以补偿损耗,促进肝细胞修复,每天可供给 80~100g。应选用蛋白质生物学价值高、脂肪含量低的食物,如豆制品、鱼虾类、瘦肉、兔肉、鸡肉、蛋清等,豆制品含有大豆卵磷脂,有较好的消石作用。

(5) 适量碳水化合物:每天供给 300~350g,以达到补充能量、增加肝糖原、保护肝细胞的目的。供给以多糖等复合碳水化合物为主的食物,适当限制单糖和精制糖。

(6) 供给丰富的维生素和矿物质:富含维生素 A 的食物主要有动物肝脏、鱼虾类、奶油和蛋类等;富含 β 胡萝卜素的食物主要是橙黄色和绿色蔬菜,如菠菜、胡萝卜、韭菜、油菜、荠菜等。维生素 K 在绿叶蔬菜含量高,其次是奶及肉类。其他维生素,如维生素 C、维生素 E、B 族维生素,以及矿物质如钙、铁、钾等丰富的食物也要供应充足。

(7) 高膳食纤维和水:增加膳食纤维和水的摄入可增加胆盐的排泄,降低血脂异常的风险,使胆固醇代谢正常,减少胆石的形成。膳食纤维还能刺激肠蠕动,有利于通便。可选用绿叶蔬菜、嫩菜心、西红柿、土豆、萝卜等鲜嫩蔬菜以及熟香蕉、软柿子和去皮水果,切碎煮软,使膳食纤维软化。每天饮水 1000~1500ml。

(8) 节制饮食、少食多餐、定时定量:暴饮暴食,特别是高脂肪餐常是胆石病或胆囊炎发作的诱因。少量进食可减少消化系统的负担,多餐可刺激胆汁的分泌,使胆道保持畅通,促进胆道内炎性物质排出,有利于病情好转。

(9) 饮食禁忌:禁用辣椒、咖喱、芥末、酒、咖啡等促进胆囊收缩,使胆道口括约肌不能及时松弛排出胆汁,会引起胆石病或胆囊炎的急性发作或恶化的饮食。

(10) 烹调方式:忌用油腻、煎、炸及产气的食物。

(11) 注意饮食卫生:预防肠道寄生虫感染。

(12) 食谱示例:胆囊炎食谱示例见表 7-33。

表 7-33　胆囊炎食谱示例

餐次	食谱名称	原料名称和用量
早餐	大米粥	大米 50g
	馒头	面粉 70g、白糖 20g
加餐	豆浆	豆浆 300ml、白糖 20g
	饼干	甜饼干 20g
午餐	软米饭	大米 100g
	清蒸鱼	鲫鱼 40g
	素炒青菜	青菜 125g、香菇 10g、盐 3g
加餐	藕羹	藕粉 25g、白糖 20g
晚餐	大米粥	大米 50g
	馒头	面粉 70g
	肉末炒甜椒	猪肉 150g、甜椒 125g、盐 3g
加餐	面包	面包 60g、白糖 20g
	青枣	青枣 20g

课堂讨论

林某,男,42岁,嗜烟好酒。10年前被诊断为"慢性胆囊炎"。近日右上腹疼痛加重,诊断为"胆囊结石"。为进一步确诊病情,拟做胆囊造影检查。

请讨论:

陈某的胆囊造影试验饮食应如何安排?

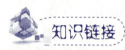 **知识链接**

胆囊造影试验饮食

1. 造影前一日午餐进高脂肪饮食(临床上常用油煎荷包蛋2只,脂肪量不低于50g),促使胆囊收缩、胆汁排空,有助于造影剂进入胆囊。

2. 造影前一日晚餐进无脂肪、低蛋白、高糖类清淡饮食,以减少胆汁分泌。晚餐后口服造影剂,禁食、禁烟至次日上午。

3. 造影检查当日禁食早餐,第一次摄X线片,如果胆囊显影良好,再让病人进食高脂肪餐,待30分钟后第二次摄X线片,观察胆囊的收缩情况。

五、胰腺炎膳食营养防治

(一)概述

胰腺是人体第二大消化腺体。胰液是最重要的消化液,其中有多种酶参加蛋白质、脂肪、糖类消化,其中消化脂肪的胰脂肪酶为胰腺所特有。一旦胰腺发生病变,首先是脂肪吸收发生障碍。

(二)营养相关因素

1. 酗酒 多见于西方国家人群。主要是乙醇对胰腺刺激和直接损伤。乙醇可刺激胰液分泌,增加胰液流量,升高胰管内压,并使胰液成分发生改变,酶含量增加,水和碳酸氢盐比例降低;胰液中蛋白含量增加,容易形成栓子堵塞小胰管。大量饮酒同时可引起奥迪括约肌痉挛致胰管堵塞和细小胰管破裂。乙醇在乙醇脱氢酶作用下生成乙醛,对胰腺腺泡细胞有毒性作用。

2. 血脂异常 血脂异常是继胆源性和酒精性病因后又一常见病因。三酰甘油在胰脂酶的作用下生成游离脂肪酸,后者对腺泡细胞有损伤作用。

(三)营养防治

1. 急性胰腺炎营养防治 急性胰腺炎病人常合并代谢紊乱与营养不良,需要给予营养支持。营养治疗的过程一般是先肠外营养(PN),后肠内(EN)、外营养并用,最后是肠内营养。

(1)首先给予肠外营养(PN):**在急性期,首选肠外营养,**目的是通过禁食,保证胰腺充分"休息"。

1)能量:先从**允许性低热卡**[20~25kcal/(kg·d)]开始,随着内环境的稳定,能量供给量适当增加,以 30~35kcal/(kg·d)为宜。

2)碳水化合物:以葡萄糖首选。葡萄糖静脉输注不影响胰腺的分泌或功能,高限为4~7mg/(kg·min)、[5~6g/(kg·d)],需强化胰岛素治疗。在急性肠外营养时,应防止给予过多葡萄糖,以免产生过多的 CO_2 而加重代谢紊乱,可以用脂肪乳剂来补充能量。一般可选择糖脂比例为1:1,供氮量在 0.2~0.3g/(kg·d),热氮比为150:1。

3)脂肪乳:**肝功能正常病人短期内使用可选择大豆油的长链脂肪乳**,肝功能异常或严

 笔记

重应激反应的病人则可考虑选用**中长链脂肪乳,结构脂肪乳**或以**橄榄油**为基质的脂肪乳,必要时也可添加鱼油脂肪乳。橄榄油脂肪乳剂可以减轻重症病人的过氧化水平,增加蛋白质合成,减轻疾病严重度。加用鱼油脂肪乳剂,可保持细胞膜的完整性和稳定性,减少细胞因子的产生和释放。

4)氨基酸:构成 PN 中氮源。提供 15%~20% 的总能量。氨基酸静脉输注不影响胰腺的分泌或功能。**谷氨酰胺(Gln)是肠道最重要的能量来源,**补充足够的 Gln 能促进肠道黏膜上皮增殖和维持正常的通透性,防止细菌易位。经肠外途径补充谷氨酰胺双肽的剂量为0.20~0.50g/(kg·d)。

5)胰岛素:胰腺组织水肿、坏死,功能破坏,胰岛素分泌量相对不足,病人可出现高糖血症,常需补充外源性胰岛素。通常葡萄糖与胰岛素之比为(4~6)g:1U,可用微泵输入。

6)补充常量元素、微量元素和维生素:因较长时间禁食和应激时大量消耗,病人常出现多种维生素缺乏和钠、钾、钙、磷、镁等代谢紊乱,应注意及时补充。

7)输注途径:包括周围静脉和中心静脉。短期(2 周内)或中心静脉置管有困难时可选周围静脉,长期、全量时宜选择中心静脉。肠外营养支持见图 7-1。

(2)肠外 + 肠内营养支持(PN+EN):病人病情相对稳定,肠功能恢复后,应尽早进行肠内营养。肠内营养除了提供足够的能量和氮源外,还可减少胰酶的分泌,让胰腺仍处于相对"休息"。在建立肠内营养前先向肠道内滴入生理盐水及葡萄糖,剂量、速度应缓慢地增加。建立肠内营养后应逐渐减少静脉的入量而逐渐增加肠内营养的入量。肠内营养必须经空肠投给,短期用鼻空肠喂养,长期用空肠造口,若经胃、十二指肠可使病情加重。肠外 + 肠内营养支持见图 7-2。

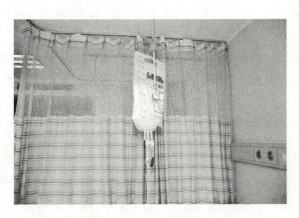

图 7-1 肠外营养支持

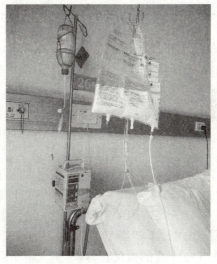

图 7-2 肠外 + 肠内营养支持

(3)肠内营养支持

1)肠内营养配方的选择:在急性胰腺炎趋于稳定、肠蠕动恢复初期,可选择对胰腺刺激最小的氨基酸型或短肽型要素膳。随着消化功能恢复,再依次调换为半消化状态或整蛋白型的肠内营养制剂。

2)输注途径:EN 起始阶段应选择对胰腺分泌刺激最小的空肠途径给予,随着病情稳定,消化吸收功能缓慢恢复,可经胃造瘘或鼻胃管途径,最后再恢复到经口进食。

3)应用方法:①浓度与容量:从低浓度、低容量开始,滴注速率与总用量逐日增加,不足

149

的热量与氮量由静脉补充。通常,肠内营养的起始浓度为 8%~10%,容量为 500ml/d,维持浓度为 20%~25%,容量为 2000~2500ml/d,最大浓度为 25%,容量为 3000ml/d,若在 3~5 天内达到维持剂量,说明胃肠道能完全耐受这种肠内营养。②速度:开始时滴速为 20ml/h,后逐步增加,直至 100~120ml/h 维持,目前多主张通过蠕动泵连续 12~24 小时输注肠内营养液。③温度:与体温接近为宜。冬天用前应加温,夏天暂不用的置冰箱冷藏,用前再加温。悬挂营养液不宜超过 5~6 小时。④堵管处理:在持续输注过程中,应每隔 4 小时应用 20~30ml 温水冲洗导管,在输注前后也应冲洗。若温水冲洗无效,则可采用活化的胰酶制剂、碳酸氢钠冲洗,也可用特制的导丝通管。

(4) 经口进食:病人的感染与并发症(瘘)已得到控制,营养供给是在维持量基础上增加补充量以促进机体康复。在开始进食的 24 小时内,每 4 小时给予无热能的液体 100~300ml,如能耐受,可给予含营养素的等量液体;如果病人反应尚可,3~4 天后给予软食,最后给予固体食物。所有膳食含的碳水化合物供能超过 50%,每餐热能逐渐从 160kcal 增加至 640kcal。恢复经口饮食后应避免高脂肪、高动物蛋白及辛辣刺激性食物。

(5) 食谱示例:急性胰腺炎低脂流质饮食食谱示例见表 7-34。

表 7-34　急性胰腺炎低脂流质饮食食谱示例

餐次	食谱名称	原料名称和用量	餐次	食谱名称	原料名称和用量
早餐	米汤	大米粉 10g、白糖 20g	加餐	红枣汤	红枣 25g、白糖 20g
加餐	橘汁	鲜橘汁 200g、白糖 20g	晚餐	粳米汤	粳米 10g、食盐 2g
午餐	鸡蛋白汤 番茄汤	鸡蛋白 50g 番茄 150g、白糖 20g	加餐	藕羹	藕粉 25g、白糖 20g

2. 慢性胰腺炎营养防治　通常以适量优质蛋白、丰富维生素、低脂、无刺激性半流质或软饭为宜。

(1) 充足的能量:每日需供给 2500~3000kcal。可根据病人的情况,有针对性调整饮食。

(2) 控制脂肪:每天脂肪摄入**不超过 30g**,病情好转后可适量增加,但不超过 50g。避免富含脂肪食物,如肉汤、油条、干果、肥肉、奶油点心、炸鸡、炸花生米等。食物的烹调应以蒸、煮、氽、熬、拌、烩等方法。

(3) 质优量足的蛋白质:**选用含脂肪少、生物价高的蛋白质食物**,豆浆、豆制品、脱脂奶、鱼类、猪肝、鸡肉、瘦肉、蛋清等。每日供给 100~120g 蛋白质,其中优质蛋白质约占半数。

(4) 充足的碳水化合物:碳水化合物作为能量的主要来源,**多用易于消化吸收的糖类**,如蔗糖、红糖、蜂蜜、藕粉、杏仁茶、粉丝、粉皮以及栗子、莲子、芡实等都可酌量采用。

(5) 丰富的微量营养素:病人由于脂肪泻、疾病应激、治疗用药等影响,微量营养素有不同程度的缺乏,尤其是**脂溶性维生素(A、D、E、K)和维生素 B$_{12}$、维生素 C 及叶酸、钙、铁等**需及时补充。蔬菜可选用土豆、菠菜、胡萝卜、豇豆、莴笋、苦菜等。

(6) 饮食要有规律,且适量:**少食多餐**,防止过饱、过饥、暴饮暴食。

(7) 绝对禁酒:纵酒是慢性胰腺炎的主要原因,饮酒可加速疾病的发展。**戒酒**可使其进展缓慢。

(8) 忌用刺激性食物:忌用生冷、不易消化以及刺激胃液分泌的食物,如鸡汤、鱼汤、蘑菇鲜汤、咖啡、咖喱、辣椒粉、胡椒、芥末等,忌用苤蓝、萝卜、洋葱、韭菜等易胀气的蔬菜。烹调加工应使菜肴清淡、细碎、柔软。

(9) 食谱示例:慢性胰腺炎食谱示例见表 7-35。

表 7-35　慢性胰腺炎食谱示例

餐次	食谱名称	原料名称和用量
早餐	粥	大米 50g
	馒头	面粉 70g
	鸡蛋	鸡蛋 60g
	凉拌绿豆芽	红腐乳 20g、绿豆芽 25g
午餐	米饭	粳米 150g
	清蒸鱼	黄鱼 100g
	肉末炒甜椒	瘦猪肉 40g、粉丝 3g、甜椒 125g、豆油 10g
晚餐	米饭	粳米 150g
	牛肉炖胡萝卜	牛肉 50g、胡萝卜 40g
	千张青菜汤	青菜 125g、千张 100g、香油数滴
加餐	牛奶	200ml

（卢惠萍）

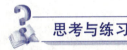

思考与练习

一、A1 型题

1. 液体摄入量是泌尿系统疾病的营养防治因素之一，下列疾病不需要控制液体摄入量的是
    A. 急性肾小球肾炎　　　　B. 肾病综合征　　　　C. 急性肾衰竭
    D. 慢性肾衰竭　　　　　　E. 泌尿系结石
2. 糖尿病病人营养治疗最根本的原则是
    A. 食物多样化　　　　　　B. 合理控制能量摄入　　C. 控制碳水化合物摄入
    D. 控制脂肪和胆固醇摄入　E. 选用优质蛋白质
3. 治疗营养性肥胖的首选疗法是
    A. 控制饮食　　　　　　　B. 手术疗法　　　　　　C. 控制饮食＋运动疗法
    D. 药物治疗　　　　　　　E. 运动疗法
4. 冠心病病人的饮食应注意
    A. 多食蛋类　　　　　　　B. 多食牛肉　　　　　　C. 多食鱼类
    D. 少食禽肉　　　　　　　E. 多食猪肉
5. 急性胆囊炎病人术后强调控制的是
    A. 蛋白质　　　　　　　　B. 碳水化合物　　　　　C. 脂肪
    D. 膳食纤维　　　　　　　E. 能量

二、A2 型题

1. 钱女士，42 岁，确诊为肺结核，膳食应注意
    A. 高能量，低蛋白　　　　B. 高能量，高蛋白　　　C. 低能量，高蛋白
    D. 低能量，低蛋白　　　　E. 高能量，适量蛋白
2. 王女士，55 岁，高血压轻度，膳食不应
    A. 限制食盐、适当补钾　　B. 限制热量　　　　　　C. 限制钙的摄入
    D. 限制精制糖的摄入　　　E. 限酒

笔记

3. 老王患了胃溃疡,因治疗不及时导致胃出血,宜采取的饮食是

　　A. 少量冷流质　　　　　　　B. 大量半流质　　　　　　C. 少量半流质

　　D. 大量流质　　　　　　　　E. 以上都不是

4. 老张最近胃溃疡病加重,为了诊断胃肠道有无出血情况,需要做隐血试验,老王在试验前3天内不能选用的蔬菜是

　　A. 去皮冬瓜　　　B. 土豆　　　　　C. 菠菜　　　　　D. 毛芋　　　　E. 番茄

5. 刘老师是肾结石病人,超声诊断结石只有0.6cm,目前不适合手术治疗,对刘老师来讲下列营养防治建议错误的是

　　A. 饮食多样化,多选用富含维生素的苹果、雪梨等水果

　　B. 尽量避免选择含草酸钙的食物,如菠菜、芹菜等

　　C. 多饮水,每天应饮水 1500~2000ml

　　D. 选择高蛋白、高脂肪膳食预防结石复发

　　E. 应禁食含胆固醇高的食物,如动物肝脏等

6. 韩先生因为肾炎导致慢性肾衰竭,肾脏功能减退,出现水电解质代谢紊乱,他应该选择的饮食是

　　A. 高盐、高钾、高磷　　　　B. 低盐、高钾、高磷　　　　C. 低盐、低钾、高磷

　　D. 高盐、高钾、低磷　　　　E. 低盐、低钾、低磷

7. 小米,女,22岁,身高166cm,体重70kg,她的BMI是

　　A. 0.42　　　　　B. 42.2　　　　　C. 4.22　　　　　D. 25.3　　　　E. 2.53

8. 刘女士,47岁,身高158cm,体重68kg,中度体力活动,2型糖尿病,其每日所需能量为

　　A. 2040kcal　　　　　　　　B. 1700kcal　　　　　　　C. 1590kcal

　　D. 1325kcal　　　　　　　　E. 2120kcal

9. 王女士,中度肥胖,糖尿病。建议其主食选用低GI食物,如

　　A. 小米面　　　　　　　　　B. 白面　　　　　　　　　C. 精白米

　　D. 玉米面　　　　　　　　　E. 豆面＋玉米面

10. 老王,55岁,痛风急性发作,饮食中应增加

　　A. 碳水化合物＋水　　　　　B. 水和蔬菜　　　　　C. 蛋白质和水

　　D. 茶水　　　　E. 以上均是

11. 病人,女,43岁,因肝炎住院治疗。以下看望礼品中不妥的是

　　A. 牛奶　　　B. 蜂蜜　　　　C. 橘子罐头　　　D. 猕猴桃　　　　E. 葡萄

12. 某男,42岁,体型肥胖,体检提示有血脂异常、脂肪肝,以下无降低血清胆固醇作用的营养素为

　　A. 膳食纤维　　　　　　　　B. 饱和脂肪酸　　　　　　C. 维生素C

　　D. 果胶　　　　　　　　　　E. 钙

13. 某肝硬化病人,下列营养指导不利于肝硬化病人的预后的是

　　A. 高能量　　　　　　　　　B. 高碳水化合物　　　　　C. 高蛋白

　　D. 高维生素　　　　　　　　E. 高膳食纤维

14. 肝硬化病人,近来食欲缺乏,腹水增加,下肢水肿加重,病人每日食盐不应超过

　　A. 1g　　　　　B. 2g　　　　　C. 3g　　　　　D. 4g　　　　　E. 5g

15. 病人,女,37岁,因急性重症胰腺炎入院。经前期肠外营养支持,现病情好转,拟行肠内营养支持。关于肠内营养制剂的应用,下列错误的是

　　A. 起始浓度为8%~10%,容量为 500ml/d

B. 维持浓度为 20%~25%,容量为 2000~2500ml/d

C. 开始时滴速为 30ml/h,后逐步增加,直至 100~120ml/h

D. 营养制剂的温度与体温接近,悬挂营养液不宜超过 5~6 小时

E. 输注过程中,应每隔 4 小时应用温水冲洗导管

三、A3/A4 型题

(1~3 题共用题干)

郑先生,61 岁,身高 175cm,体重 85kg,退休,高血压病史 10 年,服用降压药物 5 年。每日吸烟 30 支,平均每日饮白酒 5 两,活动量少,每日睡眠较差。尚未发现明显的心血管病及肾脏并发症。

1. 若用体质指数判断,该病人体重属于

    A. 正常　　　　B. 超重　　　　C. 轻度肥胖　　　D. 中度肥胖　　　E. 重度肥胖

2. 他的理想体重是

    A. 65kg　　　　B. 70kg　　　　C. 75kg　　　　D. 80kg　　　　E. 85kg

3. 平日生活习惯应

    A. 低盐低脂　　　　　　　B. 低能量　　　　　　　C. 多吃蔬菜

    D. 适当运动　　　　　　　E. 以上都是

(4~5 题共用题干)

病人李某,男,56 岁,身高 172cm,体重 82kg。平素喜食肉类、海鲜食品,1 天前因夜间右足拇指剧痛难忍入院治疗。查体见右足拇指明显红肿,触之剧痛。化验结果显示:血尿酸 601μmmol/L。临床诊断:痛风

4. 急性发作期建议

    A. 多饮水　　　　　　　　B. 低蛋白饮食　　　　　　C. 低能量饮食

    D. 限制高嘌呤食物　　　　E. 以上均是

5. 缓解期不能采用

    A. 控制体重　　　　　　　B. 限酒　　　　　　　　　C. 低嘌呤饮食

    D. 高蛋白饮食　　　　　　E. 低盐饮食

第八章 膳食营养与肿瘤防治

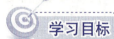

学习目标

1. 掌握肿瘤常见症状的膳食调理方法。
2. 熟悉肿瘤的膳食预防作用。
3. 了解肿瘤的膳食营养相关因素。
4. 能为肿瘤化疗、放疗病人设计膳食调理方案。
5. 具有乐于减轻病人的痛苦、关爱病人的职业素养。

第一节　膳食营养相关因素

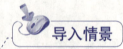

工作情景:

　　病人男性,65岁,嗜好吸烟,每日吸烟20~40支,平时喜欢吃咸肉、香肠等腌制的食物。慢性咳嗽、咳痰多年,近3个月症状加剧,体重减轻,担心自己患恶性肿瘤,家人陪伴前来咨询。

请思考:

1. 吸烟会引起恶性肿瘤吗? 烟草中哪些物质有致癌可能?
2. 香肠和火腿中有致癌物质吗? 与哪些癌症有关? 请帮助病人制订膳食方案。

　　肿瘤是机体在各种致癌因素作用下,局部组织的某一个细胞在基因水平上失去对其生长的正常调控,导致其克隆性异常增生而形成的赘生物。

一、促 发 因 素

　　常见的致癌因素有化学因素、物理因素、生物因素、免疫功能状态、饮食及精神因素。如多环芳烃中的苯并吡、N-亚硝基化合物、二噁英等化学性致癌物质。

(一)膳食营养成分与肿瘤的关系

　　恶性肿瘤的发病原因中膳食营养因素约占1/3,并且在肿瘤的发生、发展恶化、治疗等过程中均发挥作用。营养不均衡与肿瘤的关系见表8-1。

表8-1　营养不均衡与肿瘤的关系

营养不均衡	与肿瘤发生的关系
脂肪过多	与结肠癌、直肠癌、睾丸癌、卵巢癌及乳腺癌的发病有关

笔记

154

续表

营养不均衡	与肿瘤发生的关系
蛋白质过多	高动物蛋白饮食常常伴有高脂肪存在,蛋白质摄入量增加至正常量的3倍可增强化学物质诱发肿瘤的现象;低蛋白质摄入者,食管癌和胃癌的发生率较高
膳食纤维缺乏	与结肠癌、胰腺癌的发病有关
维生素A缺乏	与食管癌、肺癌、皮肤癌、胃癌等的发病有关
维生素E缺乏	与白血病、前列腺癌、淋巴瘤等的发病有关
维生素C缺乏	与食管癌、喉癌、胃癌、宫颈癌的发病有关
维生素B缺乏	与肝癌、膀胱癌、胃癌和白血病等的发病有关

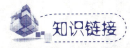 知识链接

增加和减少肿瘤危险的膳食因素

证据强度	增加危险	减少危险
肯定	超体重/肥胖	正常体重
	饮酒	限量饮酒
	黄曲霉毒素	防止霉变
	中国式咸鱼	新鲜鱼类
	红肉/咸肉	蔬菜、水果
很可能	腌制食品/盐	低盐饮食
	热饮料/食物	食不过热

(二) 食品加工过程中产生的致癌物质

食品加工过程中产生的致癌物质见表8-2。

表8-2　食品加工过程中产生的致癌物质

致癌物质	与肿瘤发生的关系
糖精	与膀胱癌的发病有关
聚氯乙烯	与胃癌、中枢神经系统肿瘤的发病有关
黄曲霉毒素	与食管癌、肝癌的发病有关,在霉变的谷类、花生、玉米、植物油中较多
亚硝胺	与消化道癌症的发病有关。储存过久和腐烂的蔬菜、腌制食品、香肠火腿、咸肉等产品中较多
丁烃茴香醚	可致消化道癌症。是油脂和饼干加工使用的保护剂
多环芳烃	可致肺癌、白血病、胃癌

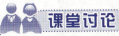 课堂讨论

在你或你的家庭膳食中有没有肿瘤的促发因素存在?

 笔记

二、保护性因素

一些食物中存在的非营养成分具有抗肿瘤作用。

1. 类黄酮　是一种芳香族含氧杂环化合物,黄酮的异构体。为人类饮食中含量最丰富的一类多酚化合物,广泛存于水果、蔬菜、谷物、根茎、树皮、花卉、茶叶和红葡萄酒中。异黄酮主要分布于豆类食品,已证明具有抗乳腺癌和骨质疏松的作用。

2. 皂苷类　皂苷类化合物主要存在于豆科植物中。皂苷类化合物有抗突变、抗癌、抗氧化、免疫调节和抗病毒作用,对心脑血管系统具有溶血、抗血栓、降低血清胆固醇含量、增加冠状动脉和脑血流量以及减慢心率的作用。

3. 有机硫化合物　主要存在于葱蒜类食物中,主要作用是抑癌和杀菌。如异硫氰酸盐能阻止实验动物肺、乳腺、食管、肝、小肠、结肠和膀胱等组织癌症的发生。

第二节　恶性肿瘤的膳食预防与营养支持

一、恶性肿瘤的膳食预防

预防肿瘤的发生,饮食的卫生比饮食的营养更重要。饮食中有些成分如亚硝酸盐在细菌的作用下会转变为亚硝胺,成为致癌物质。尤其是植物类食物一定要保持新鲜、清洁,避免因受细菌、真菌的污染而引起食物腐败变质和产生致癌物质。

1. 食物要多样　合理的食物搭配可保证机体的均衡营养,保持机体内环境的稳定,提高机体的抗癌能力。选择**食物要多样化**,应**以植物性食物为主,减少摄入精制谷类和糖类食物,增加粗加工米、面及杂粮的摄入量**。碳水化合物供能比占总能量的 45%~60%。

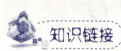 **知识链接**

具有预防肝癌的食物

牛奶:富含钙和维生素 D,在肠道内能与致癌物质相结合,清除其有害作用。

葱头:葱头中含有谷胱甘肽以及多种维生素,对肝癌有防御作用。

酸奶:酸奶含有的乳酸菌,可抑制和杀灭肠道内的腐败菌,减少肠道内的有毒物质,可抑制肝癌细胞的生长。

大蒜:含有脂溶性挥发性油,能激活巨噬细胞,提高机体的抗癌能力,并且,大蒜含有硫化合物,具有杀灭肿瘤细胞的作用。

2. 减少脂肪的摄入量　每天脂肪摄入量不超过总能量的 25%。

3. 适当增加膳食纤维的摄入量　膳食纤维有促进肠蠕动,刺激排便的作用,可降低肠道有害物质和肠道的接触时间。可溶性膳食纤维可促进双歧杆菌的生长,产生局部免疫,保护肠道,降低直肠癌的发生率。**膳食纤维的摄入量以 25~35g/d 为宜**。

4. 增加蔬菜和水果的摄入量　水果中含有丰富的人体所需的维生素、矿物质和纤维素。能够清除一些放射性物质、抑制胃内亚硝胺的合成及抗氧化等,从而起到一定的抗肿瘤作用。成人蔬菜每天摄入量为 300~500g,水果每天摄入量为 200~400g。

5. 增加锌、硒等矿物质的摄入量　锌可以通过提高机体免疫力、维持上皮细胞的健康,从而降低肿瘤发生的风险。

6. 增加抗氧化维生素　如维生素 A、维生素 C、维生素 E 等的摄入量。

7. 限制饮酒　在机体的某些部位,酒精可与一些致癌因素起协同作用,因此,饮酒是发

 笔记

生几种癌的危险因素,尤其是那些直接接触酒精的组织(如口腔和咽喉)。其他一些部位(如结肠、直肠、乳腺和肝脏)发生癌的危险也因饮酒而增加。

8. 提高饮食卫生质量,减少食品中致癌物质的摄入　食品的某些化学污染物具有致癌性,应减少这些污染物的含量和摄入量;食品的微生物污染可使食品产生亚硝胺等致癌物,应防止食品被微生物污染;油炸、烧烤、烟熏等高温烹调可产生某些致癌物质如杂环胺、多环芳烃等,应尽量避免或减少这类烹调加工方式,减少致癌物质的摄入。

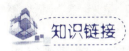

防癌从改变饮食和生活习惯开始

不要过咸:减少食盐、盐腌制品,多吃新鲜蔬菜、水果,可以减少胃癌的发病率。亚硝酸盐是导致肿瘤的第一杀手,它存在于不新鲜的蔬菜、腌制的火腿、泡菜中。

不要过细:现代人吃的粮食过于精细,膳食纤维的摄入量大大降低。粗粮、麦片、芹菜、木耳等富含膳食纤维,可以预防肠癌发生。

不要过油:油、动物蛋白的摄入量增加,大肠癌、乳腺癌、前列腺癌、胰腺癌的发病率就会上升。高温煎炸食物会产生苯并芘、杂环胺类化合物和丙烯酰胺,与妇女乳腺癌可能相关。

二、恶性肿瘤病人的营养支持

(一) 营养支持的目的

营养支持的主要目的是治疗营养不良,通过改善营养状态来改善器官功能、免疫状态,减少抗肿瘤治疗造成的毒副反应。

(二) 选择治疗时机至关重要

目前临床上许多肿瘤病人的营养治疗通常较晚,大多已到恶病质或是终末期才考虑使用营养治疗,而此时营养治疗的效果往往很难令人满意,相反,还会得出营养治疗无效的结论。因此营养支持也应早期使用,才能发挥其最大的效果。

(三) 以提高病人生存率为主旨

营养支持所提供的能量与各种营养素,分为三种情况:①荷瘤状态,营养治疗原则以维持病人正氮平衡为目标;②肿瘤病人术后早期,机体处于应激状态,其营养治疗应按应激病人的原则实施;③去瘤状态,指肿瘤已被根治,引起机体代谢紊乱的因素消除,其营养支持应按正常人群状态的原则实施。

(四) 营养支持的方式

当肠胃道有功能且可以安全使用时,首选肠内营养支持途径。其优点是符合生理、保护肠胃道屏障功能、价廉、使用方便。肠外营养支持适用于短肠综合征、放射性肠炎、肠梗阻病人。

三、恶性肿瘤病人的膳食调理

(一) 恶性肿瘤病人化疗、放疗时的膳食调理

1. 化疗前　每日饮食中包含谷薯类、蔬菜水果类、肉禽蛋类、奶及豆制品类以及少量油脂类五大类食物。**每日 4~5 餐**,加餐以水果为主。**化疗前一天进低脂肪、高碳水化合物、高维生素和矿物质的食物**,如:米饭、面食、鱼肉、鸡肉、鸡蛋、瘦肉、豆腐、蔬菜、水果等。

2. 化疗中　要求进**低脂肪、高碳水化合物、少量优质蛋白质食物**,以食用谷类、蔬菜、水果为主,配以清淡、少油、容易消化的鸡肉、鱼肉和鸡蛋等,可以适当补充蛋白质粉(大豆或蛋

清）。如果治疗反应较重，饮食以流质为主，可用菜汤、米汤、果汁及一些要素饮食。嚼食生姜有一定的止呕作用。

3. 化疗后　化疗后身体较虚弱，**宜选择营养丰富且易于消化的食物**，如软饭、稀饭、面包、馒头、包子、鱼肉、鸡蛋、鸡肉、煲汤、土豆、香蕉、果酱等。**少吃多餐、适当运动**，用酸奶替代牛奶，以免腹部胀气。也可以用姜来刺激食欲。

4. 放化疗后血象下降　**补充高蛋白质饮食**，如牛奶、大豆、瘦肉、猪蹄、海参、鱼、红枣、花生、核桃、黑木耳、胡萝卜、赤小豆等，有助于提升白细胞。多吃黑芝麻、黑米、黑豆、黑枣等黑色食品，有助于提高血象。

5. 消化道毒性反应　化疗可引起口腔黏膜炎。此时要保持口腔清洁，进食后刷牙，**补充高营养流质或半流质饮食，**如莲子羹、牛奶、豆浆、鲫鱼汤等。进食时避免过热、过酸及刺激性饮食，急性炎症可口含冰块以减少炎性渗出。出现溃疡可用蜂蜜 20ml 加入研碎的维生素 C 0.1g，口含，每日 2~4 次。胃肠道反应可出现恶心、呕吐、上腹疼痛、纳差等，此时可进食**开胃食品**，如山楂、扁豆、山药、白萝卜、香菇等，同时要少食多餐，避免饱食感。进食要**细嚼慢咽**，饭后 1 小时不要平卧，可以散步，化疗前 1 小时不要进食，进食时如恶心呕吐可口服鲜姜汁 3~5ml。

（二）临床常见恶性肿瘤的膳食调理

1. 恶性肿瘤手术后　一般来说，**手术后 3 天内禁食**、通过肠外营养来维持机体的生理需要，当**肛门排气后**，可适当地吃些**无油流食**如米汤、果水、蔬菜汁等，待胃肠道逐步适应后，根据病情再改为**低脂半流或低脂普食**。如果施行了小肠造瘘术，则可通过造瘘管给予匀浆膳食，要注意给予易消化吸收的食物，如馒头、发糕、鸡蛋、瘦肉、鸡肉（去骨）、鱼（去刺）、黄瓜、西红柿、油菜、菠菜、豆制品等，将这些菜炒熟后，再用捣碎机粉碎，粉碎的适宜颗粒要根据管子的直径大小来确定，总之宜细不宜粗，以免堵塞造瘘管。

2. 胃肠道肿瘤　胃部肿瘤术后应注意选用**细软、清淡、容易消化吸收的食物**，如鸡蛋羹、面糊汤、藕粉、豆腐脑等。为了预防下消化道肿瘤，食物中应含适量的食物纤维。维生素应供给充足，每天须进食适量的新鲜蔬菜和水果；矿物质和微量元素的摄入量应能满足机体的需要，并注意锌铜和钙磷比值。

3. 结肠肿瘤　直肠和肛门**手术前 4~5 天给予无渣膳食**，可用米、面、瘦肉、鱼虾、鸡肉、鸡蛋等，减少粪便中的残渣，有利于术后伤口愈合。**术后肛门排气后给予无渣流质**，尽量使病人不排大便，使伤口保持清洁，减少感染及疼痛，有利于伤口愈合。**术后 6~7 天可给予少渣半流或软饭**，并**多饮水**，以保持粪便软而通畅，防止粪便干燥引起伤口疼痛或出血。膳食治疗给予高能量、高蛋白、高糖类、低脂少渣膳食。开始给予流质，随着病情好转逐渐改为半流质及软饭。

4. 肝胆胰肿瘤　肝脏肿瘤病人的膳食一般情况以**高蛋白、高维生素、高能量**为主。如果肝功能障碍、肝功能失代偿的病人应遵医嘱，限制水、盐及蛋白质等摄取。应戒除烟酒，不食油煎油炸、辛辣刺激性食物。多食用富含维生素、矿物质、微量元素和食物纤维的食品，如新鲜的蔬菜、水果、冬菇及海产品等。**胆囊切除后应限制脂肪的摄入**，选用低脂肪膳食，少量多餐，每天脂肪控制在 40g 以下。**胰腺肿瘤术后可有脂肪消化吸收障碍和血糖增高，应选用低脂肪、高膳食纤维**。多吃绿叶蔬菜和新鲜水果，忌刺激性食物及强烈调味品；忌烟戒酒，多饮水，多喝茶。

5. 泌尿系统肿瘤　如有肾功能受损病人，选用**低脂、低胆固醇、低盐、低磷**，最好**选用动物蛋白，避免植物蛋白**，减轻肾脏负担。

6. 鼻咽部肿瘤　放、化疗期间病人，应选用**容易消化、营养丰富、新鲜美味的食品**。应改变不良膳食习惯，应尽量少吃或不吃罐头、腌腊制品、添加剂、熏烤食品等含有致癌物质的食品,应特别强调从婴儿起就开始食用健康食物,不食咸鱼、腌菜等易致肿瘤的食物。多吃防肿瘤健体的天然食物,如经常饮茶,尤其是绿茶,能阻止致癌物质亚硝胺在体内的合成。重视补充具有防肿瘤作用的微量元素如铜和硒,蛋黄、贝壳类、甲鱼、黑木耳等铜含量较为丰富。

7. 肺癌　宜多食具有增强机体免疫、抗肺癌作用的食物。发热宜吃黄瓜、冬瓜、苦瓜、莴苣、茄子、发菜、百合、叶菜、西瓜、菠萝、梨、西红柿、橘子、柠檬、橄榄、鸭、青鱼。咯血宜吃青梅、藕、甘蔗、梨、海蜇、海参、莲子、海带、荞麦、豆腐、荸荠、茄子、甲鱼、牡蛎。减轻放疗、化疗不良反应的食物:鹅血、蘑菇、鲨鱼、桂圆、黄鳝、核桃、甲鱼、乌龟、猕猴桃、莼菜、金针菜、大枣、葵花籽、苹果、鲤鱼、绿茶、豆及豆制品等。

8. 骨髓移植　预处理病人应根据放射剂量的大小、病情轻重、病程阶段及个体差异进行膳食配制。供给足够营养,给予高能量、高蛋白、高维生素膳食,注意生热营养素分配比例。给予细软易消化的食物,避免机械性和化学性刺激的食物,少量多餐,膳食要逐渐加量,以保护胃肠功能。供给无菌膳食,骨髓移植前后病人白细胞数目明显减少、吞噬能力下降、抗体减少、免疫功能减低,极易发生感染。因此,所进食的食物需经消毒处理后食用。

(袁爱娣)

思考与练习

一、A1 型题

1. 食物中抗肿瘤作用的非营养成分不包括
   A. 多酚类　　　　　　　B. 类黄酮　　　　　　　C. 皂苷类
   D. 植物凝血素　　　　　E. 异黄酮

2. 鼻咽癌病人在放、化疗期间,尽量不吃的食物是
   A. 植物性食物　　　　　B. 罐头、腌腊类食物　　C. 动物性食物
   D. 豆及豆制品　　　　　E. 菌菇类食物

3. 流行病学研究表明胃癌发生的主要危险性因素之一是食用家庭自制的含苯并芘较高的
   A. 大米　　　B. 熏鱼　　　C. 蔬菜　　　D. 腌肉　　　E. 火腿

4. 摄入糖精过多容易诱发
   A. 肺癌　　　B. 膀胱癌　　C. 肝癌　　　D. 胃癌　　　E. 肾癌

5. 长期食用被亚硝胺污染的食物,容易发生
   A. 肺癌　　　B. 前列腺癌　　C. 鼻咽癌　　D. 胃癌　　　E. 肾癌

二、A2 型题

1. 病人李某 50 岁,长期食用霉变的花生和过期的食用油,最近脸色发黄,食欲缺乏,乏力、肝区隐痛,首先考虑为
   A. 肺癌　　　B. 膀胱癌　　C. 肝癌　　　D. 胃癌　　　E. 肾癌

2. 我国北方民众喜欢食用高粱面、玉米饼、煎饼卷大葱、大蒜、韭菜和洋葱,癌症的发生率相对较其他地区低,与长期食用上述食物有关。请问大蒜、韭菜和洋葱类食物中有抗肿瘤作用的非营养成分是
   A. 类黄酮　　　　　　　B. 多酚类　　　　　　　C. 皂苷类
   D. 有机硫化物　　　　　E. 植物凝血素

3. 食物储存不当或时间过久,尤其是在春季和梅雨季,湿度和气温高,食物容易被黄曲

霉素污染,它是被公认的致癌物质,其致癌性要比亚硝胺类化合物的致癌性大

    A. 55 倍　　　　B. 65 倍　　　　C. 75 倍　　　　D. 85 倍　　　　E. 100 倍

4. 我国随着经济的发展,环境空气质量明显下降,其中城市垃圾燃烧后释放出来的某种化学致癌物是

    A. 聚氯乙烯　　B. 苯并芘　　　C. 亚硝酸盐　　D. 二噁英　　　E. 多环芳烃

5. 有些人常年喜欢吃咸菜、咸肉以及香肠和火腿等加工食品,这些加工食品中常常有较多的致癌物质,其中含量较高的引起 N- 亚硝基化合物致癌的终末化合物是

    A. 亚硝酸胺　　B. 苯并芘　　　C. 聚氯乙烯　　D. 二噁英　　　E. 多环芳烃

6. 饮食中脂肪含量高时,刺激胆汁分泌增多,胆汁在大肠细菌的作用下被分解,形成石胆酸,长期潴留在肠道容易诱发

    A. 肺癌　　　　B. 直肠癌　　　C. 肝癌　　　　D. 白血病　　　E. 胃癌

7. 摄入脂肪过高,可诱导雌激素的分泌增加,导致乳腺癌的发生率增高,为了预防乳腺癌的发生,除了低脂肪食物外,下列食物中具有预防乳腺癌作用的是

    A. 牡蛎　　　　B. 小茴香　　　C. 蚯蚓　　　　D. 茶叶　　　　E. 蜈蚣

8. 水果中含有丰富的人体所需的维生素、矿物质和纤维素。能抑制胃内亚硝胺的合成,能够清除的有致癌作用的放射性物质是

    A. 锶 -90　　　B. 钴 -60　　　C. 苯并芘　　　D. 镭射线　　　E. 二噁英

9. 硒是强有力的抗氧化剂,可清除体内自由基,保护细胞膜免受氧化损伤;硒的代谢产物特别是甲基化硒化物能抑制癌细胞的生长,下列食物中含硒量最高的是

    A. 猪肉　　　　B. 鸡肉　　　　C. 猪肝　　　　D. 猪肾　　　　E. 猪肺

10. 抗氧化维生素的抗氧化活性可清除自由基,防止自由基对机体的损伤和致癌,具有抗癌、抗自由基和抗氧化的维生素是

    A. 维生素 A、维生素 E、维生素 C

    B. 维生素 A、维生素 B、维生素 C

    C. 维生素 B、维生素 C、维生素 D

    D. 维生素 C、维生素 D、维生素 E

    E. 维生素 A、维生素 C、维生素 D

11. 癌症在于早发现、早诊断和早治疗,提倡病因预防、临床预防和康复预防。癌症防治的三个战略是

    A. 1/3 癌症可以预防

    B. 1/3 癌症可以早期治疗痊愈

    C. 1/3 癌症病人可以提高生命质量改善预后

    D. 1/3 癌症病人死亡是无法挽救的

    E. A、B、C 都是

12. 香烟中含有煤焦油、尼古丁、苯并芘、一氧化碳、二氧化硫等有害物质,其中致癌物质有

    A. 50 种　　　B. 80 种　　　　C. 100 种　　　D. 120 种　　　E. 150 种

13. 在蔬菜、水果中含有多种抗氧化、抗衰老、抗癌肿的物质,其中最具有抗癌效果的营养成分是

    A. 胡萝卜素　　B. 香菇多糖　　C. 番茄红素　　D. 维生素 C　　E. 以上都是

14. 骨髓移植病人经过放射性预处理后,机体免疫功能极低,抵抗力下降,为了使移植成功,减少并发症的发生。在饮食上要注意

    A. 高蛋白高维生素适宜能量的膳食　　　　B. 少量多餐易消化

笔记

  C. 避免机械性和化学性刺激　　　　　D. 供给消毒处理的膳食

  E. 以上均可

  15. 恶性肿瘤病人营养支持疗效的监测指标侧重于营养状态、免疫功能、器官功能和生活质量的变化,以及对住院日、并发病、毒副反应等短期指标的改良方面,对病人的康复起着很重要的作用。营养支持要注意的是

  A. 目的是改善器官功能、免疫状态,减少抗肿瘤治疗的毒副反应

  B. 营养支持应早期进行

  C. 以提高病人生存率为主旨

  D. 以上均是

  E. 营养支持的途径首选肠外营养

三、A3/A4 型题

(1~3题共用题干)

  病人王某,男性,61岁,吸烟20年之久,每天40支。近一年来咳嗽咳痰增多,体型消瘦,脸色发黑,家人担心他的身体,劝他不要吸烟了,他说:"对我来说饭可以不吃,烟不可以不吸"。5天前咳嗽加剧,痰中带血,这时才紧张害怕,去医院就诊,胸部X线显示有占位性阴影。

  1. 初步的医疗诊断最可能是

  A. 支气管扩张　　　　　B. 肺结核　　　　　C. 肺气肿

  D. 肺癌　　　　　E. 慢性支气管炎

  2. 与病人的疾病有关的因素是

  A. 不吃饭　　　　　B. 吸烟　　　　　C. 生活无规律

  D. 不注意饮食卫生　　　　　E. 经常感冒

  3. 烟草中与该种疾病有关的物质是

  A. 煤焦油　　B. 尼古丁　　C. 苯并芘　　D. 一氧化物　　E. 二氧化碳

(4~5题共用题干)

  张大娘,习惯家中有存粮和其他食品,如食用油、粮谷、花生、玉米等,存放3~4年的还在食用。近几个月来,张大妈感觉全身无力,肝区胀痛,食欲减退,脸色发黄。去医院检查,B超显示肝区有一个4cm×6cm大的占位阴影,医生初步诊断为肝脏有肿瘤的可能。

  4. 张大娘的肝区肿瘤与她长期存放食物有关,变质和过期的食物中可能污染了

  A. 细菌和细菌毒素　　　　　B. 寄生虫和毒素　　　　　C. 农药和食物添加剂

  D. 真菌和黄曲霉素　　　　　E. 各种化学物质

  5. 预防该种疾病发生的措施除哪一项外

  A. 食用新鲜的蔬菜、水果、冬菇及海产品

  B. 不食用过期和变质的食物

  C. 霉变的食物用清水洗净烧熟后食用

  D. 不食用微生物污染的食物

  E. 食物要妥善保存

笔记

实践指导

实训一 体格测量与评价

【实训目标】

学会体格测量方法,能够评价被测群体或个体的营养状况,为改善群体或个体的营养状况提供依据。

【实训内容】

对某高职院校一年级学生测量体重、身高、上臂围、皮褶厚度,并做出评价。

【实训方法】

(一) 体重

测量前仔细检验仪器(磅秤或杠杆式体重计)是否合乎标准,是否将其平稳地放在地上,查看底踏板下的挂钩是否连接好,调整零点,确认已准确无误时开始测量。测量方法见图实 1-1。

被测者在测量之前 1 小时内禁食,排空大小便。测量时脱去衣服、帽子和鞋袜,只着背心(或短袖衫)和短裤,安定地站于秤盘中央。读数以千克(kg)为单位,记录至小数点后两位。

(二) 身高

测量前应仔细检查身高计的立柱与木踏板是否呈直角,固定是否牢靠,放置是否平稳,滑测板位置是否正确。并用 2m 长的刻度钢尺(精确到毫米)检查量具的刻度是否准确,若 2m 相差 0.5cm 以上则不能使用。身高测量见图实 1-2。

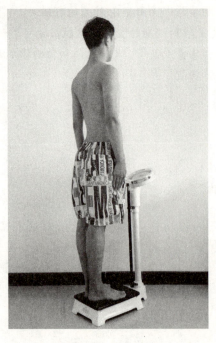
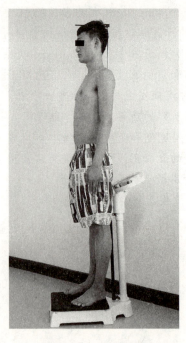

图实 1-1 体重测量   图实 1-2 身高测量

测量时被测者应脱去鞋袜、帽子和衣服,仅穿单衣单裤,立于木板台上,取立正姿势。两眼平视前方,下颌微后收,胸部稍挺起,小腹微后收,两臂自然下垂,手指自然弯曲,两足跟靠拢,脚尖向外张开约60°。脚跟、臀部、两肩胛角间几个点同时接触立柱,使脊柱的投影正好重叠在测高的标尺上。测量者手扶滑板使之轻轻向下滑动,直到板底与颅顶点接触,此时再检查一次被测者的姿势是否正确,然后读滑测板底面立柱上所示的标高,以厘米(cm)为单位,记录至小数点后一位。

(三)上臂围

左臂自然下垂,用软尺先测出上臂中点的位置,然后测上臂中点的周长,读到0.1cm。上臂围测量见图实1-3。

(四)皮褶厚度

首先将皮脂厚度计仪器圆盘内指针调整到圆盘刻度表上的"0"位。然后将皮脂厚度计两个接点间的压力调节到国际规定的 $10g/mm^2$ 的范围。皮脂厚度计压力校正见图实1-4。

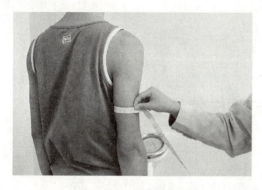

图实1-3　上臂围测量

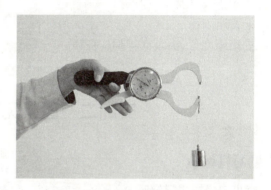

图实1-4　皮脂厚度计压力校正

测定时,受试者应着背心。实验者右手握皮脂计使两半弓形测试臂张开,左手拇指和示指将受试者所测部位的皮肤捏紧提起。拇、示指捏住提起时,拇指、示指间应保持适当距离。这样捏紧提起皮肤既包括皮肤亦包括皮下组织,但要防止将所在部位的肌肉也提起。为检查是否将肌肉也提起可令受试者主动收缩该部位的肌肉,此时肌肉即滑脱。然后将张开的皮脂计距离手指捏起部位1cm处钳入,右手指将皮脂计的把柄放开2秒即读出指针的数值(mm),读数精确到小数点后一位,每个部位应重复测三次,常用的测量部位如下:

1. 三头肌部　右上臂背侧中点(右肩峰至尺骨鹰嘴连线之中点)上约2cm处。即肱三头肌肌腹部位。实验者立于受试者的后方,使受试者上肢自然下垂,实验者以左手拇指与示指、中指将皮肤连同皮下脂肪捏起,在距拇指约1cm处测量皮脂厚度,应注意皮脂计与上臂垂直。三头肌皮褶厚度测量见图实1-5。

2. 肩胛下部　右肩胛角下方约2cm处。肩、腕不要用力,上肢自然下垂。测量方法同上。注意皮脂计与水平呈45°角测量。肩胛下皮褶厚度测量见图实1-6。

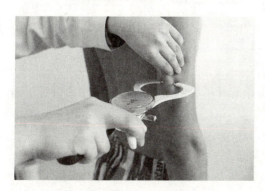

图实1-5　三头肌皮褶厚度测量

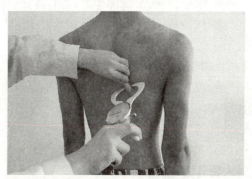

图实1-6　肩胛下皮褶厚度测量

3. **脐部**　受试者取立位,试验者用左手拇指及示指、中指将受试者距脐右侧 1cm 处的皮肤连同皮下脂肪沿正中线平行方向捏起形成皱褶,不要用力加压,在距拇指约 1cm 处的皮肤皱褶根部用皮脂计测量。脐部皮褶厚度测定见图实 1-7。

用皮脂计所测的皮下脂肪厚度是皮肤和皮下脂肪组织双倍之和。因此还应将所测数据的均值除以 2,此结果才是该处皮褶厚度(mm)。

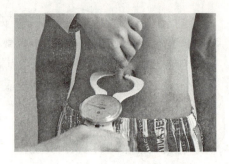

图实 1-7　脐部皮褶厚度测量

【评价与思考】

依据上述各项测量数据计算以下指标,并参照教材所列标准做出评价:

1. 标准体重;
2. 体质指数(BMI);
3. 上臂肌围;
4. 皮褶厚度(三头肌、肩胛下、脐部)。

(林　杰)

实训二　医院见习临床营养支持

【见习目标】

通过见习进一步了解肠内 / 肠外营养制剂、营养液配制、营养支持实施方法。

【见习内容】

临床见习肠内营养支持、肠外营养支持。

【见习方法】

学生分成若干小组,到医院肝胆胰外科见习肠内营养与肠外营养的输注方法。

(一) 肠内营养

1. **案例导入**　李某,75 岁,男性,因"残胃癌"入院,经手术治疗后,病情稳定。医嘱:百普力 500ml/d,肠内营养,连续滴注,护士将给李某实施肠内营养。

2. **用物准备**　治疗车、肠内营养泵、专用肠内营养管、肠内营养液(百普力 500ml)、肠内营养的标识、输液网套、鼻饲专用注射器、开瓶器、温开水适量、污物杯、污物桶、必要时备测温仪。

3. **病人评估**　交班护士处理医嘱:25 床,李某,百普力 500ml 肠内营养,交给责任护士;责任护士到病房,先核对床号、姓名及饮食种类,然后评估病人。

护士:"您好,爷爷,我是您的责任护士小张,请问您叫什么名字,让我看看您的腕带,好吗? 现在感觉怎么样? "

病人:"我叫李某,现在感到肚子饿了,想吃东西。"

护士:"哦,现在您还不能吃。今天您的主管医生给您开了肠内营养液需要从您的胃管里输入,希望你能配合。"

病人:"好的。"

护士:"那好,爷爷,请您等一下,我去准备,一会儿过来。"

4. **肠内营养液连续经泵输注**

(1) 解释核对:责任护士规范洗手后携用物来到病人身边,"李爷爷,您好,我现在为您做营养液的连续输注,请问您叫什么名字,我帮您把床摇起来,好吗(病情许可护士可以将床摇高至30°角或更高)？"

病人:"好的。"

(2) 安置输注泵:检查肠内营养输注泵,将肠内营养输注泵放置床头柜上或床边的固定架上,接好电源;检查营养液,套上网套,用开瓶器撬开瓶盖;检查专用肠内营养管(使用前检查有效期、有无膨胀、外包装有无破损),插上专用肠内营养管并排气。

(3) 连接和调节参数:打开电源开关→将肠内营养输注管连接在营养液和肠内营养管上→放入肠内营养输注泵→调节好速度 20ml/h(适应后最快可调至 120ml/h)。

(4) 标识:管子起始端、莫菲滴管下端、靠近病人端、架子上悬挂肠内营养标识(原来鼻肠管上有高危标识),共 5 个标识。

(5) 开始输注:按启动键开始肠内营养。

(6) 交代注意事项:"李爷爷,营养输注泵我已经接好了,谢谢您的配合！您先这样躺着,营养输注泵是连续进行的,您要小心点,翻身等活动时注意防止管子脱出。我把呼叫器放在您的枕边,如果有什么不适请及时按呼叫器！我也会经常来看您的,您好好休息。"

(7) 洗手,记录:记录输注液的种类、总量及每小时用量。

(二) 肠外营养

1. **案例导入** 张某,67岁,女性,因"胃癌伴幽门梗阻"入院,需手术治疗。医嘱要求给予肠外营养,护士将给张某实施肠外营养。

2. **用物准备** 注射盘、压脉带、无菌敷贴、配制好的营养液、一次性输液器、消毒用物品、污物杯、污物桶、免洗液、输液执行单。

3. **病人评估** 主班护士处理医嘱:36床,张某,葡萄糖、氨基酸、脂肪乳、无机盐、维生素等 2000ml 肠外营养,交给责任护士;责任护士到病房,先核对床号、姓名,然后评估病人。

护士:"张阿姨您好,我是您的责任护士小何,请问您叫什么名字,让我看一下您的手腕带。今天感觉还好吗？吐得多吗？"

病人:"我叫张某,吐了 2 次,有点多。"

护士:"哦,现在您还不能吃东西,今天您的主管医生给您开了营养液,等会我会在你的手上打个留置针将营养液从您的静脉里输进去,时间会有点长,您可以先上个洗手间。"

4. **配制营养液**

(1) 回治疗室,洗手、戴口罩、帽子,做好自身准备,如进静脉配制中心,则需要穿洁净服。

(2) 接到肠外营养医嘱,需要查看医嘱的正确性,如急性重症胰腺炎因为血脂过高引起,则不能有脂肪乳剂。

(3) 确认有效医嘱并打印出治疗单据,根据治疗单据拿出营养液制剂,经第二人核对无误后进行营养液配制。

(4) 配制过程中严格执行无菌操作、执行三查七对、注意药物配伍禁忌。

(5) 先将复方水溶性维生素、电解质、微量元素、胰岛素加入到葡萄糖液或氨基酸中(禁忌钙与镁或磷同时加入同一液体中,抽吸药液时注射器分开)。其余成分加入剩余葡萄糖或氨基酸。

(6) 脂溶性维生素用脂肪乳溶解后加入脂肪乳剂中。

(7) 先将上述(5)中的液体和所有氨基酸、葡萄糖液注入 3 升袋中,最后将上述(6)中的液体注入 3 升袋内,混合摇匀。

(8) 再次核对,检查外观、输液端开关,排气,封口,检查有无渗漏,贴上标签,写上配制日期、具体时间及配制者。

5. **输注营养液** 责任护士规范洗手后携用物再次来到病人身边,"阿姨,您好,现在我为您做营养液的输注,您准备好了吗？"

病人："准备好了。"

护士：再次查对床号、姓名、检查营养液,将营养液挂在输液钩或架上→排气→扎止血带→消毒→留置针穿刺→固定→注明穿刺日期、时间及签名→调节滴速→填写输液卡挂于床尾。

护士："阿姨,留置针已经打好了,留在里面的是一根软管,可以放 3 天,平时注意不要用手去抓、用水洗;不要用力过度和剧烈活动,以防管子滑脱;我已经调节好输液速度,您不要自己去调节,把呼叫器放在您的枕边,如果有什么不适请及时按呼叫器! 我也会经常来看您的。"

6. 整理用物 整理用物、洗手,注意观察输液情况。

【评价与思考】

1. 写出肠内营养 / 肠外营养输注的操作流程。

2. 通过临床见习,你觉得在肠内营养 / 肠外营养支持过程,可能会发生哪些并发症? 如何防治?

(金如燕　张片红)

实训三　糖尿病病人的食谱编制

【实训目标】

通过为糖尿病病人编制一日食谱,掌握食谱编制的基本步骤和糖尿病营养防治的基本原则。

【实训内容】

糖尿病食谱编制(食品交换份法)。

【实训步骤】

(一)案例导入

张先生,男,56 岁,身高 170cm,体重 85kg,高级管理人员,患糖尿病 4 年。血糖控制不好,空腹血糖(FBG)7.8mmol/L,未出现明显并发症。试制订一日食谱。

(二)食谱编制方法

食谱编制应根据病人的病情、年龄、身高、体重、活动强度、有无并发症、饮食习惯及食品供应情况而定。

1. 了解食物交换份法　目前国内外广泛采用食物交换份法进行食谱编制。食物交换份法将食物分成六大类:主食类(即谷类、米面类)、蔬菜类、水果类、鱼肉类(含豆制品)、乳类(含豆浆)和油脂类。每个食物交换份产生约 90kcal 能量,同类食物间可互换,以丰富食物种类。不同能量饮食的食物交换份(单位)及各类食物的交换份见表实 3-1~ 表实 3-7(摘自:蔡东联 . 使用营养师手册 . 北京:人民卫生出版社,2009)。

表实 3-1 不同能量饮食的食物交换份

能量 kJ(kcal)	总交换份	主食类(份)	蔬菜类(份)	水果类(份)	鱼肉豆类(份)	乳类(份)	油脂类(份)
4185(1000)	12	6	1	0	2	2	1.0
5021(1200)	14.5	7	1	0	3	2	1.5
5858(1400)	16.5	9	1	0	3	2	1.5
6694(1600)	19	9	1	1	4	2	1.5
7531(1800)	21	11	1	1	4	2	2.0
8368(2000)	24	13	1.5	1	4.5	2	2

表实 3-2　等值谷薯类交换表

食品名称	质量(g)	食品名称	质量(g)
大米、小米、糯米、玉米、薏米、高粱米、粳米	25	烧饼、烙饼、馒头	35
面粉、米粉、玉米粉、通心粉、藕粉	25	咸面包、窝窝头	35
各种挂面、龙须面、混合面、荞麦面	25	生面条	30
油条、油饼、燕麦片、苏打饼干	25	土豆、山药、	125
绿豆、红豆、芸豆、干豌豆	25	湿粉皮、荸荠、藕	150
干莲子、粉条	25	鲜玉米(1个、带棒心)	200

注:每份谷薯类食品提供蛋白质 2g,碳水化合物 20g,脂肪 0.5g,能量 90kcal。根茎类以净食部分计算

表实 3-3　等值蔬菜类交换表

食品名称	质量(g)	食品名称	质量(g)
毛豆、鲜豌豆	70	白萝卜、青椒、茭白、冬笋	400
慈姑、百合、芋头	100	大白菜、圆白菜、菠菜、油菜、空心菜、苋菜、芹菜、韭菜、茼蒿、冬瓜、苦瓜、黄瓜、丝瓜、茄子、番茄、西葫芦、莴笋、芥蓝、绿豆芽、鲜蘑、水发海带	500
山药、荸荠、藕	150		
胡萝卜	200		
鲜豇豆、扁豆、洋葱、蒜苗	250		
南瓜、菜花	350		

注:每份蔬菜食品提供蛋白质 2g,碳水化合物 17g,能量 90kcal。每份蔬菜一律以净食部分计算

表实 3-4　等值水果类交换表

食品名称	质量(g)	食品名称	质量(g)
鲜枣	100	橘子、柚子、葡萄、柠檬、菠萝	200
柿子、香蕉、鲜荔枝	150	草莓、杨桃	300
鸭梨、杏、桃、苹果、猕猴桃、李子、樱桃、橙子	200	西瓜	500

注:每份水果食品提供蛋白质 1g,碳水化合物 21g,能量 90kcal

表实 3-5　等值鱼肉豆类交换表

食品名称	质量(g)	食品名称	质量(g)
瘦猪肉、猪排、猪肝	25	黄鱼、带鱼、鲫鱼、青鱼、青蟹	75
鸡肉、鸭肉、瘦牛肉、瘦羊肉、猪舌、鸽子、鲤鱼、鲢鱼、豆腐干、香干	50	鹌鹑、河虾、牡蛎、蛤蜊肉、兔肉、目鱼、鱿鱼、老豆腐	100
鸡蛋、鸭蛋	55	河蚌、蚬子、豆腐、豆腐脑	200

注:每份鱼肉豆类食物交换份提供蛋白质 9g,脂肪 6g,能量 90kcal

表实 3-6　等值奶类交换表

食品名称	质量(g)	食品名称	质量(g)
奶粉	20	无糖酸奶	130
脱脂奶粉、乳酪	25	牛奶、羊奶	160

注:每份乳类食物交换份提供蛋白质 4g,脂肪 5g,碳水化合物 6g,能量 90kcal

表实 3-7 等值油脂类交换表

食品名称	质量（g）	食品名称	质量（g）
豆油、玉米油、花生油（1汤匙）	10	猪油、牛油、羊油、黄油	10
菜籽油、香油、红花油（1汤匙）	10	花生米、核桃仁、杏仁、芝麻酱、松子、葵花籽	15

注：每份油脂类食物交换份提供脂肪 9g，能量 90kcal

2. 食谱编制步骤

（1）判断病人的体型：BMI=85÷1.7^2=29.4，BMI≥28，该病人体型肥胖。

（2）计算标准体重：标准体重 =170–105=65（kg）

（3）确定能量需要量和各类食物份数：按 20~25kcal/kg 标准体重计算，能量需要量 =65×20~25kcal=1300~1625kcal。因为该病人肥胖，按总能量为 1400kcal 设计食谱。参考表实 3-1 确定全天各类食物份数。

（4）根据病人病情，确定餐次及每餐食物量（表实 3-8）。

表实 3-8 一天各类食物份及三餐分配

餐次	主食类（份）	蔬菜类（份）	鱼肉豆类（份）	乳类	油脂类
全天	9	1.0	3	2	1.5
早餐	3	0.3	1		0.5
午餐	3	0.4	1		0.5
晚餐	3	0.3	1		0.5
加餐				2	

（5）制订食谱：根据表实 3-8 为该病人设计一日食谱，该病人一日营养食谱见表实 3-9。

表实 3-9 糖尿病病人一日营养食谱

餐次	内容	食物份数	食物用量（g）
早餐	玉米面发糕	玉米面 3 份	玉米面 75g
	海带炖豆腐	海带 0.1 份、豆腐 1 份、烹调油 0.5 份	鲜海带 50g、豆腐 100g、烹调油 5g
	蒜泥西兰花	西兰花 0.2 份	西兰花 50g
午餐	二米饭	小米 1 份、大米 2 份	小米 25g、大米 50g
	肉丝苦瓜	瘦猪肉 1 份、苦瓜 0.2 份、烹调油 0.5 份	瘦猪肉 25g、苦瓜 100g、烹调油 5g
	花生拌菠菜	花生仁 0.5 份、菠菜 0.1 份	花生仁 6g、菠菜 50g
加餐	牛奶	牛奶 3 份	牛奶 300g
晚餐	糙米饭	糙米 3 份	糙米 75g
	鱼丸萝卜汤	鲤鱼 1 份、萝卜 0.2 份、	鲤鱼 75g、萝卜 70g、
	清炒油菜	油菜 0.2 份、烹调油 0.5 份	油菜 70g、烹调油 5g

能量：1394kcal 蛋白质：61g 脂肪：41g 碳水化合物：206g

【评价与思考】

以上述糖尿病病人一日营养食谱为基础，结合食物的含糖量、GI 值等用食品交换单位法为此病人编制出一周食谱。

（杨　芳）

附　录

附录一　能量和蛋白质的 RNIs 及脂肪供能比

年龄/岁	能量				蛋白质		脂肪
	RNI/MJ		RNI / kcal		RNI/g		占能量
	男	女	男	女	男	女	百分比 /%
0~	0.4MJ/kg		95kcal/kg*		1.5~3g/(kg·d)		45~50
0.5~							35~40
1~	4.60	4.40	1100	1050	35	35	
2~	5.02	4.81	1200	1150	40	40	30~35
3~	5.64	5.43	1350	1300	45	45	
4~	6.06	5.83	1450	1400	50	50	
5~	6.70	6.27	1600	1500	55	55	
6~	7.10	6.67	1700	1600	55	55	
7~	7.53	7.10	1800	1700	60	60	25~30
8~	7.94	7.53	1900	1800	65	65	
9~	8.36	7.94	2000	1900	65	65	
10~	8.80	8.36	2100	2000	70	65	
11~	10.04	9.20	2400	2200	75	75	
14~	12.00	9.62	2900	2400	85	80	25~30
18~							20~30
体力活动水平							
轻	10.03	8.80	2400	2100	75	65	
中	11.29	9.62	2700	2300	80	70	
重	13.38	11.30	3200	2700	90	80	
孕妇	+0.84		+200			+5,+15,+20	
乳母	+2.09		+500			+20	
50~							20~30
体力活动水平							
轻	9.62	8.00	2300	1900			
中	10.87	8.36	2600	2000			
重	13.00	9.20	3100	2200			
60~					75	65	20~30
体力活动水平							
轻	7.94	7.53	1900	1800			
中	9.20	8.36	2200	2000			
70~					75	65	20~30
水平							
轻	7.94	7.10	1900	1700			
中	8.80	8.00	2100	1900			
80~	7.74	7.10	1900	1700	75	65	20~30

注:* 为 AI,非母乳喂养应增加 20%;凡表中数字缺如之处表示未制定该参考值

附录二　脂溶性和水溶性维生素的 RNIs 或 AIs

年龄/岁	维生素 A RNI /μgRE 男	女	维生素 D RNI /μg	维生素 E AI /mgα-TE*	维生素 B₁ RNI /mg 男	女	维生素 B₂ RNI /mg 男	女	维生素 B₆ AI /mg	维生素 B₁₂ AI /μg	维生素 C RNI /mg	叶酸 RNI /μg DFE	烟酸 RNI /mg NE 男	女
0~	400(AI)		10	3	0.2(AI)		0.4(AI)		0.1	0.4	40	65(AI)	2(AI)	
0.5~	400(AI)		10	3	0.3(AI)		0.5(AI)		0.3	0.5	50	80(AI)	3(AI)	
1~	500		10	4	0.6		0.6		0.5	0.9	60	150	6	
4~	600		10	5	0.7		0.7		0.6	1.2	70	200	7	
7~	700		10	7	0.9		1.0		0.7	1.2	80	200	9	
11~	700		5	10	1.2		1.2		0.9	1.8	90	300	12	
14~	800	700	5	14	1.5	1.2	1.5	1.2	1.1	2.4	100	400	15	12
18~	800	700	5	14	1.4	1.3	1.4	1.2	1.2	2.4	100	400	14	13
50~	800	700	10	14	1.3		1.4		1.5	2.4	100	400	13	
孕妇														
早期	800		5	14	1.5		1.7		1.9	2.6	100	600	15	
中期	900		10	14	1.5		1.7		1.9	2.6	130	600	15	
晚期	900		10	14	1.5		1.7		1.9	2.6	130	600	15	
乳母	1200		10	14	1.8		1.7		1.9	2.6	130	500	18	

注:*α-TE 为 α-生育酚当量;凡表中数字缺如之处表示未制定该参考值

附录三　常量和微量元素的 RNIs 或 AIs

年龄/岁	钙 Ca AI /mg	磷 P AI /mg	钾 K AI /mg	钠 Na AI /mg	镁 Mg AI /mg	铁 Fe AI /mg 男	铁 Fe AI /mg 女	碘 I RNI /μg	锌 Zn RNI /mg 男	锌 Zn RNI /mg 女	硒 Se RNI /μg	铜 Cu AI /mg	氟 F AI /mg
0~	300	150	500	200	30	0.3		50	1.5		15(AI)	0.4	0.1
0.5~	400	300	700	500	70	10		50	8.0		20(AI)	0.6	0.4
1~	600	450	1000	650	100	12		50	9.0		20	0.8	0.6
4~	800	500	1500	900	150	12		90	12.0		25	1.0	0.8
7~	800	700	1500	1000	250	12		90	13.5		35	1.2	1.0
11~	1000	1000	1500	1200	350	16	18	120	18.0	15.0	45	1.8	1.2
14~	1000	1000	2000	1800	350	20	25	150	19.0	15.5	50	2.0	1.4
18~	800	700	2000	2200	350	15	20	150	15.0	11.5	50	2.0	1.5
50~	1000	700	2000	2200	350	15		150	11.5		50	2.0	1.5
孕妇													
早期	800	700	2500	2200	400	15		200	11.5		50		
中期	1000	700	2500	2200	400	25		200	16.5		50		
晚期	1200	700	2500	2200	400	35		200	16.5		50		
乳母	1200	700	2500	2200	400	25		200	21.5		65		

注：凡表中数字缺如之处表示未制定该参考值

附录四　常用食物营养成分

一、谷类及其制品

食物名称	食部 (g)	能量 (kJ)	能量 (kcal)	水分 (g)	蛋白质 (g)	脂肪 (g)	膳食纤维 (g)	碳水化物 (g)	灰分 (g)	胡萝卜素 (μg)	视黄醇当量 (μg)	硫胺素 (mg)	核黄素 (mg)	尼克酸 (mg)	维生素E (mg)	钾 (mg)	钠 (mg)	钙 (mg)	镁 (mg)	铁 (mg)	锌 (mg)	铜 (mg)	磷 (mg)	硒 (μg)
稻米(粳,标一)	100	1435	345	13.7	7.7	0.6	0.6	77.4	0.6	—	—	0.16	0.08	1.3	1.01	97	2.4	11	34	1.1	1.45	0.19	121	2.50
稻米(早籼,标一)	100	1474	352	12.3	8.8	1.0	0.4	77.2	0.7	—	—	0.16	0.05	2.0	—	124	1.9	10	57	1.2	1.59	0.23	141	2.05
稻米(晚籼,标一)	100	1448	346	13.5	7.9	0.7	0.5	77.3	0.6	—	—	0.17	0.05	1.7	0.22	112	1.5	9	53	1.2	1.52	0.16	140	2.83
糯米(粳)	100	1440	344	13.8	7.9	0.8	0.7	76.7	0.8	—	—	0.20	0.05	1.7	0.08	125	2.8	21	42	1.9	1.77	0.24	94	3.30
小麦(龙麦)	100	1416	339	—	11.9	—	10.8	75.2	1.6	—	—	0.40	0.10	4.0	1.82	289	6.8	34	4	5.1	2.33	0.43	325	4.05
小麦粉(标准粉)	100	1458	349	12.7	11.2	1.5	2.1	73.6	1.0	—	—	0.28	0.08	2.0	1.80	190	3.1	31	50	3.5	1.64	0.42	188	5.36
挂面(标准粉)	100	1454	348	12.4	10.1	0.7	1.6	76.0	0.8	—	—	0.19	0.04	2.5	1.11	157	15.0	14	51	3.5	1.22	0.44	153	9.90
油面筋	100	2061	493	7.1	26.9	25.1	1.3	40.4	0.5	—	—	0.03	0.05	2.2	7.18	45	29.5	29	40	2.5	2.29	0.50	98	22.80
高粱米	100	1505	360	10.3	10.4	3.1	4.3	74.7	1.5	—	—	0.29	0.10	1.6	1.88	281	6.3	22	129	6.3	1.64	0.53	329	2.83
荞麦	100	1410	337	13.0	9.3	2.3	6.5	73	2.4	20	3	0.28	0.16	2.2	4.40	401	4.7	47	258	6.2	3.62	0.56	297	2.45
大麦	100	1367	327	13.1	10.2	1.4	9.9	73.3	2.0	—	—	0.43	0.14	3.9	1.23	49	—	66	158	6.4	4.36	0.63	381	9.80
小米	100	1511	361	11.6	9.0	3.1	1.6	75.1	1.2	100	17	0.33	0.10	1.5	3.63	284	4.3	41	107	5.1	1.87	0.54	299	4.74
燕麦片	100	1536	367	9.2	15.0	6.7	5.3	61.6	2.2	—	—	0.30	0.13	1.2	3.07	214	3.7	186	177	7.0	2.59	0.45	291	4.31
油条	100	1624	388	21.8	6.9	17.6	0.9	51.0	2.7	—	—	0.01	0.07	0.7	3.19	227	585.2	6	19	1.0	0.75	0.19	77	8.60
玉米(黄)	100	1457	348	13.2	8.7	3.8	6.4	73.0	1.3	100	17	0.21	0.13	2.5	3.89	300	3.3	14	96	2.4	1.70	0.25	218	3.52
玉米面(黄)	100	1472	352	12.1	8.1	3.3	5.6	75.2	1.3	40	7	0.26	0.09	2.3	3.80	249	2.3	22	84	3.2	1.42	0.35	196	2.49
方便面	100	1975	472	3.6	9.5	21.1	0.7	60.9	4.2	—	—	0.12	0.06	0.9	2.28	134	1144.0	25	38	4.1	1.06	0.29	80	10.49

二、干豆类及其制品

食物名称	食部(g)	能量(kJ)	能量(kcal)	水分(g)	蛋白质(g)	脂肪(g)	膳食纤维(g)	碳水化物(g)	灰分(g)	胡萝卜素(μg)	视黄醇当量(μg)	硫胺素(mg)	核黄素(mg)	尼克酸(mg)	维生素E(mg)	钾(mg)	钠(mg)	钙(mg)	镁(mg)	铁(mg)	锌(mg)	铜(mg)	磷(mg)	硒(μg)
黄豆(大豆)	100	1631	390	10.2	35.0	16.0	15.5	34.2	4.6	220	37	0.41	0.20	2.1	18.90	1503	2.2	191	199	8.2	3.34	1.35	465	6.16
黑豆(黑大豆)	100	1678	401	9.9	36.0	15.9	10.2	33.6	4.6	30	5	0.20	0.33	2.0	17.36	1377	3.0	224	243	7.0	4.18	1.56	500	6.79
豇豆	100	1407	336	10.9	19.3	1.2	7.1	65.6	3.0	60	10	0.16	0.08	1.9	8.61	737	6.8	40	36	7.1	3.04	2.10	344	5.74
绿豆	100	1376	329	12.3	21.6	0.8	6.4	62.0	3.3	130	22	0.25	0.11	2.0	10.95	787	3.2	81	125	6.5	2.18	1.08	337	4.28
扁豆	100	1420	339	9.9	25.3	0.4	6.5	61.9	2.5	30	5	0.26	0.45	2.6	1.86	439	2.3	137	92	19.2	1.90	1.27	218	32.00
蚕豆(去皮)	100	1450	347	11.3	25.4	1.6	2.5	8.9	2.8	300	50	0.20	0.20	2.5	6.68	801	2.2	54	94	2.5	3.32	1.17	181	4.83
豌豆	96	1359	334	10.4	20.3	1.1	10.4	65.8	2.4	250	42	0.49	—	—	8.47	823	9.7	97	118	4.9	2.35	0.47	259	1.69
豆浆	100	66	16	96.4	1.8	0.7	1.1	1.1	0.2	90	15	0.02	0.02	0.1	0.80	30	3.0	10	9	0.5	0.24	0.07	30	0.14
豆腐	100	342	82	82.8	8.1	3.7	0.4	4.2	1.2	—	—	0.04	0.03	0.2	2.71	125	7.2	164	27	1.9	1.11	0.27	119	2.30
油豆腐	100	1024	245	58.8	17.0	17.6	0.6	4.9	1.7	30	5	0.05	0.04	0.3	24.70	158	32.5	147	72	5.2	2.03	0.30	238	0.63
豆腐干	100	592	142	65.2	16.2	3.6	0.8	1.5	3.5	—	—	0.03	0.07	0.3	—	140	76.5	308	102	4.9	1.76	0.77	273	0.02
千张	100	1096	262	52.0	24.5	16.0	1.0	5.5	2.0	30	5	0.04	0.05	0.2	23.38	94	20.6	313	80	6.4	2.52	0.46	309	1.75
素鸡	100	810	194	64.3	16.5	12.5	0.9	4.2	2.5	60	10	0.02	0.03	0.4	17.80	42	373.8	319	61	5.3	1.74	0.27	180	6.73
腐竹	100	1928	461	7.9	44.6	21.7	1.0	22.3	3.5	—	—	0.13	0.07	0.8	27.84	553	26.5	77	71	16.5	3.69	1.31	284	6.65

三、鲜 豆 类

食物名称	食部 (g)	能量 (kJ)	能量 (kcal)	水分 (g)	蛋白质 (g)	脂肪 (g)	膳食纤维 (g)	碳水化合物 (g)	灰分 (g)	胡萝卜素 (μg)	视黄醇当量 (μg)	硫胺素 (mg)	核黄素 (mg)	尼克酸 (mg)	抗坏血酸 (mg)	维生素E (mg)	钾 (mg)	钠 (mg)	钙 (mg)	镁 (mg)	铁 (mg)	锌 (mg)	铜 (mg)	磷 (mg)	硒 (μg)
毛豆(青豆)	53	550	131	69.6	13.1	5.0	4.0	10.5	1.8	130	22	0.15	0.07	1.4	27	2.44	478	3.9	135	70	3.5	1.73	0.54	188	2.48
扁豆(鲜)	91	172	41	88.3	2.7	0.2	2.1	8.2	0.6	150	25	0.04	0.07	0.9	13	0.24	178	3.8	38	34	1.9	0.72	0.12	54	0.94
蚕豆(鲜)	31	463	111	70.2	8.8	0.4	3.1	19.5	1.1	310	52	0.37	0.10	1.5	16	0.83	391	4.0	16	46	3.5	1.37	0.39	200	2.02
刀豆(鲜)	92	165	40	89.0	3.1	0.3	1.8	7.0	0.6	220	37	0.05	0.07	1.0	15	0.40	209	8.5	49	29	4.6	0.84	0.09	57	0.88
豇豆(鲜)	97	139	33	90.3	2.9	0.3	2.3	5.9	0.6	250	42	0.07	0.09	1.4	19	4.39	112	2.2	27	31	0.5	0.54	0.14	63	0.74
绿豆芽	100	81	19	94.6	2.1	0.1	0.8	2.1	0.3	20	3	0.05	0.06	0.5	6	0.19	68	4.4	9	18	0.6	0.35	0.10	37	0.50
豌豆(鲜)	42	465	111	70.2	7.4	0.3	3.0	21.2	0.9	220	37	0.43	0.09	2.3	14	1.21	332	1.2	21	43	1.7	1.29	0.22	127	1.74

四、嫩茎、叶、苔花类

食物名称	食部 (g)	能量 (kJ)	能量 (kcal)	水分 (g)	蛋白质 (g)	脂肪 (g)	膳食纤维 (g)	碳水化合物 (g)	灰分 (g)	胡萝卜素 (μg)	视黄醇当量 (μg)	硫胺素 (mg)	核黄素 (mg)	尼克酸 (mg)	抗坏血酸 (mg)	维生素E (mg)	钾 (mg)	钠 (mg)	钙 (mg)	镁 (mg)	铁 (mg)	锌 (mg)	铜 (mg)	磷 (mg)	硒 (μg)
菜花(花椰菜)	82	110	26	92.4	2.1	0.2	1.2	4.6	0.7	30	5	0.03	0.08	0.6	61	0.43	200	31.6	23	18	1.1	0.38	0.05	47	0.73
小白菜(青菜、白菜)	81	72	17	94.5	1.5	0.3	1.1	2.7	1.0	1680	280	0.02	0.09	0.7	28	0.70	178	73.5	90	18	1.9	0.51	0.08	36	1.17
大白菜	83	70	17	95.1	1.4	0.1	0.9	3.0	0.4	80	13	0.03	0.04	0.4	28	0.36	90	48.4	35	9	0.6	0.61	0.04	28	0.39
油菜	87	103	25	92.9	1.8	0.5	1.1	3.8	1.0	620	103	0.04	0.11	0.7	36	0.88	210	55.8	108	22	1.2	0.33	0.06	39	0.79
芹菜(白茎)	66	71	17	94.2	0.8	0.1	1.4	3.9	1.0	60	10	0.01	0.08	0.4	12	2.21	154	73.8	48	10	0.8	0.46	0.09	50	—
韭菜	90	120	29	91.8	2.4	0.4	1.4	4.6	0.8	1410	235	0.02	0.09	0.8	24	0.96	247	8.1	42	25	1.6	0.43	0.08	38	1.38
芦笋	90	93	22	93.0	1.4	0.1	1.9	4.9	0.6	100	17	0.04	0.05	0.7	45	—	213	3.1	10	10	1.4	0.41	0.07	42	0.21
莴苣笋	62	62	15	95.5	1.0	0.1	0.6	2.8	0.6	150	25	0.02	0.02	0.5	4	0.19	212	36.5	23	19	0.9	0.33	0.07	48	0.54
大蒜(蒜头)	85	536	128	66.6	4.5	0.2	1.1	27.6	1.1	30	5	0.04	0.06	0.6	7	1.07	302	19.6	39	21	1.2	0.88	0.22	117	3.09
蒜白	74	110	26	92.2	1.2	0.2	1.9	5.9	0.5	30	5	0.02	0.03	0.5	5	0.99	209	5.8	4	8	0.4	0.33	0.06	36	0.45

五、根茎类

食物名称	食部 (g)	能量 (kJ)	能量 (kcal)	水分 (g)	蛋白质 (g)	脂肪 (g)	膳食纤维 (g)	碳水化合物 (g)	灰分 (g)	胡萝卜素 (μg)	视黄醇当量 (μg)	硫胺素 (mg)	核黄素 (mg)	尼克酸 (mg)	抗坏血酸 (mg)	维生素E (mg)	钾 (mg)	钠 (mg)	钙 (mg)	镁 (mg)	铁 (mg)	锌 (mg)	铜 (mg)	磷 (mg)	硒 (μg)
荸荠(地栗)	78	256	61	83.6	1.2	0.2	1.1	14.2	0.8	20	3	0.02	0.02	0.7	7	0.65	306	15.7	4	12	0.6	0.34	0.07	44	0.70
甘薯(白心)	86	444	106	72.6	1.4	0.2	1.0	25.2	0.6	220	37	0.07	0.04	0.6	24	0.43	174	58.2	24	17	0.8	0.22	0.16	46	0.63
胡萝卜(红)	96	162	39	89.2	1.0	0.2	1.1	8.8	0.8	4130	688	0.04	0.03	0.6	13	0.41	190	71.4	32	14	1.0	0.23	0.08	27	0.63
姜	95	194	46	87.0	1.3	0.6	2.7	10.3	0.8	170	28	0.02	0.03	0.8	4	—	295	14.9	27	44	1.4	0.34	0.14	25	0.56
萝卜	95	94	23	93.4	0.9	0.1	1.0	5.0	0.6	20	3	0.02	0.03	0.3	21	0.92	173	61.8	36	16	0.5	0.30	0.04	26	0.61
马铃薯	94	323	77	79.8	2.0	0.2	0.7	17.2	0.8	30	5	0.08	0.04	1.1	27	0.34	342	2.7	8	23	0.8	0.37	0.12	40	0.78
藕	88	304	73	80.5	1.9	0.2	1.2	16.4	1.0	20	3	0.09	0.03	0.3	44	0.73	243	44.2	39	19	1.4	0.23	0.11	58	0.39
春笋	66	106	25	91.4	2.4	0.1	2.8	5.1	1.0	30	5	0.05	0.04	0.4	5	—	300	6.0	8	8	2.4	0.43	0.15	36	0.66

六、瓜类、茄类

食物名称	食部(g)	能量(kJ)	能量(kcal)	水分(g)	蛋白质(g)	脂肪(g)	膳食纤维(g)	碳水化物(g)	灰分(g)	胡萝卜素(μg)	视黄醇当量(μg)	硫胺素(mg)	核黄素(mg)	尼克酸(mg)	抗坏血酸(mg)	维生素E(mg)	钾(mg)	钠(mg)	钙(mg)	镁(mg)	铁(mg)	锌(mg)	铜(mg)	磷(mg)	硒(μg)
冬瓜	80	52	12	96.6	0.4	0.2	0.7	2.6	0.2	80	13	0.01	0.01	0.3	18	0.08	78	1.8	19	8	0.2	0.07	0.07	12	0.22
黄瓜(胡瓜)	92	65	16	95.8	0.8	0.2	0.5	2.9	0.3	90	15	0.02	0.03	0.2	19	0.49	102	4.9	24	15	0.5	0.18	0.05	24	0.38
葫芦	87	67	16	95.3	0.7	0.1	0.8	3.5	0.4	40	7	0.02	0.01	1.4	11	—	87	0.6	16	7	0.4	0.14	0.04	15	0.49
丝瓜	83	90	21	94.3	1.0	0.2	0.6	4.2	0.3	90	15	0.02	0.04	0.4	5	0.22	115	2.6	14	11	0.4	0.21	0.06	29	0.86
西瓜	59	142	34	91.2	0.5	0.1	0.2	7.9	0.2	80	13	0.02	0.04	0.4	7	0.03	79	4.2	10	11	0.5	0.10	0.02	13	0.08
番茄(西红柿)	97	85	20	94.4	0.9	0.2	0.5	4.0	0.5	550	92	0.03	0.03	0.6	19	0.57	163	5.0	10	9	0.4	0.13	0.06	2	0.15
辣椒(尖、青)	84	114	27	91.9	1.4	0.3	2.1	5.8	0.6	340	57	0.03	0.04	0.5	62	0.88	209	2.2	15	15	0.7	0.22	0.11	3	0.62
茄子	93	97	23	93.4	1.1	0.2	1.3	4.9	0.4	50	8	0.02	0.04	0.6	5	1.13	142	5.4	24	13	0.5	0.23	0.10	2	0.48

七、菌藻类、酱菜类

食物名称	食部 (g)	能量 (kJ)	能量 (kcal)	水分 (g)	蛋白质 (g)	脂肪 (g)	膳食纤维 (g)	碳水化物 (g)	灰分 (g)	胡萝卜素 (μg)	视黄醇当量 (μg)	硫胺素 (mg)	核黄素 (mg)	尼克酸 (mg)	抗坏血酸 (mg)	维生素E (mg)	钾 (mg)	钠 (mg)	钙 (mg)	镁 (mg)	铁 (mg)	锌 (mg)	铜 (mg)	磷 (mg)	硒 (μg)
金针菇	100	133	32	90.2	2.4	0.4	2.7	6.0	1.0	30	5	0.15	0.19	4.1	2	1.14	195	4.3	—	17	1.4	0.39	0.14	97	0.28
香菇(干)	95	1148	274	12.3	20.0	1.2	31.6	61.7	4.8	20	3	0.19	1.26	20.5	5	0.66	464	11.2	83	147	10.5	8.57	1.03	258	6.42
银耳(白木耳)	96	1092	261	14.6	10.0	1.4	30.4	67.3	6.7	50	8	0.05	0.25	5.3	—	1.26	1588	82.1	36	54	4.1	3.03	0.08	369	2.95
海带(干)	98	374	90	70.5	1.8	0.1	6.1	23.4	4.2	240	40	0.01	0.10	0.8	—	0.85	761	327.4	348	129	4.7	0.65	0.14	52	5.84
紫菜	100	1046	250	12.7	26.7	1.1	21.6	44.1	15.4	1370	228	0.27	1.02	7.3	2	1.82	1796	710.5	264	105	54.9	2.47	1.68	350	7.22
萝卜干	100	279	67	67.7	3.3	0.2	3.4	14.6	14.2	—	—	0.04	0.09	0.9	17	—	508	4203.0	53	44	3.4	1.27	0.25	65	—
乳黄瓜(嫩黄瓜)	100	149	36	81.3	1.7	0.3	1.8	7.4	9.3	—	—	0.03	0.03	0.3	7	0.21	220	3087.1	44	33	3.1	0.55	0.29	21	1.57
榨菜	100	139	33	75.0	2.2	0.3	2.1	6.5	16.0	490	82	0.03	0.06	0.5	2	—	363	4252.6	155	54	3.9	0.63	0.14	41	1.93
大头菜(酱)	100	172	41	74.8	2.4	0.3	2.4	8.4	14.1	—	—	0.03	0.08	0.8	5	0.16	286	4623.7	77	57	6.7	0.78	0.14	41	1.40

八、鲜 果 类

食物名称	食部 (g)	能量 (kJ)	能量 (kcal)	水分 (g)	蛋白质 (g)	脂肪 (g)	膳食纤维 (g)	碳水化物 (g)	灰分 (g)	胡萝卜素 (μg)	视黄醇当量 (μg)	硫胺素 (mg)	核黄素 (mg)	尼克酸 (mg)	抗坏血酸 (mg)	维生素E (mg)	钾 (mg)	钠 (mg)	钙 (mg)	镁 (mg)	铁 (mg)	锌 (mg)	铜 (mg)	磷 (mg)	硒 (μg)
苹果	76	227	54	85.9	0.2	0.2	1.2	13.5	0.2	20	3	0.06	0.02	0.2	4	2.12	119	1.6	4	4	0.6	0.19	0.06	12	0.12
葡萄	86	185	44	88.7	0.5	0.2	0.4	10.3	0.3	50	8	0.04	0.02	0.2	25	0.70	104	1.3	5	8	0.4	0.18	0.09	13	0.20
香蕉	59	389	93	75.8	1.4	0.2	1.2	22.0	0.6	60	10	0.02	0.04	0.7	8	0.24	212	256	7	43	0.4	0.18	0.14	28	0.87
草莓	97	134	32	91.3	1.0	0.2	1.1	7.1	0.4	30	5	0.02	0.03	0.3	47	0.71	131	4.2	18	12	1.8	0.14	0.04	27	0.70
柑	77	215	51	86.9	0.7	0.2	0.4	11.9	0.3	890	148	0.08	0.04	0.4	28	0.92	154	1.4	35	11	0.2	0.08	0.04	18	0.30
桂圆(鲜)	50	298	71	81.4	1.2	0.1	0.4	16.6	0.7	20	3	0.01	0.14	1.3	43	—	248	3.9	6	10	0.2	0.40	0.10	30	0.83
红果	100	1051	251	11.1	4.3	2.2	49.7	78.4	4.0	60	10	0.02	0.18	0.7	2	0.47	440	9.9	144	—	0.4	0.61	0.41	440	2.70
橘(蜜橘)	76	189	45	88.2	0.8	0.4	1.4	10.3	0.3	1660	277	0.05	0.04	0.2	19	0.45	177	1.3	19	16	0.2	0.1	0.07	18	0.45
梨(鸭梨)	82	187	45	88.3	0.2	0.2	1.1	11.1	0.2	10	2	0.03	0.03	0.2	4	0.31	77	1.5	4	5	0.9	0.10	0.19	14	0.28
枇杷	62	170	41	89.3	0.8	0.2	0.8	9.3	0.4	700	117	0.01	0.03	0.3	8	0.24	122	4.0	17	10	1.1	0.19	0.06	8	0.72
菠萝	68	182	44	88.4	0.5	0.1	1.3	10.8	0.2	200	33	0.04	0.02	0.2	18	—	113	0.8	12	8	0.6	0.14	0.07	9	0.14
鲜枣	87	524	125	67.4	0.3	1.1	1.9	30.5	0.7	240	40	0.06	0.09	0.9	243	0.78	375	1.2	22	25	1.2	1.52	0.06	23	0.80
柿	87	308	74	80.6	0.4	0.1	1.4	18.5	0.4	120	20	0.02	0.02	0.3	30	1.12	159	0.8	9	19	0.2	0.08	0.06	23	0.24
桃	86	212	51	86.4	0.9	0.1	1.3	12.2	0.4	20	3	0.01	0.03	0.7	117	1.54	166	5.7	6	7	0.8	0.34	0.05	20	0.24
杏	91	160	38	89.4	0.9	0.1	1.3	9.1	0.5	450	75	0.02	0.03	0.6	4	—	226	2.3	14	11	0.6	0.2	0.11	1	0.2

九、坚果类

食物名称	食部(g)	能量(kJ)	能量(kcal)	水分(g)	蛋白质(g)	脂肪(g)	膳食纤维(g)	碳水化物(g)	灰分(g)	胡萝卜素(µg)	视黄醇当量(µg)	硫胺素(mg)	核黄素(mg)	尼克酸(mg)	抗坏血酸(mg)	维生素E(mg)	钾(mg)	钠(mg)	钙(mg)	镁(mg)	铁(mg)	锌(mg)	铜(mg)	磷(mg)	硒(µg)
核桃(干)	43	2704	646	5.2	14.9	58.8	9.5	19.1	2.0	30	5	0.15	0.14	0.9	1	43.21	385	6.4	56	131	2.7	2.17	1.17	294	4.62
花生仁(生)	100	2400	574	6.9	24.8	44.3	5.5	21.7	2.3	30	5	0.72	0.13	17.9	2	18.09	587	3.6	39	178	2.1	2.50	0.95	324	3.94
莲子(干)	100	1463	350	9.5	17.2	2.0	3.0	67.2	4.1	—	—	0.16	0.08	4.2	5	2.71	846	5.1	97	242	3.6	2.78	1.33	550	3.36
山核桃(干)	24	2576	616	2.2	18.0	50.4	7.4	26.2	3.2	30	5	0.16	0.09	0.5	—	65.55	237	250.7	57	306	6.8	6.42	2.14	521	0.87
西瓜子(炒)	43	2434	582	4.3	32.7	44.8	4.5	14.2	4.0	—	—	0.04	0.08	3.4	—	1.23	612	187.7	28	448	8.2	6.76	1.82	765	23.44

十、畜、禽肉类及制品

食物名称	食部(g)	能量(kJ)	能量(kcal)	水分(g)	蛋白质(g)	脂肪(g)	碳水化物(g)	灰分(g)	维生素A(µg)	视黄醇当量(µg)	硫胺素(mg)	核黄素(mg)	尼克酸(mg)	维生素C(mg)	维生素E(mg)	钾(mg)	钠(mg)	钙(mg)	镁(mg)	铁(mg)	锌(mg)	铜(mg)	磷(mg)	硒(µg)
猪肉(瘦)	100	598	143	71.0	20.3	6.2	1.5	1.0	44	44	0.54	0.1	5.3	—	0.34	305	57.5	6	25	3.0	2.99	0.11	189	9.5
羊肉(瘦)	90	494	118	74.2	20.5	3.9	0.2	1.2	11	11	0.15	0.16	5.2	—	0.31	403	69.4	9	22	3.9	6.06	0.12	196	7.18
狗肉	80	485	116	76.0	16.8	4.6	1.8	0.8	12	12	0.34	0.20	3.5	—	1.40	140	47.4	52	14	2.9	3.18	0.14	107	14.75
牛肉(瘦)	100	444	106	75.2	20.2	2.3	1.2	1.1	6	6	0.07	0.13	6.3	—	0.35	284	53.6	9	21	2.8	3.71	0.16	172	10.55
酱牛肉	100	1029	246	50.7	31.4	11.9	3.2	2.8	11	11	0.05	0.22	4.4	—	1.25	148	869.2	20	27	4.0	7.12	0.14	178	4.35
鸡	66	699	167	69.0	19.3	9.4	1.3	1.0	48	48	0.05	0.09	5.6	—	0.67	251	63.3	9	19	1.4	1.09	0.07	156	11.75
鹅	63	1050	251	61.4	17.9	19.9	0	0.8	42	42	0.07	0.23	4.9	—	0.22	232	58.8	4	18	3.8	1.36	0.43	144	17.68
鸽	42	841	201	66.6	16.5	14.2	1.7	1.0	53	53	0.06	0.20	6.9	—	0.99	334	63.6	30	27	3.8	0.82	0.24	136	11.08
鸭	68	1004	240	63.9	15.5	19.7	0.2	0.7	52	52	0.08	0.22	4.2	—	0.27	191	69.0	6	14	2.2	1.33	0.21	122	12.25
北京烤鸭	80	1824	436	38.2	16.6	38.4	6.0	0.8	36	36	0.04	0.32	4.5	—	0.97	83.0	35	13	2.4	—	0.12	175	10.32

十一、鱼、虾类

食物名称	食部 (g)	能量 (kJ)	能量 (kcal)	水分 (g)	蛋白质 (g)	脂肪 (g)	碳水化物 (g)	灰分 (g)	维生素A (μg)	视黄醇当量 (μg)	硫胺素 (mg)	核黄素 (mg)	尼克酸 (mg)	抗坏血酸 (mg)	维生素E (mg)	钾 (mg)	钠 (mg)	钙 (mg)	镁 (mg)	铁 (mg)	锌 (mg)	铜 (mg)	磷 (mg)	硒 (μg)
大黄鱼(大黄花鱼)	66	406	97	77.7	17.7	2.5	0.8	1.3	10	10	0.03	0.10	1.9	—	1.13	260	120.3	53	39	0.7	0.58	0.04	174	42.57
小黄鱼	63	414	99	77.9	17.9	3.0	0.1	1.1	—	—	0.04	0.04	2.3	—	1.19	228	103.0	78	28	0.9	0.94	0.04	188	55.20
带鱼	76	531	127	73.3	17.7	4.9	3.1	1.0	29	29	0.02	0.06	2.8	—	0.82	280	150.1	28	43	1.2	0.70	0.08	191	36.57
黄鳝(鳝鱼)	67	372	89	78.0	18.0	1.4	1.2	1.4	50	50	0.06	0.98	3.7	—	1.34	263	70.2	42	18	2.5	1.97	0.05	206	34.56
鲢鱼	61	435	104	77.8	17.8	3.6	—	1.2	20	20	0.03	0.07	2.5	—	1.23	277	57.5	53	23	1.4	1.17	0.06	190	15.68
鲤鱼	54	456	109	76.7	17.6	4.1	0.5	1.1	25	25	0.03	0.09	2.7	—	1.27	334	53.7	50	33	1.0	2.08	0.06	204	15.38
草鱼	58	473	113	77.3	16.6	5.2	—	1.1	11	11	0.04	0.11	2.8	—	2.03	312	46.0	38	31	0.8	0.87	0.05	203	6.66
泥鳅	60	402	96	76.6	17.9	2.0	1.7	1.8	14	14	0.10	0.33	6.2	—	0.79	282	74.8	299	28	2.9	2.76	0.09	302	35.30
墨鱼	69	347	83	79.2	15.2	0.9	3.4	1.3	—	—	0.02	0.04	1.8	—	1.49	400	165.5	15	39	1.0	1.34	0.69	165	37.52
对虾	61	389	93	76.5	18.6	0.8	2.8	1.3	15	15	0.01	0.07	1.7	—	0.62	215	165.2	62	43	1.5	2.38	0.34	228	33.72
河虾	86	364	87	78.1	16.4	2.4	0	3.9	48	48	0.04	0.03	—	—	5.33	329	133.8	325	60	4.0	2.24	0.64	186	29.65
蟹(河蟹)	42	431	103	75.8	17.5	2.6	2.3	1.8	389	389	0.06	0.28	1.7	—	6.09	181	193.5	126	23	2.9	3.68	2.97	182	56.72
蟹(梭子蟹)	49	397	95	77.5	15.9	3.1	0.9	2.6	121	121	0.03	0.30	1.9	—	4.56	208	481.4	280	65	2.5	5.50	1.25	152	90.96

十二、蛋类及其制品类

食物名称	食部 (g)	能量 (kJ)	能量 (kcal)	水分 (g)	蛋白质 (g)	脂肪 (g)	碳水化物 (g)	灰分 (g)	维生素A (µg)	视黄醇当量 (µg)	硫胺素 (mg)	核黄素 (mg)	尼克酸 (mg)	抗坏血酸 (mg)	维生素E (mg)	钾 (mg)	钠 (mg)	钙 (mg)	镁 (mg)	铁 (mg)	锌 (mg)	铜 (mg)	磷 (mg)	硒 (µg)
鸡蛋	88	653	156	73.8	12.8	11.1	1.3	1.0	194	194	0.13	0.32	0.2	—	2.29	121	125.7	44	11	2.3	1.01	0.07	182	14.98
鸭蛋	87	753	180	70.3	12.6	13.0	3.1	1.0	261	261	0.17	0.35	0.2	—	4.98	135	106.0	62	13	2.9	1.67	0.11	226	15.68
鹅蛋	87	820	196	69.3	11.1	15.6	2.8	1.2	192	192	0.08	0.30	0.4	—	4.50	74	90.6	34	12	4.1	1.43	0.09	130	27.24
鹌鹑蛋	86	669	160	73.0	12.8	11.1	2.1	1.0	337	337	0.11	0.49	0.1	—	3.08	138	106.6	47	11	3.2	1.61	0.09	180	25.48

十三、乳类

食物名称	食部 (g)	能量 (kJ)	能量 (kcal)	水分 (g)	蛋白质 (g)	脂肪 (g)	碳水化物 (g)	灰分 (g)	维生素A (µg)	视黄醇当量 (µg)	硫胺素 (mg)	核黄素 (mg)	尼克酸 (mg)	抗坏血酸 (mg)	维生素E (mg)	钾 (mg)	钠 (mg)	钙 (mg)	镁 (mg)	铁 (mg)	锌 (mg)	铜 (mg)	磷 (mg)	硒 (µg)
牛乳	100	226	54	89.8	3.0	3.2	3.4	0.6	24	24	0.03	0.14	0.1	1	0.21	109	37.2	104	11	0.3	0.42	0.02	73	1.94
牛乳粉(全脂)	100	2000	478	2.3	20.1	21.2	51.7	4.7	141	141	0.11	0.73	0.9	4	0.48	449	260.1	676	79	1.2	3.14	0.09	469	11.80
酸奶	100	301	72	84.7	2.5	2.7	9.3	0.8	26	26	0.03	0.15	0.2	1	0.12	150	39.8	118	12	0.4	0.53	0.03	85	1.71

十四、糕点及小吃类

食物名称	食部 (g)	能量 (kJ)	能量 (kcal)	水分 (g)	蛋白质 (g)	脂肪 (g)	膳食纤维 (g)	碳水化物 (g)	灰分 (g)	维生素A (μg)	视黄醇当量 (μg)	硫胺素 (mg)	核黄素 (mg)	尼克酸 (mg)	胡萝卜素 (μg)	维生素E (mg)	钾 (mg)	钠 (mg)	钙 (mg)	镁 (mg)	铁 (mg)	锌 (mg)	铜 (mg)	磷 (mg)	硒 (μg)
饼干	100	1820	435	5.7	9.0	12.7	1.1	71.7	0.9	24	37	0.08	0.04	4.7	80	4.57	85	204.1	73	50	1.9	0.91	0.23	88	12.47
蛋糕	100	1456	348	18.6	8.6	5.1	0.4	67.1	0.6	54	86	0.09	0.09	0.8	190	2.80	77	67.8	39	24	2.5	1.01	1.21	130	14.07
开口笑(麻团)	100	2170	519	5.3	8.4	30.0	3.1	55.3	1.0	—	12	0.05	0.06	5.9	70	27.79	143	68.2	39	81	4.4	0.52	0.19	133	11.95
面包	100	1308	313	27.4	8.3	5.1	0.5	58.6	0.6	—	—	0.03	0.06	1.7	—	1.66	88	230.4	49	31	2.0	0.75	0.27	107	3.15
月饼(枣泥)	100	1784	427	11.7	7.1	15.7	1.4	64.9	0.6	—	8	0.11	0.05	2.7	50	1.49	178	24.3	66	23	2.8	0.81	0.18	62	2.43

十五、糖及制品

食物名称	食部 (g)	能量 (kJ)	能量 (kcal)	水分 (g)	蛋白质 (g)	脂肪 (g)	膳食纤维 (g)	碳水化物 (g)	灰分 (g)	胡萝卜素 (μg)	视黄醇当量 (μg)	硫胺素 (mg)	核黄素 (mg)	尼克酸 (mg)	抗坏血酸 (mg)	维生素E (mg)	钾 (mg)	钠 (mg)	钙 (mg)	镁 (mg)	铁 (mg)	锌 (mg)	铜 (mg)	磷 (mg)	硒 (μg)
红糖	100	1628	389	1.9	0.7	—	—	96.6	0.8	—	—	0.01	—	0.3	—	—	240	18.3	157	54	2.2	0.35	0.15	11	4.20
白糖(绵白糖)	100	1657	396	0.9	0.1	—	—	98.9	0.1	—	—	微	—	0.2	—	—	2	2.0	6	2	0.2	0.07	0.02	3	0.38
冰糖	100	1662	397	0.6	—	—	—	99.3	0.1	—	—	0.03	0.03	—	—	—	1	2.7	23	2	1.4	0.21	0.03	—	—
巧克力	100	2463	589	1.0	4.3	40.1	1.5	53.4	1.2	—	—	0.06	0.08	1.4	3	1.62	254	111.8	111	56	1.7	1.02	0.23	114	1.20

十六、淀粉类及制品

食物名称	食部(g)	能量(kJ)	能量(kcal)	水分(g)	蛋白质(g)	脂肪(g)	膳食纤维(g)	碳水化物(g)	灰分(g)	硫胺素(mg)	核黄素(mg)	尼克酸(mg)	钾(mg)	钠(mg)	钙(mg)	镁(mg)	铁(mg)	锌(mg)	铜(mg)	磷(mg)	硒(μg)
粉丝	100	1402	355	15.0	0.8	0.2	1.1	82.6	0.3	0.03	0.02	0.4	18	9.3	31	11	6.4	0.27	0.05	16	3.39
凉粉	100	159	38	90.5	0.2	0.3	0.6	8.9	0.1	0.02	0.01	0.2	5	2.8	9	3	1.3	0.24	0.06	1	0.73
藕粉	100	1556	372	6.4	0.2	—	0.1	92.9	0.4	—	0.01	0.4	35	10.8	8	2	17.9	0.15	0.22	9	2.10

十七、油脂类

食物名称	食部(g)	能量(kJ)	能量(kcal)	水分(g)	蛋白质(g)	脂肪(g)	碳水化物(g)	灰分(g)	维生素A(μg)	视黄醇当量(μg)	硫胺素(mg)	核黄素(mg)	尼克酸(mg)	维生素E(mg)	钾(mg)	钠(mg)	钙(mg)	镁(mg)	铁(mg)	锌(mg)	铜(mg)	磷(mg)	硒(μg)
花生油	100	3761	899	0.1	—	99.9	0	0.1	—	—	—	—	微	42.06	1	3.5	12	2	2.9	0.48	0.15	15	—
玉米油	100	3745	895	0.2	—	99.2	0.5	0.1	—	—	—	—	—	50.94	2	1.4	1	3	1.4	0.26	0.23	18	—
茶油	100	3761	899	0.1	—	99.9	0	—	—	—	—	—	—	27.90	2	0.7	5	2	1.1	0.34	0.03	8	—

十八、调味品类

食物名称	食部(g)	能量(kJ)	能量(kcal)	水分(g)	蛋白质(g)	脂肪(g)	膳食纤维(g)	碳水化合物(g)	灰分(g)	胡萝卜素(μg)	视黄醇当量(μg)	硫胺素(mg)	核黄素(mg)	尼克酸(mg)	维生素E(mg)	钾(mg)	钠(mg)	钙(mg)	镁(mg)	铁(mg)	锌(mg)	铜(mg)	磷(mg)	硒(μg)
酱油	100	265	63	67.3	5.6	0.1	0.2	10.1	16.9	—	—	0.05	0.13	1.7	—	337	5757.0	66	156	8.6	1.17	0.06	204	1.39
味精	100	1122	268	0.2	40.1	0.2	—	26.5	33.0	—	—	0.08	—	0.3	—	4	8160.0	100	7	1.2	0.31	0.12	4	0.98
盐	100	0	0	0.1	—	—	—	0	99.9	—	—	—	—	—	—	14	39311.0	22	2	1.0	0.24	0.14	—	1.00
醋	100	128	31	90.6	2.1	0.3	—	4.9	2.1	—	—	0.03	0.05	1.4	—	351	262.1	17	13	6.0	1.25	0.04	96	2.43
花椒	100	1320	316	11.0	6.7	8.9	28.7	66.5	6.9	140	23	0.12	0.43	1.6	2.47	204	47.4	639	111	8.4	1.90	1.02	69	1.96
茴香(籽)	100	1332	318	8.9	14.5	11.8	33.9	55.5	9.3	320	53	0.04	0.36	7.1	0.70	1104	79.6	751	336	0.9	3.46	1.76	336	1.98

十九、酒　类

食物名称	酒精容量(%)	酒精重量(%)	热量(kJ)	热量(kcal)	蛋白质(g)	灰分(g)	硫胺素(mg)	核黄素(mg)	尼克酸(mg)	钾(mg)	钠(mg)	钙(mg)	镁(mg)	铁(mg)	锌(mg)	铜(mg)	磷(mg)	硒(μg)
啤酒	5.3	4.3	134	32	—	—	—	0.04	1.1	47	11.4	13	6	0.4	30	0.03	12	0.64
黄酒(加饭)	5.5	4.4	155	37	1.6	—	0.01	0.10	—	2	1.5	12	30	0.1	0.33	0.03	29	1.20
白葡萄酒(11度)	11.9	9.4	276	66	0.1	0.1	0.01	—	—	35	1.6	18	3	2.0	0.02	0.06	2	0.06
二锅头(58度)	58.0	50.1	1469	351	—	0.2	0.05	—	—	—	0.5	1	1	0.1	0.04	0.02	—	—

注：表内数据摘自《中国食物成分表》,中国疾病预防控制中心营养与食品安全所编著,2009 年 12 月第 2 版

附录五　思考与练习题参考答案

第一章　营养与膳食概述

一、A1 型题

1．C　2．C　3．A　4．A　5．E

二、A2 型题

1．D　2．B　3．B　4．B　5．A　6．A　7．D　8．C　9．E　10．A　11．C　12．D　13．C　14．A　15．C

三、A3/A4 型题

1．A　2．E　3．E　4．A　5．E

第二章　营养调查与评价

一、A1 型题

1．C　2．A　　3．A　　4．D　　5．B

二、A2 型题

1．A　2．C　3．C　4．A　5．A　6．D　7．D　8．E　9．E　10．A　11．B　12．A　13．A　14．D　15．E

三、A3/A4 型题

1．B　2．B　3．A　4．A　5．A

第三章　膳食结构与平衡膳食

一、A1 型题

1．D　2．E　3．D　4．C　5．D

二、A2 型题

1．D　2．E　3．B　4．A　5．E　6．A　7．B　8．C　9．C　10．A　11．A　12．D　13．A　14．D　15．B

三、A3/A4 型题

1．B　2．E　3．C　4．C　5．B

第四章　特定人群营养与膳食

一、A1 型题

1．A　2．D　3．C　4．C　5．C

二、A2 型题

1．C　2．C　3．D　4．B　5．D　6．B　7．C　8．D　9．B　10．E　11．D　12．E　13．D　14．E　15．C

三、A3/A4 型题

1．C　2．D　3．D　4．B　5．D

第五章　营养缺乏性疾病膳食防治

一、A1 型题

1．A　2．C　3．D　4．B　5．A

二、A2 型题

1．D　2．D　3．A　4．A　5．D　6．D　7．A　8．C　9．C　10．E　11．A　12．D　13．B
14．E　15．E

三、A3/A4 型题

1．D　2．D　3．B　4．E　5．B

第六章　住院病人营养风险筛查与营养支持

一、A1 型题

1．E　2．A　3．D　4．A　5．D

二、A2 型题

1．D　2．E　3．C　4．A　5．D　6．B　7．B　8．C　9．C　10．E　11．B　12．D　13．C
14．D　15．E

三、A3/A4 型题

1．C　2．D　3．D　4．C　5．B

第七章　常见病膳食营养防治

一、A1 型题

1．E　2．B　3．C　4．C　5．D

二、A2 型题

1．B　2．C　3．A　4．C　5．D　6．E　7．D　8．C　9．E　10．B　11．C　12．B　13．E
14．B　15．C

三、A3/A4 型题

1．B　2．B　3．E　4．E　5．D

第八章　膳食营养与肿瘤防治

一、A1 型题

1．D　2．B　3．B　4．B　5．D

二、A2 型题

1．C　2．D　3．C　4．D　5．A　6．B　7．A　8．A　9．D　10．A　11．E　12．C　13．E
14．E　15．D

三、A3/A4 型题

1．D　2．B　3．C　4．D　5．C

中英文名词对照索引

参考文献

1. 张爱珍 . 临床营养学 . 第 3 版 . 北京：人民卫生出版社，2012.

2. 孙长颢 . 营养与食品卫生学 . 第 7 版 . 人民卫生出版社，2012.

3. 北京协和医院 . 营养科诊疗常规 . 第 2 版 . 北京：人民卫生出版社，2012.

4. 林杰 . 营养与膳食 . 第 2 版 . 北京：人民卫生出版社，2011.

5. 季兰芳 . 临床营养测评与膳食指导 . 北京：人民卫生出版社，2009.

6. 杨月欣 . 营养配餐和膳食评价实用指导 . 北京：人民卫生出版社，2009.

7. 刘均娥，范旻 . 临床营养护理学 . 北京：人民卫生出版社，2009.

8. 孙要武 . 预防医学 . 第 4 版 . 北京：人民卫生出版社，2010.

9. 中国高血压防治指南修订委员会 . 中国高血压防治指南 (2010 年修订版). 北京：人民卫生出版社，2012.

10. 中华医学会 . 《临床诊疗指南 (肠外肠内营养学分册)》. (2008 版). 北京：人民卫生出版社，2009.

11. 吴坤 . 营养与食品卫生学 . 第 6 版 . 北京：人民卫生出版社，2009.

12. 季兰芳 . 临床营养护理 . 杭州：浙江大学出版社，2011.

13. 中国营养学会 . 中国居民膳食指南 . 西藏：西藏人民出版社，2008.

14. 杨月欣，王光亚，潘兴昌 . 中国食物成分表 . 第 2 版 . 北京：北京大学医学出版社，2009.

15. 葛可佑 . 公共营养师 (基础知识). 第 2 版 . 北京：中国劳动社会保障出版社，2012.

16. 杨月欣 . 公共营养师 (国家职业资格三级). 第 2 版 . 北京：中国劳动社会保障出版社，2012.

17. 杨月欣 . 公共营养师 (国家职业资格二级). 北京：中国劳动社会保障出版社，2009.

18. 刘晓芳，崔香淑 . 营养与膳食 . 第 2 版 . 北京：人民军医出版社，2012.

19. 王爱民，冯晓昕，冯玉荣 . 临床营养学 . 南京：江苏科学技术出版社，2011.

20. 王静敏 . 儿童营养与保健 . 陕西：第四军医大学出版社，2012.